中药标准饮片概论

主　编　肖永庆　刘　颖
主　审　孙立立　张　村

科学出版社

北　京

内 容 简 介

本书从"中药标准饮片"的概念、中药产业发展对标准物质的需求、中药标准饮片作为标准物质用于中药质量控制较现有对照品的优势、如何按照标准物质的属性要求进一步完善标准饮片、如何制备和运用标准饮片等方面概述了中药标准饮片研究的全过程。中国中医科学院中药研究所中药炮制研究团队向科技部提出建议,立项进行"中药标准饮片制备技术规范的制定"的研究。"中药标准饮片"以其可溯源的原料药材、规范化的炮制工艺和稳定可控的质量标准,作为标准物质应用于中药质量标准化控制体系,可作为药品管理和检验机构的执法标准,为中药生产、流通和使用单位提供质量检测标准物质,保障中药质量及其临床疗效安全、可靠。以"中药标准饮片"的科学数据信息建立的"标准饮片数据库",可为中药行业提供信息共享服务,推动中医药产业的发展,必将产生良好的社会、经济效益。

本书适用于炮制学科科研人员及从事中药饮片生产、流通及应用部门的相关专业技术人员参考阅读。

图书在版编目(CIP)数据

中药标准饮片概论 / 肖永庆,刘颖主编 . —北京:科学出版社,2022.5
ISBN 978-7-03-072225-6

Ⅰ.①中… Ⅱ.①肖… ②刘… Ⅲ.①饮片 – 概论 Ⅳ.① R283.3

中国版本图书馆 CIP 数据核字(2022)第 077277 号

责任编辑:刘 亚 鲍 燕 / 责任校对:申晓焕
责任印制:肖 兴 / 封面设计:蓝正设计

科学出版社 出版
北京东黄城根北街 16 号
邮政编码:100717
http://www.sciencep.com

北京汇瑞嘉合文化发展有限公司 印刷
科学出版社发行 各地新华书店经销
*
2022 年 5 月第 一 版 开本:787×1092 1/16
2022 年 5 月第 一 次印刷 印张:14
字数:311 000
定价:158.00 元
(如有印装质量问题,我社负责调换)

作者简介

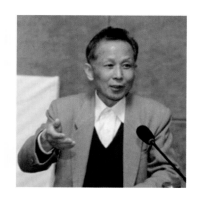

肖永庆，日本大阪药科大学药学博士，中国中医科学院首席研究员、二级教授、博士生导师，国家中医药管理局中药炮制学重点学科带头人，全国老中医药专家学术经验继承工作指导老师，享受政府特殊津贴专家。主要研究领域涉及中药化学和中药炮制学。作为主编出版专著8部。获中华中医药学会、中国民族医药协会等省部级一等奖、二等奖以及中国中医科学院院级奖励多项。

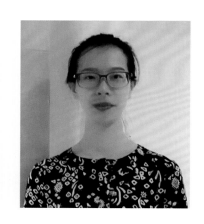

刘　颖，中国中医科学院研究员，博士，硕士生导师。中国中药协会中药饮片质量保障专业委员会常务副秘书长。主要从事中药饮片药效物质及质量评价领域的研究。作为项目负责人承担国家自然科学基金项目、科技基础性工作专项重点项目等多项。近年来在国内外学术刊物包括 *Food Chem*、*J Chromatogr A* 等发表论文30余篇。作为主编及副主编出版专著6部。获中华中医药学会、中国民族医药协会科学技术一等奖、二等奖5项。

编 委 会

序

　　"中药标准饮片"的概念是中国中医科学院肖永庆首席研究员牵头的科研团队根据中药饮片产业发展的需要而提出的。所谓中药标准饮片是以优质道地中药材为原料,采用规范化炮制工艺而制成的优质中药饮片。在根据"标准物质"的属性要求进一步完善后,可作为"对照品"用于中药质量保障体系的构建之中。

　　在构建中药质量标准体系的过程中,用于质量标准制定的"对照品"即"标准物质"满足不了产业发展的需要。标准饮片有望作为现有标准物质的补充用于中药的质量控制之中。标准饮片较单一化学成分对照品可提供更多的属性信息,可以较为全面地展示待检定中药的内在质量,提高评价中药质量优劣的可靠性和专属性。此外,"中药标准饮片"作为标准物质用于中药质量评价,其资源丰富、制备方法相对简单、科学内涵信息量大,可从整体上体现中药炮制作用,科学地评价生、制饮片质量,保障中药的安全性、有效性和质量可控性,对于提高临床疗效、促进产业健康发展、促进中药现代化与国际化具有重要意义。

　　本书从"中药标准饮片"的概念、中药产业发展对标准物质的需求、中药标准饮片作为标准物质用于中药质量控制较现有对照的优势、如何按照标准物质的属性要求进一步完善标准饮片、如何制备和运用标准饮片等多方面概述了中药标准饮片研究的全过程。中国中医科学院中药研究所中药炮制研究团队在此策略的指导下向科技部提出建议,立项进行"中药标准饮片制备技术规范的制定"的研究。中药研究所为国家中医药管理局中药炮制重点学科建设单位,本学科团队提出了"大学科"的概念,团结全国炮制界同仁共同加强炮制学科建设,以促进中药炮制学科及饮片产业的发展,该团队承担了80种标准饮片制备技术规范的研究。目前,项目已圆满通过科技部组织的项目绩效评价验收。

　　"中药标准饮片"以其可溯源的原料药材、规范化的炮制工艺和稳定可控的质量标准,作为标准物质应用于中药质量标准化控制体系,可作为药品管理和检验机构的执法标准,为中药生产、流通和使用单位提供质量检测标准物质,保障中药质量及其临床疗效安全、可靠。以"中药标准饮片"的科学数据信息建立的"标准饮片数据库",可为中药行业提供信息共享服务,推动中医药产业的可持续发展,并将产生良好的社会效益和经济效益。

中国工程院院士

中国中医科学院院长

2021 年 3 月

引　言

　　中药标准物质研究始于 1985 年，中药质量标准体系中常用的标准物质主要是中药化学对照品和对照药材。1988 年出版的《全国中药材炮制规范》中收载了 500 余种中药材的炮制规范，但各省市又有各自的"炮制规范"，其名称、制法及工艺差别较大，加之质量控制研究所用标准物质不尽合理，使得质量控制标准难以统一。研究制定能较为全面地体现中药饮片特点的质量评价标准物质迫在眉睫。

　　从中医整体观来看，单个指标成分的控制难以真正体现中药饮片多组分、多靶点的整体协同作用，同时中药经炮制后，其化学物质基础内涵发生了明显变化。因此，应重点对炮制加工过程中饮片的质量内涵变化进行研究，探索能表征炮制特点的质量控制指标。由于中药饮片的内含物质群复杂，这就要求在尚不清楚全体化学成分的情况下，实现对饮片质量的整体控制。因此，在饮片及其制品质量控制体系中引入更多、更合理的标准物质，研究建立反映中药饮片特色、科学实用的饮片质量标准体系，是中药饮片质量控制发展的必然趋势。以优质道地中药材为原料，采用规范化炮制工艺制成的优质中药饮片作为"中药标准饮片"用于饮片及其制品的质量标准制定的对照物质是十分必要的。

　　国家中医药管理局中药炮制学科带头人肖永庆首席研究员的科研团队，在此创意的指导下，于 2012 年及 2013 年先后两次牵头组织全国 20 余所科研院所、高等院校及饮片生产企业，通过中国中医科学院和国家中医药管理局共同向科技部提出建议，立项进行"中药标准饮片制备技术规范化"的研究。2014 年科技部以科技基础性工作专项重点项目"中药标准饮片制备技术规范制定"立项进行研究。中国中医科学院中药研究所为项目牵头单位、肖永庆为项目负责人，组织全国 20 余所科研院所、高等院校及饮片生产企业的数十位专家进行了 80 种中药标准饮片制备技术规范的研究。

　　本书是在该项目立项建议、申报答辩、组织实施的全过程中形成的。其包括：①构建中药饮片质量保障体系中的关键问题；②构建中药饮片质量保障体系中的重要措施；③加快中药标准饮片作为标准物质的基础研究步伐；④中药标准饮片研究实例四部分内容。从"中药标准饮片"的概念、中药产业发展对标准物质的需求、中药标准饮片作为标准物质用于中药质量控制较现有对照品的优势、如何按照标准物质的属性要求进一步完善标准饮片、如何制备和运用标准饮片等方面概述了中药标准饮片研究的全过程。

本书诚请黄璐琦院士把关作序，特此表示感谢。同时感谢参与本项目研究的专家、同仁付出的辛勤劳动。

本书的发行旨在为相关部门申请国家标准物质认定提供基础科学数据，完善中药饮片及其制品质量评价标准物质，为健全中药饮片及其制品质量标准体系提供参考。

编者虽付出诸多努力，但因水平有限，书中难免存在不足之处，恳请广大中医药工作者特别是炮制界专家、同仁提出宝贵意见，以便再版时进一步完善、修订。

肖永庆　刘　颖

2021 年 5 月

目　　录

第一章

构建中药饮片质量保障体系中的关键问题

　　近年来，国家投入大量资金，在中药标准化、智能化生产方面进行了大量的研究，无论是在基础研究、创新药物研究还是成果转化方面均取得了一批科研成果。但是中药作为中国特有的、历经数千年临床应用经验的总结，在研究方向和方法方面还存在许多值得探讨的问题。如中医药研究方法具有哪些特色和优势的问题，确保中药临床用药安全、有效的问题，中药标准的制定问题等都是中医药工作者应该认真思考的问题。

　　中医药的鲜明特色和一大优势是饮片入药、生熟异治、辨证施治，同时也是中医药用药的基本原则。中药饮片是指在中医药理论指导下，根据辨证论治和调剂、制剂的需要，对中药材进行特殊加工后的制成品。严格来讲，中药的性味、归经、功能主治、用法用量等，实为中药饮片的属性。药材是制备中药饮片的原料，饮片是制备中成药的原料，中药材繁育培植、中药饮片炮制加工及中成药研制生产为中药行业三大支柱。实现中药现代化，中药饮片炮制加工是中间环节，起着尤为重要的作用。只有中药材依法炮制达到中医临床用药的质量标准，才能发挥饮片生熟异治的疗效特色，并适应中医处方和中成药制剂的用药、调配的质量要求。

一、中药饮片研究中存在的主要问题

　　近些年，虽然已有百余种中药饮片以国家科技攻关项目进行过炮制工艺规范化和质量标准研究，但许多研究结果不能得到广泛的应用，其原因在于饮片炮制工艺规范、质量评价方法等方面存在诸多问题。

　　（1）炮制工艺工序问题：中药饮片以根茎部位入药的约占1/3，而所有以根茎部位入药的饮片在炮制加工中都须经过润制工艺，在润制过程中造成许多有效成分遭到不同程度的流失或破坏，特别是有效成分为水溶性成分的中药，如丹参、升麻、桔梗、黄芩、黄芪、柴胡、白芍、三七、人参等，其有效成分在炮制过程中的流失更为突出，严重地影响了中药饮片质量和临床疗效的稳定性。

　　（2）饮片炮制工艺地区差异问题：我国幅员辽阔，各地用药习惯不尽相同，同一饮片的炮制工艺在不同的地区存在着较大差异，如川芎（生切、蒸切）、桔梗（去皮、不去皮）、栀子（个炒、碾碎炒）等。在进行炮制工艺规范化过程中，如何"求大同、存小异"和"尊重差异、谋求共存"也是一个值得研究的问题。

（3）炮制机械及饮片生产线问题：中药饮片生产的现代化是中药现代化的重要环节，影响炮制工艺规范化和饮片自动化、现代化生产的主要因素之一就是炮制研究仪器设备和饮片生产机械问题。就目前的饮片生产机械而言，无论从性能、自动化程度及生产能力上远远不能适应饮片规范化生产的需要。因此，要想加快中药饮片生产工艺的标准化、产业化进程，必须加强高技术含量的饮片生产机械和仪器设备的研制，以及饮片生产线的建设。

（4）生、制饮片质量评价方法问题：如同一来源药材饮片的生片与制片的质量评价方法和内容相同，不足以反映饮片质量评价的专属性。如以栀子（栀子苷）为代表的炒制种子类饮片及大黄（蒽醌苷元）、女贞子（特女贞苷 - 红景天苷）等为代表的蒸制饮片。生、制饮片的质量控制标准相同，致使不能有效区分和控制生、制饮片的质量，进而影响中医的临床疗效。本着能真实、客观、科学地反映饮片内在质量的原则，倡导在挖掘饮片炮制原理的基础上，以现代分离、分析手段结合生物活性研究，建立传统鉴别与现代科学技术相结合的、具有饮片个性特色的质量评价模式。

（5）加辅料炮制问题：其中加辅料炮制饮片的质量标准未考虑辅料对制片标准的影响，同时辅料的标准也存在诸多问题，如黑豆汁制何首乌、姜制栀子、吴茱萸汁制黄连、甘草汁制吴茱萸等，故难以保证饮片的临床疗效。

（6）炮制原理研究问题：如果从炮制的理论体系而言，它归属于中药药性理论学科比较合适。因为中药炮制原理的核心是中药在炮制后其药性发生了改变。但从其工艺过程而言，它又似乎属于中药制药学科。因此，如果将炮制单独作为一个学科来处理，它应该是一个综合性学科。但炮制要作为一个学科来发展，必须首先解决好如下问题：中药经炮制后，由于其科学内涵（物质基础和生物活性）发生变化而导致药性改变。只有探明炮制前后科学内涵变化的规律，才能以此为纽带剖析炮制与药性改变的相关性。而且，只有在探明中药炮制前后其主成分结构和量比关系及其生物活性整体变化规律的基础上，才能全面、客观地反映炮制改变中药药性的科学内涵变化规律，并为炮制工艺规范化和饮片质量优劣提供科学的评判标准。上述问题很大程度上与在饮片质量评价过程中所使用的"对照品"相关。如果采用具有更大信息内涵的"标准饮片"作为对照品，便可克服目前对照品所带来的片面性。

国家"九五"至"十三五"的产学研模式的联合科技攻关，虽针对上述研究问题已取得了很大的进展，但由于多方面因素的影响，均局限于某一有限范畴，相互之间并未形成一个较为完整的体系。2016 年，国务院提出"完善质量标准体系，健全以《中国药典》2015 年版为核心的国家药品标准体系"。因此，在现有研究成果的基础上，构建中药饮片质量保障体系成为确保中药饮片临床疗效的当务之急。

二、构建中药饮片质量保障体系的关键问题

构建中药饮片质量保障体系的关键是炮制理论、炮制技术、饮片生产工艺及其质量评价技术的传承与创新。

首先，中药炮制理论的传承至关重要。炮制理论的传承一方面要求"传授者"既具有丰富的中医药临床实践经验，又具有由临床实践经验而升华的中医药用药理论知识，而且，还必须熟练掌握各类炮制工艺技术、精通各类炮制技术发展演变的历史沿革。缺乏任一方面都

不能成为一名合格的"传授者"。另一方面，作为"继承者"，首先必须具有扎实的中医药基本理论知识，必须对中医药事业具有满腔的热情，而且需要长期从事中医药临床实践而获得丰富的临床经验，通过临床实践而逐步理解中医药用药理论，并将这一理论运用于中医临床的防病、治病。因此，"传承"应是一个"师带徒"的非常漫长的"过程"，绝不是简单地通过"继承者"与"传承者"共同编著专业书籍就能够完成的。

再者是炮制技术的传承。炮制技术的传承是一个系统工程，不是靠成立"传承工作室"的组织形式或编写书籍就可以达到的。炮制技术的传承应采取"一种模式多条途径"进行。所谓一种模式应该是"师带徒"的模式，"多条途径"则包括以下几个方面：①现存最为普遍的是饮片生产企业所采用的饮片生产经验的传承。该途径可由饮片生产企业组织企业自身具有或聘请具有丰富生产经验的技术人员作为"传授者"，"手把手"地传授饮片生产经验，大批培养饮片生产技术人员（"继承者"），构建一支庞大的主流传统炮制技术的继承、发展、推广和应用队伍。②另一种传承方式便是所谓"流派技术"的传承。流派技术的传承应在主流炮制技术传承的基础上，重点传承其具有鲜明特色的炮制技术。③再一条途径则为"依方炮制方法"的传承。"依方炮制方法"的传承难度更大，要求"传授者"和"继承者"为长期从事中医药临床医疗实践的"中医大夫"。而且，"依方炮制方法"必须"随方传承"。即按"依方炮制方法"制备的饮片必须用于特定的组方，而这一特定组方对于具有特定证候疾病的患者具有特殊疗效。④至于那些文献记载的名目繁多，并且在中医临床上早已得不到有效应用的"炮制技术"，可作为一种"文化"来传承，其主要传承方式为传统炮制技术的历史沿革和文献整理。再则是饮片质量传统鉴别经验的传承，无论是饮片的生产者还是营销者，为了快速鉴别饮片的质量优劣，必须利用其外观、颜色、气味、味道来鉴别饮片真伪及质量的优劣。传统鉴别经验对于中医药临床正确、合理、有效地进行饮片组方具有非常重要的意义。与炮制技术的传承一样，要求"传授者"长期工作在饮片生产、营销、应用第一线，具有丰富的传统鉴别经验；同时，要求"继承者"具有浓厚的兴趣，长期坚持在生产、营销、应用第一线，虚心学习"传授者"的传统鉴别经验。

另外，就中药饮片产业的发展而言，饮片生产工艺和质量评价技术的传承与创新尤为重要。首先应重视原料药材培植技术的传承与创新。作为中药原料的生物体的培植应在仿野生（原生态）环境下进行，不能"定向培植"，更不能进行"转基因培植"。原料药材必须按照传统方法进行产地加工，如厚朴的"发汗"等。新型"微波干燥"等技术应首先在对每一种生物体进行全面的可行性研究的基础上进行创新方法的应用研究，方可用于实际生产工艺过程。《中国药典》收载的同名异种现象应尽快调整，对于多基原中药应尽可能对每种基原的生物体部位命名专属的名称，如淫羊藿、大黄、黄柏、甘草等，以解决其质量评价标准的专属性和客观化问题。大力推进原料药材与饮片一体化产地加工技术创新研究。原料药材与饮片一体化产地加工生产方式，使得饮片信息更加清楚明了，既可从源头保障饮片质量，又可降低饮片加工成本，减少环境污染，有利于饮片产业的发展。构建中药饮片规范化、区域化性专业化、集团规模化生产模式，中药饮片生产企业必须改变"多、小、散"的产业现状。"多、小、散"的生产模式既不利于生产工艺的规范化，更不利于产业的发展创新；同时，也不利于饮片生产过程和市场流通的管理，是确保中药饮片质量、稳定中药临床疗效的一大障碍。因此，实施中药饮片规范化、区域化性专业化、集团规模化生产，是构建中药饮片质量保障体系的重要前提。同时，饮片质量评价方法必须以传统经验（外观、颜色、气味等）为基础。

但由于饮片外观做假可以以假乱真、原料药材培植脱离传统环境，传统的饮片质量经验评价方法也面临着挑战。因此，在传统评价方法的基础上充实现代科学评价技术，在炮制理论和炮制原理研究的基础上，对生、制饮片分别制定专属性强的质量评价方法及标准，对于饮片的辨证施治、合理应用具有重要的意义。但单凭现代科学方法有可能造成与传统评价方法相反的评价结果。因此，必须建立传统经验与现代科学技术相结合的饮片质量评价方法，构建具有个性特色的饮片质量评价模式。完善饮片质量评价标准物质体系，将中药标准饮片作为标准物质用于饮片的质量评价对于构建饮片质量评价标准物质体系极为重要。

构建中药饮片质量保障体系需从饮片生产模式的变革、生产及检测设备的革新改造、饮片质量评价关键技术的创新、信息化饮片质量管理体系的建立等方面入手，后续笔者将从建立饮片区域性专业化生产模式、基于炮制原理建立具有个性特色的饮片质量评价方法两方面重点阐述，为构建符合中药饮片特色的质量保障体系提供参考。

第二章
构建中药饮片质量保障体系中的重要措施

第一节　实施中药饮片区域性专业化生产

2017 年 7 月《中华人民共和国中医药法》开始实施，首次从法律层面确定了中医药的重要地位。中医药历史悠久、源远流长，是我国医药体系中独具特色的重要组成部分。中医以饮片配伍组方入药为特色，"饮片入药，生熟异治"是中医临床辨证施治的根本保障。中药饮片直接承载着确保中医、中成药的临床疗效和现代创新药物的研发水平的重任，因此，中药饮片产业在中医药现代化进程中起着至关重要的作用。2009 年，《国务院关于扶持和促进中医药事业发展的若干意见》中明确了对中药发展的支持。同年，国家首次将中药饮片列入基本药物目录、医保目录，正式将中药饮片按照处方药定位，进一步肯定了饮片在临床应用中的地位，饮片在临床中的用量也大幅增加。2010 年版《中国药典》将中药饮片质量标准作为国家标准予以实施，对中药饮片给予明确定义，解决了中医配方和中成药生产投料界定不清晰的问题，理清了对中药饮片的监管思路；2011 年，国家食品药品监督管理局、卫生部等部门印发了《关于加强中药饮片监督管理的通知》，要求强化中药饮片生产、流通及使用环节日常监管工作。2018 年 8 月国家药品监督管理局制定《中药饮片质量集中整治工作方案》，文件要求加快建立完善符合中药饮片特点的长效机制，提升监管能力和水平，提高中药饮片质量。但就目前总体情况而言，中药饮片的质量问题仍处于高位，其质量保障体系不健全是影响中药饮片质量的关键因素之一。因此，构建中药饮片质量保障体系至关重要。

一、实施区域性专业化生产是构建中药饮片质量保障体系中的重要措施

近年来，随着药品监管工作的不断加强及中药行业质量意识的不断提升，我国中药饮片的质量逐年好转，但落后的生产模式和管理理念使其质量始终停留在不稳定的状态之中。饮片质量问题一直是影响中药临床疗效的顽疾，同时也制约了饮片产业乃至整个中药行业的发展，其主要问题是传统的饮片生产模式与现代科学技术之间存在着太多的不协调因素。除少

数饮片生产企业实现了规模化生产外，目前多数中药饮片生产企业仍存在规模小、品种多、生产不规范的现象，有的甚至是"只走货，不生产"，完全根据客户的需求购销饮片商品。因此，饮片市场鱼目混珠、以次充好、以假乱真现象极为严重。不正当的竞争严重伤害了企业"保质创新"的积极性，严重阻碍了饮片产业的健康发展。国家虽然出台多项政策和管理办法，但混乱无序的生产状况使许多管理措施得不到真正的落实。因此，实施中药饮片区域性专业化生产迫在眉睫。

道地药材由来已久，中药材分布区域性特征显著。围绕区域性规模化中药材生产基地探索进行饮片的专业化生产，有利于饮片生产的过程管理和饮片质量控制的科学化，是构建中药饮片质量保障体系中的重要措施。早在 2012 年，笔者已通过国家中医药管理局向科技部提出了"中药饮片生产实施区域性、专业化生产基地建设"的项目建议，首次提出创建"中药饮片区域性、专业化生产模式"。近年来，中药炮制学科及饮片产业的研究，始终坚持以提高学科的学术水平和饮片产业化为战略目标，围绕完善炮制理论及饮片生产技术的传承与创新、揭示炮制机制和饮片生产原理的科学内涵为核心，以更好地服务于中药饮片产业的发展。在提升炮制技术理论水平的基础上，探索建立了饮片炮制工艺规范化研究模式、饮片产地炮制加工新技术研究模式、饮片质量评价研究模式、中药饮片规格分级方法和质量评价研究模式，并取得了可喜的成绩。实现中药饮片区域性、专业化、生产过程控制程序化生产模式的时机已经成熟。

二、实施中药饮片的区域性、专业化生产有助于解决饮片生产过程中存在的问题

（1）传统饮片生产模式的改进和优化有利于饮片生产的过程控制。从饮片传统生产过程而言，多数中药的药用部位是在产地加工成干燥的药材后再运往异地重新经浸润、切制、干燥等过程而加工成饮片，如此反复的浸润、干燥等"二次加工"过程，不但增加了生产成本，而且在贮存、运输过程中药材的变质损耗，再次加工过程中造成的成分的破坏、流失，如以水溶性成分为主的甘草、黄芪等中药，加之为了药用部位的干燥而普遍滥用的硫黄熏蒸，如山药、白芍等，严重影响到饮片的质量。实质上，药典收载常用 400 种药材，其中 70% 的药用部位在传统前期产地加工成干燥药材之前，可选择时机直接进行饮片的产地加工，有的可以趁鲜切制、干燥，有的则可以干燥至一定程度后再切制、干燥成饮片。既简化了工艺环节，降低了饮片生产成本；同时保证了饮片信息溯源清晰（来源、生长年限、种植方式等），提高了饮片质量，有利于饮片产业化发展。

（2）饮片专业化生产有利于饮片生产机械设备的革新改造和机械化、自动化生产线的建设。目前饮片生产设备相对落后，生产过程控制主要靠经验判别，人为的判断标准差异使饮片的质量参差不齐。由于中药饮片还未实现专业化生产，也给生产设备的革新、改造和生产工艺的规范化带来极大的困难。因此，充分利用近年来的科研成果，进一步研制适合于规范化、专业化的饮片生产设备和与其配套的科学检测仪器（电子鼻、电子眼、电子舌等）作为传统经验判别的补充用于饮片生产过程控制，建立科技含量高、规范的专业化饮片生产线，可最大限度地稳定饮片产品的质量，保障其临床疗效。

三、中药饮片区域性专业化生产模式的构建

（1）实施中药饮片区域性专业化生产的可行性调查：在实施中药饮片区域性专业化生产基地建设之前，首先进行饮片区域性生产方式的可行性调查。可由国家中医药管理局牵头，开展中药材和饮片主产区生产规模的统计、实地调查、全方位的协调性分析，论证中药饮片区域性专业化生产的可行性和具体实施方案。首先，需对各区域目前已形成规模化种植道地药材与当地中药饮片加工生产规模及市场占有率之间的相关性进行调查。该项工作的目的是查明道地药材和不同区域实际生产销售的中药饮片品种"工艺规范化、质量标准化、检测现代化、包装规格化、生产规模化"之间的关联状况。为在当地建立相应规模的饮片生产企业提供可行性依据。其次，需对大宗药材及其饮片生产销售在不同区域的分布及其发展变化情况进行调查，找出其中的规律性和差异性，为中药饮片区域性专业化生产提供可行性依据。再次，需对各区域生产的有代表性的饮片品种市场占有率进行调查。对于市场占有率有明显差异的品种，尤其是占有绝对优势的品种，则具有"实施中药饮片区域性专业化生产"的可行性。除此之外，需对不同区域生产的同一饮片品种质量进行调查。实施中药饮片区域性专业化生产的目的是保证饮片质量，高效利用资源。因此，不同区域生产的饮片品种应实行"优胜劣汰"的竞争机制，产量高质量好的品种、具有传统炮制特色的品种、环保低碳的品种，可实施区域性专业化生产。最后，是对不同区域全国物流成本进行调查，物流成本关系到实施中药饮片区域性专业化生产的可操作性，有必要进行客观科学的实际调查。

（2）建立中药饮片的产地加工生产模式：以显著的道地和主产区药材的区域性分布为示范，以根及根茎类药材为中心，以饮片切制加工方法为重点，以传统经验判别和现代科学方法相结合，从药材-饮片产地连续加工的可行性、科学性及机械化生产等方面，探索建立中药饮片的产地加工生产模式，可为中药饮片区域性专业化生产基地建设和推广创造有利条件。

（3）规范化、专业化的饮片生产线建设：拟从西南、华北（含西北）、华南、华东（包括东北）等地区大宗中药资源相对集中的产区选择具有一定生产规模的饮片生产企业为基础，以道地药材基地为中心，以创制道地优质饮片为目标，以炒制机械为核心，建立规范化、专业化的饮片生产线；研制车载、可移动中药饮片加工装备；建立控温、控湿的大型饮片仓储系统，最大限度地延长饮片的保质期。

（4）构建基地配套饮片生产过程数据化控制体系：加强饮片生产过程控制仪器（电子眼、电子鼻等）和饮片产品质量检测仪器（色度仪、电子舌等）的研制与推广应用，为区域性专业化饮片生产基地的建设配备完善的现代化控制和检测体系。

（5）完善优质饮片营销网络系统：国家尽早制定和落实关于中药饮片优质优价政策是饮片产业正常高速发展的关键。饮片生产企业在国家政策的保护和支持下，才有可能争创名牌产品。一个完善的营销网络可最大程度地发挥国家政策对产业发展的支撑作用。因此有必要建立一套全国性完善的饮片产品营销系统。

总之，在继承传统经验的基础上，从生产技术、设备和管理等方面变革目前的饮片生产模式，实现中药饮片生产的区域化和专业化；在现有可行性研究的基础上，大力推广中药饮片产地加工生产模式；利用现代先进的检测手段和控制方法补充传统的经验判断，加强饮片生产的过程控制，建立科技含量高、规范的专业化饮片生产线；同时，充分利用"九五"以

来的研究成果，制定具有饮片个性特色的质量评价方法及标准。从饮片生产的源头通过生产过程控制直至饮片的质量评价全过程来确保饮片的质量和临床疗效，有利于饮片产业的科学化管理，对于饮片产业的发展具有强大的推动作用。

第二节　构建中药饮片个性特色质量评价体系

近年来，随着国家药品监督管理部门对中药饮片质量管理意识的不断提升，如 2013 年国家食品药品监督管理局开展药品"两打两建"专项行动，2018 年国家药品监督管理局开展中药饮片质量集中整治，使中药饮片的质量逐年好转，呈现稳步提升的发展态势。中药饮片是中医临床的处方药，既可以用于中医临床配方，也可以用于中成药生产。加强中药饮片管理、保障质量和安全，对于维护公众健康、促进中药产业健康发展、推动中医药事业繁荣壮大具有重要意义。健全中药质量保障体系是确保中药饮片质量的关键步骤，除建议实施区域性专业化生产外，建立中药饮片个性特色质量评价体系也是构建中药饮片质量保障体系中的重要措施。

一、建立中药饮片个性特色质量评价体系是构建中药饮片质量保障体系中的重要措施

目前，大多数中药饮片缺乏专属、科学、客观的质量控制标准，2015 年版《中国药典》中中药饮片标准 823 种，但大多数饮片标准仍借用或套用药材的标准。中药材经过炮制转变为饮片的过程中，化学成分的结构或含量发生了相应的变化，中药材标准显然无法反映饮片炮制后质量内涵的变化，仍用药材的质量控制方法极不科学，饮片的质量评价方法缺乏专属性。不但药材与饮片采用同一质量评价方法及标准，生、制饮片均采用同一质量评价方法及标准，如以栀子为代表的炒制种子类饮片，以大黄、女贞子为代表的蒸制饮片。栀子与焦栀子均采用炮制过程中变化很小的栀子苷作为质量评价指标，而忽略了其色素变化；生大黄与熟大黄均采用水解法进行游离蒽醌含量测定，而掩盖了炮制过程中蒽醌苷类成分向苷元转化的现象；女贞子与酒女贞子均以特女贞苷的含量为质量评价指标，而忽略了酒制过程中特女贞苷向红景天苷的转化过程。对于同一药材所炮制的生片和制片而言，由于炮制条件不同，其成分变化方式各异而导致药性发生相应的变化。这些变化对其性味归经、功能主治均产生较大的影响，将药性差别很大的生、制饮片混用，极大地影响了临床疗效。因此，在现有基础理论和炮制原理研究的基础上，构建中药饮片个性特色质量评价体系，对于饮片的辨证施治、合理应用具有重要的意义。

二、明确中药饮片炮制原理是构建中药饮片个性特色质量评价体系的基础及核心

构建中药饮片个性特色质量评价体系，对生、制饮片分别制定专属性强、科学的质量评

价方法及标准，其重点在于基本明确中药饮片的炮制原理。中药炮制原理研究是中药药性理论研究的重要组成部分，而中药药性理论是中药理论的基础和核心，是中药的基本属性，也是连接中药研究与临床应用的桥梁。药性一般分为抽象药性、形性药性、向位药性、功能药性、综合药性、配伍药性、方剂药性、禁忌等。中药饮片炮制基本原理的核心是中药饮片在炮制后药性发生了改变，这种改变主要是指向位药性和功能药性的改变，具体表现在其临床功效发生了变化，在现代药学研究中，其生物活性的作用方向和强度发生变化，根源还是炮制后其内在物质基础内涵发生变化所致。改变饮片药性的主要炮制方法可分为两类：加热炮制（炒、蒸、焯、煨等）和配伍炮制（酒制、醋制、盐制、蜜制、药汁制等）。加热炮制改变药性主要是通过改变饮片成分的结构及所含成分之间的量比关系达到的。如栀子炒制过程中色素类成分结构的改变，以及色素与环烯醚萜苷类成分之间量比关系的变化是炒制改变栀子药性的主要原因之一。由于配伍炮制一般也要进行加热处理，因此，配伍炮制既有配伍药对之间成分的相互作用，又存在饮片自身成分结构的改变和成分间量比关系的变异。如姜汁制栀子，由于姜栀子的炮制过程也要经过炒制工艺，因此，在研究栀子姜制药性改变的科学内涵时，要考虑姜汁所含成分与栀子受热后所变异成分之间的量比关系变化，以及成分间相互作用。深入研究这些物质基础－化学成分群及由此所致的生物活性变化规律，探明中药炮制改变药性的科学内涵变化规律，从而阐明炮制基本原理，不但可进一步丰富中药药性理论的科学内涵，而且可为炮制工艺的规范化和饮片质量控制标准的制定提供可靠的科学依据。以标准饮片的科学内涵为基准，分析饮片炮制前后科学内涵的变化状况是科学、客观诠释炮制原理的最佳途径。

三、中药饮片个性特色质量评价体系构建的关键措施

（1）建立传统经验与现代科学技术相结合的饮片质量评价方法：在明确中药饮片炮制原理的基础上，以加热炮制方法为重点，建立有别于药材的、能体现饮片个性特色并符合中药饮片疗效的质量标准研究方法、检测技术（包括性状、鉴别、检查、浸出物、特征性多成分含量测定、特征性图谱、有害物质检查等），确定生、制饮片专属性质量评价内容及技术方法，从而体现中药饮片质量标准的个性特色。尽量采用反映炮制前后饮片特征的活性成分（部位）或成分（部位）群为指标，建立多成分定量和特征谱定性的方法来控制中药饮片质量。

饮片质量评价方法首先应以传统经验（外观、颜色、气味等）为基础。但由于饮片外观做假可以以假乱真、原料药材培植脱离传统环境，传统的饮片质量经验评价方法也面临着挑战。另外，中药饮片传统经验评价方法基于"眼观、手摸、口尝"等，由于主观性强，既不利于评价技术的传承，亦难以适应中药饮片产业的发展需要。因此，在传统评价方法的基础上充实现代科学评价技术，研制适用于中药饮片质量采用显微鉴别、电子鼻、电子舌等构建可视化、数字化的中药饮片质量评价方法，已成为中药现代化研究的重要内容。但单凭现代科学方法有可能造成与传统评价方法相反的评价结果。因此，必须建立传统经验与现代科学技术相结合的饮片质量评价方法，从而构建具有个性特色的饮片质量评价模式。

（2）完善中药饮片质量评价标准物质：中药饮片据"依法炮制"而制备，饮片质量据"生熟有度"而评价。中药饮片是一个复杂体系，炮制后的制片内在化学成分更为复杂。随

着中医药科学技术的不断发展，现有中药标准物质已经越来越无法满足进一步健全中药质量标准体系的需要。在现有饮片质量评价基础上，中药饮片标准物质须体现中药饮片整体性、专属性的特点。而标准饮片较之单一化学成分对照品可提供更多的饮片性状、化学信息，弥补以单体化学成分作为对照时出现的检测信息不足，根据检测条件的不同，可以较为全面地展示饮片的内在质量，提高饮片真伪鉴别、质量优劣的可靠性和专属性，同时弥补缺乏化学对照品的不足；再者"标准饮片"避免了有些饮片所含化学成分不稳定，难以制备化学对照品的缺陷。"标准饮片"可从整体上体现炮制作用，科学地评价生、制饮片质量，保障中药饮片的安全性、有效性和质量可控性，对于提高临床疗效、促进饮片产业健康发展具有重要意义。

第三章

加快中药标准饮片作为标准物质的步伐

第一节　中药饮片质量评价现状及中药标准物质在其中的应用

一、中药饮片质量评价现状

中药饮片是中医药的核心和精华所在，是中医药治疗疾病的基础。中药饮片由中药材炮制加工而成，而中药炮制是我国中医临床用药的一大特色加工技术，"饮片入药和生熟异用"是中药饮片临床应用的两大鲜明的特色。中药饮片不仅是中医治疗疾病的药味，也是中成药生产的原料，中药饮片的炮制加工和质量优劣直接影响着中药产业的发展和临床疗效。因此，中药饮片是整个中医药的基石，中药饮片的规范化是整个中医药行业规范化的基础。

目前，《中国药典》和各省、市、自治区地方炮制规范共同形成了中药饮片的质量标准体系，包括炮制规范与饮片质量评价两部分，1988 年出版的《全国中药材炮制规范》中收载了 500余种中药材的炮制规范，但各省市又有各自的中药炮制规范，其名称、制法及工艺差别较大，质量评价标准难以统一。2010 年版《中国药典》大幅度增加了中药饮片的质量标准，为中药饮片统一质量标准打下了基础。然而，由于中药饮片生产不规范、缺乏数据化、饮片标准不完善等问题，目前中药饮片质量评价标准具有明显局限性。

炮制工艺规范化、数据化是实现中药饮片制备工艺可控、质量稳定的保证。《中国药典》列有中药材炮制通则，规定了 500 余种中药材的炮制方法，其中除 100 余种只经净制或切制等简单炮制之外，另有 300 余种均需经过炒、炙、煅等方法炮制加工。炮制加工之后，中药饮片的外观性状、质地等都有明显改变，而《中国药典》仅规定了炮制方法，而没有明确的温度、时间及辅料用量等工艺参数。有必要对中药炮制过程中的关键因素（加热温度、加热时间、拌润时间、辅料用量等）进行规范，反复试验并记录炮制过程中各关键因素的动态变化，确立可行的、量化的中药炮制过程的技术参数。

二、中药标准物质在中药饮片质量评价中的应用

科学、实用的标准物质的应用是实现科学评价饮片质量的必要条件。中药（药材、饮片、中成药）的定性、定量及在生产、流通、临床应用过程中所发生的理化变异往往难以单独使用参数加以确认和控制，而需要实物对照，这个实物就是中药标准物质。随着中药制药产业和中医临床用药的发展，中药标准物质的应用越来越广泛。中药标准物质在中药检验中是确定中药及其制品真伪优劣的参照，是控制中药及其制品质量必不可少的参照物，被广泛地应用于中药材和中成药的真伪鉴别及质量优劣评价。因此，中药标准物质对促进中药及其制品生产和质量保障，保证人民用药安全、有效具有重要的意义。

中药标准物质研究始于 1985 年，是国家颁布的一种计量标准，是定性、定量检测中药所使用的实物对照，必须具有高度均匀性、量值准确性和良好的稳定性。其中，主要使用中药标准物质，包括中药化学对照品、对照药材与对照提取物对中药饮片质量进行控制，其应用在促进饮片生产，提高和保证饮片质量方面发挥着重要作用。

2015 年版《中国药典》收载的 823 种饮片规格，较 2010 年版增加了木芙蓉叶、红花龙胆，删掉了紫河车。其中 72% 需采用炒、炙、煅等技术炮制。所收载的饮片质量标准中应用到的中药对照物质共计 905 种，其中使用对照药材的有 251 种，中药化学对照品有 649 种，对照提取物有 5 种，分别应用于：①饮片的检查项，除杂质、水分、灰分、浸出物等项目外，另有 9 种饮片采用了 9 种中药化学对照品对毒性成分、特征性成分等进行检查。②饮片鉴别项，使用 251 种对照药材，318 种中药化学对照品，1 种对照提取物，即薏苡仁油对照提取物。其中，仅采用对照药材鉴别的饮片有 95 种，如三棱、大血藤、大蓟等；仅采用中药化学对照品鉴别的饮片有 74 种，如桃仁、党参、远志等；同时采用对照药材和中药化学对照品鉴别的饮片有 156 种，如苍术、苏木、独活等。③饮片含量测定项，应用 539 种中药化学对照品。

总之，目前我国中药饮片质量标准不完善，标准规定的检测指标少，有些饮片只有性状的描述，缺乏含量测定项，或多用化学对照品及对照药材控制其质量，难以全面体现炮制作用。中药是一个复杂体系，在临床上发挥着整体效应。从中医整体观来看，单个指标成分的控制难以真正体现中药饮片多组分、多靶点的整体协同作用；同时中药经炮制后，饮片内在化学成分就更为复杂，因此，基于中药饮片的内含物质群复杂性，要求我们在尚不清楚全体化学成分的情况下，实现对饮片药效物质群的整体控制。采用现代技术手段研究符合中药饮片特征性的标准物质；在饮片质量控制体系中引入更多、更合理的标准物质；研究建立反映中药饮片特色、科学、先进、实用的饮片质量标准体系，是中药饮片质量控制发展的必然趋势。

第二节　中药标准饮片作为标准物质的必要性

中药饮片的炮制加工及其质量的优劣直接影响着中药产业的发展，以及中医临床用药的安全性和有效性，而饮片生产的规范化和饮片产品的标准化将成为整个中医药行业规范

化的关键。目前，化学对照品、对照药材及对照提取物是中药质量标准体系中最常用的标准物质，三者在中药饮片质量控制中发挥了重要作用，然而由于中药饮片成分和炮制机制的复杂性，采用当前的质量评价方法与质量控制标准仍然无法反映中药饮片的科学内涵和特征属性，特别是对于制片。因此，加快中药标准饮片作为标准物质的基础研究是非常必要的。所谓中药标准饮片是以优质道地中药材为原料，采用规范化炮制工艺而制成的优质中药饮片。

一、中药标准饮片作为标准物质的基础研究是健全中药标准体系的需要

随着中医药科学技术的不断发展，现有中药标准物质已经越来越无法满足进一步健全中药质量标准体系的需要。就目前在制定中药质量标准的过程中常用的标准物质——"化学对照品"和"对照中药材"而言，其所能表征的质量信息均具有一定的局限性。首先，一种或几种可进行含量测定的化学成分不能全面反映中药饮片和中成药的化学物质内涵，而且在中成药的生产过程中受人为影响的可控性较大。其次，许多化学对照品分离纯化难度大，特别是在利用多成分作为标准物质时，不仅成本昂贵，而且实际应用性不强，对于生产企业来讲则往往由于缺乏化学对照品或分析成本过高而难以达到相关部门所制定的质量标准。即使是采用近年来兴起的"一测多评"分析方法，在质量控制过程中利用一种成分通过"校正因子"来计算多种成分的含量，依然无法避免在确定"校正因子"时对每一种可作为"化学对照品"待测成分的需求。而且，即使是确定了校正因子，"一测多评"的分析方法也还会受到分析条件的限制，适用范围仍很有限。

"对照中药材"作为标准物质，其自身所具有的特征属性（理化数据）可用于中药材质量标准的制定，但却不能作为标准物质科学地应用于中药饮片质量标准的制定，其原因在于中药材和中药饮片二者的本质差异。中药材经过炮制加工为饮片的过程中，化学成分的结构或含量发生了相应的变化，即使是同一药材所炮制的生片和制片，由于炮制条件不同，其化学内涵的变化方式也各不相同。因此，就需要在尚不能完整、无偏地表征中药饮片特征属性的情况下，依靠"中药标准饮片"来实现对饮片药效物质群的整体控制，利用中药标准饮片作为标准物质来制定饮片的质量标准才具有科学性和实用性。另外，目前中药提取物、中成药的生产也明确要求以中药饮片为原料。在现有的中药质量评价体系中广泛应用的标准中药材和化学对照品远远满足不了其对于标准物质的需要。因此，以中药标准饮片为标准物质来制定中药提取物、中成药的质量标准更能体现其特征属性。

二、中药标准饮片作为国家药品标准物质优势显著

中药标准饮片对中药饮片行业制备技术规范化具有重要作用。中药炮制技术已被列入我国非物质文化遗产保护范围，2009 年国家首次将中药饮片列入基本药物目录、医保目录，2010 年版《中国药典》界定了中医临床调配处方和中成药生产投料均要采用中药饮片，可见

中药炮制技术和中药饮片临床应用形式得到广泛认可。除此之外，我国历来注重中药炮制技术的传承和创新，"八五""九五""十五"期间，在中药饮片炮制工艺和质量研究方面做了很多研究，然而，目前中药饮片制备技术仍存在着严重的不规范问题，大多数饮片的炮制工艺仅凭操作者的感观检测和经验判断，易受各种人为因素的影响而难以达到统一，中药炮制程度有深有浅、温度有高有低、时间有长有短、辅料应用与否及辅料用量均不甚明确，炮制太过或不及势必影响炮制质量，使药物难达功效。故在中药炮制研究、生产及执法中量化模糊，缺少量化的技术参数，是制约中药饮片达到现代质量控制要求的关键。因此，采用科学的、规范的制备技术生产的中药标准饮片并制定其制备技术规范对中药饮片行业的发展具有重要的意义。

在此背景下，中国中医科学院中药研究所通过多年的炮制工艺规范化及饮片质量评价方法研究的经验积累，针对中药饮片质量评价标准物质有待完善的现实情况，根据健全中药饮片质量标准体系的需要，于 2012 年及 2013 年先后两次牵头组织全国 20 余所科研院所、高等院校及饮片生产企业，共同通过中国中医科学院和国家中医药管理局向科技部提出建议，立项进行"中药标准饮片制备技术规范化研究"。2014 年科技部以科技基础性工作专项重点项目"中药标准饮片制备技术规范制定"立项进行研究。中国中医科学院为项目牵头单位、肖永庆首席研究员为项目负责人中标，组织全国 20 余所科研院所、高等院校及饮片生产企业的数十位专家进行了 80 种饮片的研究。项目以《中国药典》（2010 年版）收载的中药饮片炮制通则和各饮片独自的炮制技术要点，通过具有一定规模饮片企业的饮片生产技术人员规范化各饮片炮制工艺，在近十年的饮片炮制工艺规范及质量评价标准研究成果的基础上，制定了 80 种标准饮片的炮制技术规范；研究了 80 种标准饮片具有个性特色的质量属性并制定了各饮片属性的识别技术规范；开展标准饮片均匀性、贮存方法和稳定性研究，确定作为饮片标准物质的指导原则和技术规范。

中药饮片据"依法炮制"而制备，饮片质量据"生熟有度"而评价。中药标准饮片作为标准物质的优势较多。中药饮片是一个复杂体系，炮制后的制片内在化学成分更为复杂。在现有饮片质量评价基础上，中药饮片标准物质必须体现中药饮片整体性、专属性的特点。如研究品种生、燀苦杏仁，其特征图谱中特征峰包括苦杏仁苷、野黑樱苷、苯甲醛，其中野黑樱苷是由苦杏仁苷酶解得到的，燀制起到杀酶保苷之效，故燀苦杏仁特征图谱中应不含有或少量含有野黑樱苷特征峰，如图 3-2-1 所示。使用标准饮片作为对照物质，可有效检出市场上因炮制不足，杀酶不彻底，导致苦杏仁苷酶解成野黑樱苷的燀苦杏仁不合格饮片。又如研究品种侧柏及侧柏炭，侧柏炭候选标准饮片中同时存在生品中含有的成分及炒炭后新产生的成分槲皮素和山奈酚（图 3-2-2），因此使用侧柏炭候选标准饮片可以快速鉴别生、炭品；除此之外，使用侧柏炭候选标准饮片可有效检出市场上因炒炭过重，有效成分大量损失的不合格饮片。标准饮片较之单一化学成分对照品可提供更多的饮片性状、化学信息，弥补以单体化学成分作为对照时出现的检测信息不足，根据检测条件的不同，可以较为全面地展示饮片内在质量，提高饮片真伪鉴别、质量优劣评价的可靠性和专属性，再者"标准饮片"避免了有些饮片所含化学成分不稳定，难以制备化学对照品的缺陷。"标准饮片"与"对照药材"相比较，其优势在于可从整体上体现炮制作用，更专属、更准确地分别评价生、制饮片质量，保障中药饮片的安全性、有效性和质量可控性，对于提高临床疗效、促进饮片产业健康发展、促进中药现代化具有重要意义。

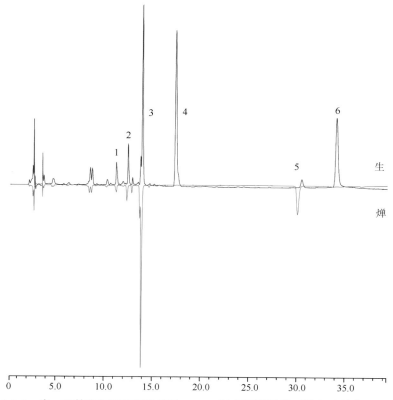

图 3-2-1 生、燀苦杏仁候选标准饮片 HPLC 特征图谱镜像对比图（单位：min）

3. 苦杏仁苷；4. 野黑樱苷；6. 苯甲醛

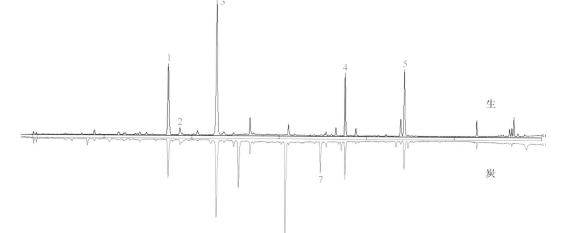

图 3-2-2 侧柏、侧柏炭候选标准饮片 HPLC 特征图谱镜像对比图（单位：min）

1. 杨梅苷；2. 异槲皮苷；3. 槲皮苷；4. 穗花双黄酮；5. 扁柏双黄酮；6. 槲皮素；7. 山柰酚

三、中药标准饮片的用途

中药标准饮片以其可溯源的原料药材、规范化的炮制工艺和稳定可控的质量标准,作为标准物质应用于中药质量标准化控制体系,可作为:①专属性较强的标准物质,鉴定相应的中药饮片;②对照标准物质,用于区别鉴定药材、生片和制片;③对照标准物质,检查中药提取物、中成药的中药制品中相应饮片物质的存在状况;④对照标准物质,在适当分析方法中,用于中药提取物、中成药等中药制品中相应饮片的半定量分析,是药品管理和检验机构有力的执法标准,以保障中药质量及其临床疗效安全、可靠。以"中药标准饮片"的科学数据信息建立的"标准饮片数据库",可为中药行业提供信息共享服务,推动中医药产业的发展,必将产生良好的社会、经济效益。

第三节　中药标准饮片研究的思路及方法

中药标准饮片作为标准物质的重要性毋庸置疑,如何制备中药标准饮片是加快其作为标准物质应用的关键问题所在。中药标准饮片是中药标准物质的一种新形式,为指导其规范研究及合理应用,提出相关研究思路及方法。本书介绍中药标准饮片的定义、研制指导原则、研究思路及技术要求。

一、中药标准饮片的概念及研制原则

中药标准饮片应以优质道地中药材为原料,采用规范化炮制工艺而制成的优质中药饮片。按照"标准物质"的属性要求完善其理化参数后,可作为"对照物质"用于中药饮片及其制剂的质量评价。中药标准饮片的使用,可以弥补中药饮片定性鉴别实验中仅以单体化学对照物质作为对照时出现的检验信息不足。

中药标准饮片研究是一个复杂且严谨的过程,从标准物质原材料的选择、制备方法、标定方法、标定结果、定值准确性、量值溯源、稳定性、分装到包装条件等环节均需进行全面技术考察,采用科学的、规范的制备技术生产的中药标准饮片并制定其制备技术规范。为了保证中药标准饮片研究过程的合理性和方法的科学性,为中药饮片质量控制提供专属性高、稳定性强,可真实、可靠地反映饮片质量优劣的对照物质,建议制备中药标准饮片应遵循以下基本原则。

1)中药标准饮片的选择应满足适用性、代表性及容易复制的原则。

2)中药标准饮片的基体应和使用的要求相一致或尽可能接近。

3)中药标准饮片的均匀性、稳定性及待定特性量的量值范围应适合该标准物质的用途。

4)中药标准饮片应有足够的数量,以满足在有效期间的需要。

基于上述基本原则,进行中药标准饮片的制备:中药标准饮片的技术要求首先是确定品种,以国家标准中规定使用的药材基原为准,各原料药材均必须按规定鉴定植物种,以植物种确定原料药材的品种。中药标准饮片原料药材一般采用主流商品的道地药材或符合 GAP 规范要求的栽培的优质中药材，按照最佳生长期和采收时间采集。同时对原料药材进行性状、组织及粉末显微鉴定等生药学鉴定，确定药材的基原，须符合标准规定。检查按标准规定，除去杂质，结果应符合《中国药典》的规定。针对选定品种原料药材，依照《中国药典》的中药饮片炮制通则、炮制方法及各地炮制规范收载的饮片炮制方法，充分利用现有科研成果和企业经验，规范原形饮片炮制工艺是第二步。原形饮片的生产企业须为通过 GMP 认证，并具有一定生产规模的地方知名企业，实际生产技术人员应具有 5 年以上饮片生产经验。除此之外，原形饮片也需进行性状、鉴别、检查等相关项目测定，结果应符合《中国药典》的规定。炮制加工完成的原形饮片，即需进行均匀化处理。一般视原形饮片的物理、化学性质选择均匀化手段：通常情况下，粉碎成中粉（可通过四号筛）；易酸败的种子类原形饮片，如白芥子、黄芥子等不予粉碎；质地坚硬的珍贵原形饮片，如鹿茸片等，粉碎成细粉；含挥发性成分的原形饮片，如荆芥、荆芥穗等，仅以粉碎机打碎，不过筛。粉碎后的粉末混合均匀，根据其后续作为标准物质应用的实际需要分装，于室温 16 ~ 20℃，相对湿度 20% ~ 40% 条件下保存。除此之外，还应注意以下几个方面。

1）根据标准饮片的性质，选择合理的制备程序、工艺，并防止污染及待定特性量的量值变化。

2）对待定特性量不易均匀的候选标准饮片，在制备过程中，除采取必要的均匀性措施外，还应进行均匀性初检工作。

3）中药标准饮片的待定特性量有不易稳定趋向时，在加工过程中注意研究影响稳定性的因素，采取必要的措施改善其稳定性，如辐照灭菌、添加稳定剂等，选择合适的贮存环境。

4）当标准饮片制备量大，为便于保存可采取分级分装。最小包装单元应以适当方式编号，并注明制备日期。

5）最小包装单元中标准饮片的实际质量或体积与标称的质量或体积应符合规定的要求。

二、中药标准饮片的研究思路及技术要求（图 3-3-1）

1）原料药材采集加工技术规范：①以《中国药典》（2010 年版）饮片项下收载的原料药材基原为依据，采集道地产区或 GAP 种植基地种植的优质药材，按照最佳生长期和采收时间采集，作为原料药材；②采集原料药材"身份"信息包括采集加工依据、主要设备、工艺流程、加工工艺操作要求及关键参数、贮存及注意事项、原料药材质量标准等内容，制定原料药材的采集加工技术规范。

2）原形饮片的炮制工艺技术规范：①以《中国药典》收载的中药饮片炮制通则、炮制方法及各地炮制规范收载的饮片炮制方法为依据，充分利用现有科研成果和企业经验，规范原形饮片炮制工艺；②采集原形饮片炮制工艺信息，包括来源、原料药材产地、生产依据、主要设备、工艺流程、炮制工艺操作要求及关键参数、包装规格、贮存及注意事项、原形饮片质量标准等，制定原形饮片的炮制工艺技术规范。

3）候选标准饮片均匀化、包装、贮存技术规范：①根据原形饮片的物理、化学性质选择并优化候选标准饮片的均匀化方法；②根据其后续作为标准物质应用的实际需要，确定适宜

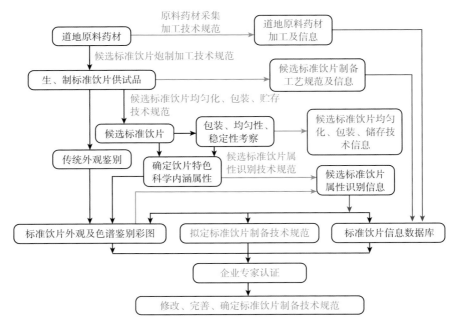

图 3-3-1   中药标准饮片研究思路

的包装方式、包装规格和包装材料;③对不同包装方式、规格的候选标准饮片进行稳定性考察,以确定其有效期,制定候选标准饮片均匀化、包装、贮存技术规范。

4)候选标准饮片属性识别技术规范:①以规范化炮制工艺制备的候选标准饮片为研究对象,进行外观性状、显微、薄层色谱及 HPLC 特征图谱表征;并进行候选标准饮片稳定性考察,确定有效期;②薄层鉴定:确定样品的色谱行为,主要化学成分若有已知的化学对照品,则应与化学对照品具有一致的色谱斑点,并与原料药材及原形饮片进行比较;③色谱或光谱特征图谱:进行生、制饮片间 HPLC、GC 色谱或光谱图谱的比较,确定区别于生、制饮片的特征峰;④含量测定:以有效成分或标示性成分为对照品进行含量测定,并与原料药材及原形饮片进行比较。

5)在上述技术规范的基础上,建立中药标准饮片制备技术规范。

针对中药标准饮片的研究,从原材料的选择、制备方法、标定方法、标定结果、定值准确性、量值溯源、稳定性、分装及包装条件等环节,本书均进行全面的技术规范,但仍处于基础研究阶段,若作为国家药品法定标准物质,还需根据国家标准物质标定原则,进行多实验室协作的理化、生物检测等,根据其用途完善其作为国家标准物质的特性量值准确性,从而真正作为"对照品"用于中药质量保障体系的构建之中。

第四章

中药标准饮片制备研究范例

依据前章制定的中药标准饮片的研究思路与方法，本章以关黄柏（炭）、白芍（炒）、侧柏叶（炭）及女贞子（酒）饮片为范例，针对其原材料的选择、制备方法、标定方法、稳定性、分装及包装条件等各环节进行全面技术考察，为后续展开更多品种的中药标准饮片研究提供参考与借鉴。

第一节　关黄柏及关黄柏炭标准饮片制备

一、原料药材的采集加工技术规范研究

关黄柏为芸香科植物黄檗 *Phellodendron amurense* Rupr. 的干燥树皮，主产于东北和华北各省，河南、安徽北部及宁夏也有分布，内蒙古有少量栽种。关黄柏是东北三省的道地药材之一。为了保护药用植物资源，现多采用局部剥皮法逐年轮换更替剥取树皮，不再采用伐树的方法。这样剥取树皮的茎干经过保护，可以再生树皮重新剥离。产地加工时将剥取的树皮趁鲜刮去粗皮，晒干。辽宁省为关黄柏道地产区，抚顺地区野生资源丰富，故本课题采集辽宁省抚顺清原满族自治县 15 ～ 20 年生的关黄柏，采取环剥法或半环剥法剥取树皮，去净栓皮，晒干，晾干，压平即可。共采集 30 kg。按要求填写原料药材采集加工技术参数表，准确记录采集、加工人员信息，见表 4-1-1。

表 4-1-1　关黄柏原料药材采集加工技术参数

药材名称	关黄柏	原料用途	炮制关黄柏及关黄柏炭饮片
基原	芸香科植物黄檗 *Phellodendron amurense* Rupr. 的干燥树皮		
采集地点	辽宁省抚顺清原满族自治县	采集人	王海亮
采集时间	第 1 批：2015 年 5 月 第 2 批：2015 年 5 月 第 3 批：2015 年 6 月	生长年限	第 1 批：15 年 第 2 批：16 年 第 3 批：15 年
采集量	每批 10 kg	鉴定人	吴从艾

鉴定人单位	北京盛世龙药业	加工人	郭全磊
加工方法	采取环剥法或半环剥法剥取树皮，去净栓皮，晒干，晾干，压平即可		
药材照片			

1　关黄柏原料药材的外观

关黄柏原料药材呈板片状或浅槽状，长宽不一，厚 2 ~ 4 mm。外表面淡棕黄色，有纵裂纹；内表面黄色或黄棕色。体轻，质较硬，断面纤维性，有的呈裂片状分层，鲜黄色。气微，味极苦，嚼之有黏性。

2　关黄柏原料药材的 TLC 图谱

2.1　材料

KQ-100DE 超声波清洗仪（昆山市超声仪器有限公司），HH-4 数显恒温水浴锅（金坛市杰瑞尔电器有限公司），CS101-2E 电热鼓风干燥箱（重庆万达仪器有限公司），层析缸（20 cm×10 cm）。硅胶 G 薄层板（青岛海洋公司），乙酸乙酯、石油醚（60 ~ 90℃）、冰醋酸、甲醇、三氯甲烷、氨水（国药集团化学试剂有限公司），10% 硫酸乙醇显色剂，稀碘化铋钾显色剂。

盐酸黄柏碱对照品、盐酸巴马汀对照品（成都曼斯特生物科技有限公司，批号 MUST-12021407、MUST-12022707），黄柏酮、黄柏内酯对照品（实验室自制），关黄柏对照药材（中国食品药品检定研究院）。

2.2　方法与结果

2.2.1　供试品溶液的制备

取原料药材粉末 0.2 g，加乙酸乙酯 20 mL，超声处理 30 min，滤过，滤液浓缩至 1 mL，作为供试品溶液 Ⅰ。另取原料药材粉末 0.2 g，加 1% 醋酸甲醇溶液 40 mL，超声处理 20 min，滤过，滤液浓缩至 1 mL，作为供试品溶液 Ⅱ。

2.2.2 对照品溶液的制备

取关黄柏对照药材 0.2 g，照供试品溶液制备方法制备对照药材溶液。另取黄柏内酯、黄柏酮、盐酸黄柏碱、盐酸巴马汀对照品，加甲醇制成含上述对照品 0.2 mg/mL 的对照品溶液。

2.2.3 薄层鉴别

照薄层色谱法（通则 0502）试验，吸取上述供试品溶液 I 和黄柏内酯、黄柏酮对照品溶液各 10 μL，分别点于同一硅胶 G 薄层板上，以石油醚（60～90℃）- 乙酸乙酯（1：1）为展开剂，展开 9 cm，取出，晾干，喷以 10% 硫酸乙醇显色剂，在 105℃加热至黄柏内酯、黄柏酮紫黑色斑点显色清晰。吸取上述供试品溶液 II 和盐酸黄柏碱、盐酸小檗碱对照品溶液各 10 μL，分别点于同一硅胶 G 薄层板上，以三氯甲烷 - 甲醇 - 水（30：15：4）的下层溶液为展开剂，置氨蒸气饱和的层析缸内，展开 9 cm，取出，晾干，喷以稀碘化铋钾显色剂，至盐酸黄柏碱、盐酸巴马汀红棕色斑点显色清晰。结果见图 4-1-1。

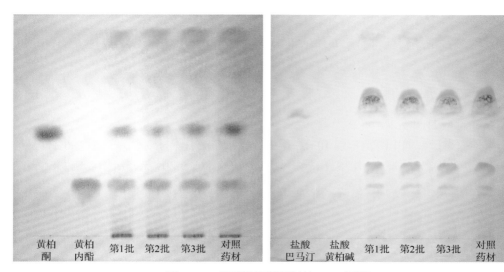

图 4-1-1 关黄柏原料药材的 TLC 图谱

3 关黄柏原料药材的 HPLC 特征图谱

3.1 材料

3.1.1 仪器

高效液相色谱仪（美国 Waters 公司，Waters 2695 Separations Module，2996 PAD 检测器），FA2204B 型电子天平（上海精密科学仪器有限公司），XS105 型电子天平（瑞士梅特勒 - 托利多仪器有限公司），KQ-100DE 超声波清洗仪（昆山市超声仪器有限公司），0.45 μm 微孔滤膜（天津津腾实验设备有限公司）。

3.1.2 试药

盐酸药根碱、木兰花碱、盐酸巴马汀、盐酸黄柏碱对照品（成都曼斯特生物科技有限公司，批号分别为 MUST-12032313、MUST-12022901、MUST-12022707、MUST-12021407，纯度分别为 95.5%、≥ 98%、≥ 98%、≥ 98%），盐酸小檗碱对照品（四川省维克奇生物科技有限公司，110620，纯度 ≥ 98%），黄柏酮、黄柏内酯对照品（中国食品药品检定研究院，批号分别为 111923-201102、110800-201406，纯度分别为 98.9%、99.91%）。

3.1.3　试剂

娃哈哈纯净水，乙腈、甲醇（美国 Fisher 公司）为色谱纯，氯化铵（国药集团化学试剂有限公司）等试剂均为分析纯。

3.2　色谱条件

Agilent Eclipse XDB-C$_{18}$ 色谱柱（4.6 mm×250 mm，5 μm），柱温 35℃，进样体积 10 μL，流速 1.0 mL/min，检测波长为 215 nm。以乙腈（A）-0.4 mol/L 氯化铵溶液（B）为流动相，梯度洗脱：0 ～ 55 min，5% ～ 45%（A）；55 ～ 80 min，45% ～ 70%（A）。

3.3　供试品溶液的制备

精密称取关黄柏原料药材粉末 0.5 g，加入甲醇 20 mL，称重。超声处理 45 min，放冷，用甲醇补足失重，滤过，取续滤液过微孔滤膜（0.45 μm）即得。

3.4　对照品溶液的制备

分别精密称取对照品木兰花碱、盐酸黄柏碱、盐酸药根碱、盐酸巴马汀、盐酸小檗碱、黄柏内酯、黄柏酮适量，加甲醇定容到 10 mL 量瓶中，制备成含上述对照品分别为 0.259 mg/mL、0.058 mg/mL、0.037 mg/mL、0.175 mg/mL、0.360 mg/mL、0.201 mg/mL、0.129 mg/mL 的对照品溶液。

3.5　精密度试验

精密称取关黄柏原料药材粉末 0.5 g，制成供试品溶液，连续进样 5 次，以盐酸小檗碱为参照物计算相对保留时间和相对峰面积，计算 RSD 值。结果显示，各色谱峰 RSD 值小于 4.95%，表明仪器精密度良好。结果见表 4-1-2。

表 4-1-2　关黄柏原料药材特征图谱精密度试验结果

峰号	相对保留时间					RSD（%）	相对峰面积					RSD（%）
	第 1 次	第 2 次	第 3 次	第 4 次	第 5 次		第 1 次	第 2 次	第 3 次	第 4 次	第 5 次	
1	0.33	0.33	0.33	0.33	0.33	0.46	0.13	0.12	0.12	0.13	0.12	0.88
2	0.33	0.34	0.33	0.33	0.33	0.58	0.09	0.08	0.08	0.08	0.08	3.85
3	0.41	0.41	0.41	0.41	0.41	0.15	0.11	0.11	0.10	0.10	0.10	4.34
4	0.44	0.44	0.44	0.44	0.44	0.17	0.67	0.65	0.65	0.65	0.65	1.10
5	0.46	0.45	0.46	0.46	0.46	0.49	0.27	0.27	0.26	0.25	0.26	2.61
6	0.50	0.50	0.50	0.50	0.50	0.15	0.88	0.86	0.85	0.86	0.86	1.13
7	0.60	0.61	0.60	0.60	0.60	0.26	0.08	0.08	0.08	0.07	0.07	4.60
8	0.66	0.66	0.66	0.66	0.66	0.04	0.08	0.08	0.08	0.08	0.08	4.95
9	0.75	0.75	0.75	0.75	0.75	0.04	0.11	0.10	0.10	0.10	0.10	2.42

续表

峰号	相对保留时间					RSD（%）	相对峰面积					RSD（%）
	第1次	第2次	第3次	第4次	第5次		第1次	第2次	第3次	第4次	第5次	
10	0.86	0.86	0.86	0.86	0.86	0.02	0.06	0.05	0.05	0.05	0.05	4.11
11	0.88	0.88	0.88	0.88	0.88	0.02	0.02	0.02	0.02	0.02	0.02	4.73
12	0.98	0.98	0.98	0.98	0.98	0.00	0.44	0.44	0.44	0.44	0.44	0.27
13（S）	1.00	1.00	1.00	1.00	1.00	0.00	1.00	1.00	1.00	1.00	1.00	0.00
14	1.42	1.42	1.42	1.42	1.42	0.04	0.13	0.13	0.13	0.13	0.13	0.99
15	1.68	1.68	1.68	1.68	1.68	0.04	0.23	0.24	0.24	0.24	0.24	1.04
16	1.82	1.82	1.81	1.82	1.82	0.04	0.10	0.10	0.11	0.10	0.10	3.43
17	2.01	2.01	2.01	2.01	2.01	0.05	0.06	0.06	0.06	0.06	0.06	2.16

3.6 稳定性试验

精密称取关黄柏原料药材粉末 0.5 g，制成供试品溶液，分别于 0 h、2 h、4 h、6 h、12 h 进样分析，以盐酸小檗碱为参照物计算相对保留时间和相对峰面积，计算 RSD 值。结果显示，各色谱峰 RSD 值小于 4.85%，表明供试品溶液在 12 h 内稳定。结果见表 4-1-3。

表 4-1-3 关黄柏原料药材特征图谱稳定性试验结果

峰号	相对保留时间					RSD（%）	相对峰面积					RSD（%）
	0 h	2 h	4 h	6 h	12 h		0 h	2 h	4 h	6 h	12 h	
1	0.33	0.33	0.33	0.33	0.33	0.04	0.13	0.13	0.13	0.13	0.13	0.65
2	0.33	0.33	0.33	0.33	0.33	0.05	0.09	0.09	0.09	0.09	0.09	2.08
3	0.40	0.40	0.40	0.40	0.40	0.24	0.11	0.11	0.11	0.11	0.10	2.15
4	0.44	0.44	0.44	0.44	0.44	0.05	0.67	0.66	0.65	0.67	0.64	2.30
5	0.46	0.46	0.46	0.46	0.46	0.33	0.27	0.26	0.27	0.28	0.26	2.73
6	0.50	0.50	0.50	0.50	0.50	0.19	0.88	0.85	0.85	0.85	0.85	1.55
7	0.60	0.60	0.60	0.60	0.60	0.17	0.10	0.11	0.11	0.11	0.11	2.53
8	0.66	0.66	0.66	0.66	0.66	0.07	0.07	0.07	0.07	0.07	0.07	1.93
9	0.75	0.75	0.75	0.75	0.75	0.04	0.11	0.10	0.10	0.10	0.10	3.77
10	0.86	0.86	0.86	0.86	0.86	0.02	0.05	0.05	0.05	0.05	0.05	1.05
11	0.88	0.88	0.88	0.88	0.88	0.02	0.02	0.02	0.02	0.02	0.02	4.24
12	0.98	0.98	0.98	0.98	0.98	0.01	0.44	0.44	0.44	0.44	0.44	0.07
13（S）	1.00	1.00	1.00	1.00	1.00	0.00	1.00	1.00	1.00	1.00	1.00	0.00
14	1.42	1.42	1.42	1.42	1.42	0.00	0.13	0.13	0.13	0.13	0.13	0.17
15	1.68	1.68	1.68	1.68	1.68	0.04	0.24	0.24	0.24	0.24	0.24	0.49
16	1.81	1.81	1.82	1.82	1.81	0.06	0.10	0.09	0.09	0.09	0.09	2.86
17	2.01	2.01	2.01	2.01	2.01	0.08	0.07	0.06	0.06	0.06	0.07	4.85

3.7 重复性试验

精密称取关黄柏原料药材粉末 5 份，每份 0.5 g，制成供试品溶液，分别进样分析，以盐酸小檗碱为参照物计算相对保留时间和相对峰面积，计算 RSD 值。结果显示，各色谱峰 RSD 值小于 3.55%，表明该方法重复性良好。结果见表 4-1-4。

表 4-1-4　关黄柏原料药材特征图谱重复性试验结果

峰号	相对保留时间					RSD（%）	相对峰面积					RSD（%）
	第1份	第2份	第3份	第4份	第5份		第1份	第2份	第3份	第4份	第5份	
1	0.33	0.33	0.33	0.33	0.33	0.15	0.13	0.12	0.13	0.12	0.13	2.21
2	0.33	0.33	0.33	0.33	0.33	0.16	0.08	0.09	0.08	0.09	0.09	1.99
3	0.41	0.41	0.41	0.41	0.41	0.11	0.11	0.11	0.11	0.11	0.11	1.20
4	0.44	0.44	0.44	0.44	0.44	0.11	0.66	0.66	0.67	0.66	0.67	0.58
5	0.46	0.46	0.46	0.46	0.46	0.10	0.27	0.27	0.27	0.27	0.27	0.59
6	0.50	0.50	0.50	0.50	0.50	0.10	0.88	0.87	0.87	0.86	0.88	0.78
7	0.60	0.60	0.60	0.60	0.60	0.07	0.08	0.08	0.08	0.08	0.08	2.71
8	0.66	0.66	0.66	0.66	0.66	0.05	0.09	0.09	0.09	0.09	0.09	1.12
9	0.75	0.75	0.75	0.75	0.75	0.03	0.11	0.11	0.11	0.11	0.11	2.47
10	0.86	0.86	0.86	0.86	0.86	0.01	0.06	0.06	0.05	0.05	0.06	2.84
11	0.88	0.88	0.88	0.88	0.88	0.01	0.02	0.02	0.02	0.02	0.02	3.55
12	0.98	0.98	0.98	0.98	0.98	0.01	0.44	0.44	0.44	0.44	0.44	0.40
13（S）	1.00	1.00	1.00	1.00	1.00	0.00	1.00	1.00	1.00	1.00	1.00	0.00
14	1.42	1.42	1.42	1.42	1.42	0.00	0.13	0.12	0.13	0.13	0.13	1.17
15	1.68	1.68	1.68	1.68	1.68	0.00	0.23	0.23	0.23	0.23	0.23	1.05
16	1.82	1.82	1.81	1.82	1.82	0.07	0.10	0.09	0.09	0.10	0.10	2.71
17	2.01	2.01	2.01	2.01	2.01	0.02	0.06	0.06	0.06	0.06	0.06	0.97

3.8 特征图谱特征峰的确定

按照已建立的特征图谱测定方法，对 3 批关黄柏原料药材进行测定。结果显示，关黄柏特征图谱应检测到 17 个特征峰。结果见图 4-1-2。

3.9 特征图谱特征峰的归属

以已知化学成分为对照，对中药指纹图谱相似度软件生成的关黄柏原料药材特征图谱进行色谱峰归属，归属了 7 个特征峰，分别为木兰花碱、盐酸黄柏碱、盐酸药根碱、盐酸巴马汀、盐酸小檗碱、黄柏内酯和黄柏酮。结果见图 4-1-3。

4　关黄柏原料药材主要成分含量测定

根据 HPLC 特征图谱特征峰的研究结果，选取其中 7 种主要成分进行含量测定。

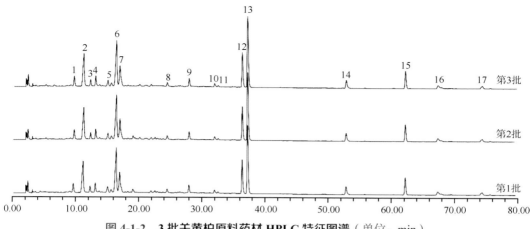

图 4-1-2　3 批关黄柏原料药材 HPLC 特征图谱（单位：min）

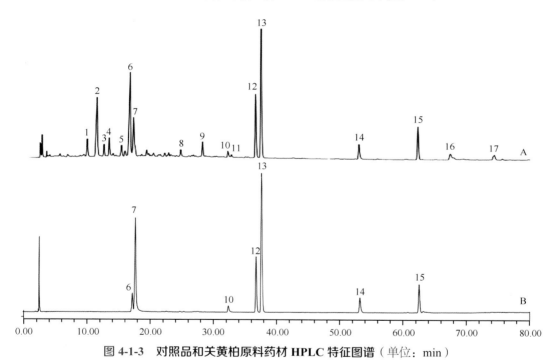

图 4-1-3　对照品和关黄柏原料药材 HPLC 特征图谱（单位：min）

A. 关黄柏原料药材；B. 对照品；6. 木兰花碱；7. 盐酸黄柏碱；10. 盐酸药根碱；12. 盐酸巴马汀；13. 盐酸小檗碱；

14. 黄柏内酯；15. 黄柏酮

4.1　材料

4.1.1　仪器

高效液相色谱仪（美国 Waters 公司，Waters 2695 Separations Module，2996 PAD 检测器），FA2204B 型电子天平（上海精密科学仪器有限公司），XS105 型电子天平（瑞士梅特勒 - 托利多仪器有限公司），KQ-100DE 超声波清洗仪（昆山市超声仪器有限公司），0.45 μm 微孔滤膜（天津津腾实验设备有限公司）。

4.1.2 试药

盐酸药根碱、木兰花碱、盐酸巴马汀、盐酸黄柏碱对照品（成都曼斯特生物科技有限公司，批号分别为 MUST-12032313、MUST-12022901、MUST-12022707、MUST-12021407，纯度分别为 95.5%、≥ 98%、≥ 98%、≥ 98%，），盐酸小檗碱对照品（四川省维克奇生物科技有限公司，110620，纯度≥ 98%），黄柏酮、黄柏内酯对照品（中国食品药品检定研究院，批号分别为 111923-201102、110800-201406，纯度分别为 98.9%、99.91%）。

4.1.3 试剂

娃哈哈纯净水，乙腈、甲醇（美国 Fisher 公司）为色谱纯，氯化铵（国药集团化学试剂有限公司）等试剂均为分析纯。

4.2 方法与结果

4.2.1 色谱条件

Agilent Eclipse XDB-C$_{18}$ 色谱柱（4.6 mm×250 mm，5 μm），柱温 35℃，进样体积 10 μL，流速 1.0 mL/min，检测波长为 215 nm。以乙腈（A）-0.4 mol/L 氯化铵溶液（B）为流动相，梯度洗脱：0 ～ 55 min，5% ～ 45%（A）；55 ～ 80 min，45% ～ 70%（A）。此色谱条件下，各目标成分分离度良好，见图 4-1-4。

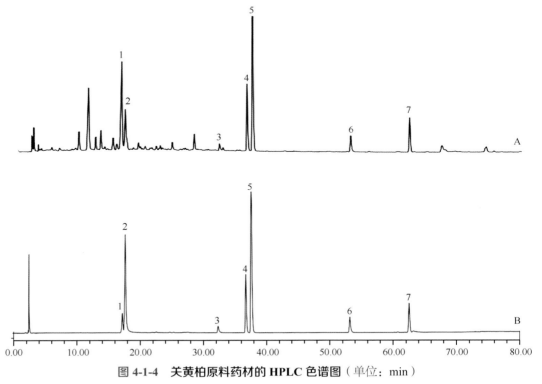

图 4-1-4 关黄柏原料药材的 HPLC 色谱图（单位：min）

A. 关黄柏原料药材；B. 混合对照品；1. 木兰花碱；2. 盐酸黄柏碱；3. 盐酸药根碱；4. 盐酸巴马汀；5. 盐酸小檗碱；6. 黄柏内酯；

7. 黄柏酮

4.2.2 供试品溶液的制备

精密称取关黄柏原料药材粉末 0.5 g，加入甲醇 20 mL，称重。超声处理 45 min，放冷，用甲醇补足失重，摇匀，滤过，取续滤液过微孔滤膜（0.45 μm）即得。

4.2.3 对照品溶液的制备

分别精密称取对照品木兰花碱、盐酸黄柏碱、盐酸药根碱、盐酸巴马汀、盐酸小檗碱、黄柏内酯、黄柏酮适量，加甲醇定容到 10 mL 量瓶中，制备成含上述对照品分别为 0.259 mg/mL、0.058 mg/mL、0.037 mg/mL、0.175 mg/mL、0.360 mg/mL、0.201 mg/mL、0.129 mg/mL 的对照品溶液。

4.2.4 线性关系考察

以对照品溶液为母液，用甲醇稀释至母液浓度的 1、1/2、1/4、1/8、1/16，对各个浓度的对照品溶液进样分析，以进样量（μg）为横坐标 X，峰面积为纵坐标 Y，计算回归方程。结果见表 4-1-5。

表 4-1-5 关黄柏原料药材含量测定线性关系考察结果

成分	回归方程	相关系数 r^2	线性范围（μg）
木兰花碱	$Y = 3\,423\,340\,X - 207\,875$	0.9997	0.162 ～ 2.590
盐酸黄柏碱	$Y = 3\,416\,040\,X - 4986.9$	0.9999	0.029 ～ 0.580
盐酸药根碱	$Y = 2\,847\,480\,X - 26\,476$	0.9998	0.023 ～ 0.365
盐酸巴马汀	$Y = 2\,895\,220\,X - 96\,875$	0.9995	0.109 ～ 1.750
盐酸小檗碱	$Y = 2\,551\,120\,X - 91\,599$	0.9997	0.225 ～ 3.604
黄柏内酯	$Y = 593\,241\,X - 4206.2$	0.9999	0.126 ～ 2.008
黄柏酮	$Y = 2\,238\,150\,X - 35\,735$	0.9999	0.080 ～ 1.286

4.2.5 精密度试验

取同一混合对照品溶液连续进样 5 次，记录峰面积，计算 RSD 值。结果见表 4-1-6。结果显示，各成分 RSD 值在 0.11% ～ 1.07%，表明仪器精密度良好。

表 4-1-6 关黄柏原料药材含量测定精密度试验结果

批次	峰面积						
	木兰花碱	盐酸黄柏碱	盐酸药根碱	盐酸巴马汀	盐酸小檗碱	黄柏内酯	黄柏酮
1	959 849	5 449 741	392 329	2 824 865	8 503 753	979 433	1 597 763
2	962 637	5 408 222	387 471	2 826 267	8 503 022	980 520	1 602 886
3	972 617	5 478 429	395 723	2 824 510	8 501 912	985 340	1 608 113
4	975 158	5 463 053	390 726	2 821 776	8 491 579	983 040	1 609 862
5	975 529	5 457 955	398 213	2 830 744	8 518 316	985 788	1 614 386
RSD（%）	0.76	0.48	1.07	0.12	0.11	0.29	0.40

4.2.6　稳定性试验

精密称取关黄柏原料药材粉末 0.5 g，制成供试品溶液，分别于 0 h、2 h、4 h、6 h、12 h、24 h 进样分析，记录峰面积，计算 RSD 值。结果见表 4-1-7。结果显示，各成分 RSD 值在 0.49% ～ 1.79%，表明供试品溶液在 24 h 内稳定。

表 4-1-7　关黄柏原料药材含量测定稳定性试验结果

时间	峰面积						
	木兰花碱	盐酸黄柏碱	盐酸药根碱	盐酸巴马汀	盐酸小檗碱	黄柏内酯	黄柏酮
0 h	6 208 549	6 062 322	302 940	3 013 722	6 897 737	890 201	1 668 748
2 h	6 322 021	6 099 869	315 889	3 146 793	7 189 217	926 990	1 743 614
4 h	6 349 152	6 124 798	316 369	3 159 362	7 222 826	929 516	1 733 579
6 h	6 357 950	6 139 461	314 555	3 161 071	7 227 938	929 066	1 733 148
12 h	6 449 769	6 082 916	312 781	3 120 168	7 138 458	920 710	1 720 373
24 h	6 263 006	6 075 096	307 736	3 101 102	7 104 782	911 702	1 707 114
RSD（%）	1.32	0.49	1.70	1.79	1.73	1.66	1.58

4.2.7　重复性试验

精密称取关黄柏原料药材粉末 5 份，每份 0.5 g，制成供试品溶液，分别进样分析，记录峰面积，计算各成分含量（mg/g），并计算 RSD 值。结果见表 4-1-8。结果显示，各成分 RSD 值分别在 1.90% ～ 3.54%，表明该方法重复性良好。

表 4-1-8　关黄柏原料药材含量测定重复性试验结果

批次	含量（mg/g）						
	木兰花碱	盐酸黄柏碱	盐酸药根碱	盐酸巴马汀	盐酸小檗碱	黄柏内酯	黄柏酮
1	6.757	2.738	0.546	5.135	13.235	7.186	3.614
2	6.772	2.778	0.592	5.250	13.418	7.193	3.639
3	7.073	2.835	0.575	5.389	13.819	7.624	3.831
4	6.730	2.699	0.546	5.178	13.209	7.243	3.668
5	6.994	2.798	0.561	5.344	13.660	7.517	3.779
RSD（%）	2.29	1.90	3.54	2.04	1.98	2.77	2.54

4.2.8　加样回收率试验

精密称取已知含量关黄柏原料药材粉末 9 份，并随机分成三组，每组 3 份。三组依次分别精密加入低、中、高浓度的对照品溶液，使加入量分别为样品中含量的 0.8 倍、1.0 倍、1.2 倍，制成供试品。将上述供试品分别进样分析，记录峰面积，计算回收率及 RSD 值。结果见表 4-1-9。

表 4-1-9　关黄柏原料药材含量测定加样回收率试验结果

成分	样品中含量（μg）	加入量（μg）	测得量（μg）	回收率（%）	平均回收率（%）	RSD（%）
木兰花碱	112.32	91.29	208.38	105.23		
	102.15	91.29	190.86	97.18		
	111.75	91.29	198.93	95.50		
	105.00	101.98	205.78	98.82		
	108.87	101.98	206.30	95.54	99.62	3.38
	107.24	101.98	207.51	98.32		
	103.98	112.66	218.54	101.68		
	108.25	112.66	223.16	102.00		
	104.19	112.66	219.46	102.32		
盐酸黄柏碱	74.03	60.00	134.38	100.59		
	67.33	60.00	128.11	101.30		
	73.90	60.00	131.51	96.02		
	69.21	66.88	138.23	103.21		
	71.75	66.88	136.84	97.33	99.09	3.18
	70.68	66.88	135.18	96.45		
	68.54	73.75	139.97	96.86		
	71.35	73.75	142.30	96.20		
	68.67	73.75	145.26	103.85		
盐酸药根碱	24.20	19.05	42.80	97.64		
	23.96	19.05	43.92	104.78		
	24.17	19.05	43.24	100.10		
	24.20	24.50	48.22	98.04		
	24.08	24.50	49.36	103.18	100.93	2.53
	24.05	24.50	49.30	103.06		
	24.15	29.94	53.68	98.63		
	24.15	29.94	54.82	102.44		
	24.12	29.94	54.22	100.53		
盐酸巴马汀	415.66	335.20	737.86	96.12		
	411.52	335.20	738.88	97.66		
	415.24	335.20	746.20	98.74		
	415.66	419.00	814.26	95.13		
	413.59	419.00	816.13	96.07	97.98	1.91
	413.17	419.00	828.06	99.02		
	414.83	502.80	909.82	98.45		
	414.83	502.80	919.51	100.37		
	414.41	502.80	918.31	100.22		

续表

成分	样品中含量（μg）	加入量（μg）	测得量（μg）	回收率（%）	平均回收率（%）	RSD（%）
盐酸小檗碱	1078.00	819.84	1883.75	98.28		
	1067.26	819.84	1863.35	97.10		
	1076.92	819.84	1859.39	95.44		
	1078.00	1024.80	2059.38	95.76		
	1072.63	1024.80	2043.40	94.73	98.04	2.85
	1071.55	1024.80	2079.53	98.36		
	1075.85	1229.76	2353.86	103.92		
	1075.85	1229.76	2292.63	98.94		
	1074.77	1229.76	2302.39	99.83		
黄柏内酯	623.38	495.56	1142.91	104.84		
	617.17	495.56	1125.10	102.50		
	622.76	495.56	1136.02	103.57		
	623.38	619.45	1213.33	95.24		
	620.28	619.45	1225.36	97.68	99.26	3.51
	619.66	619.45	1228.14	98.23		
	622.14	743.34	1335.78	96.00		
	622.14	743.34	1342.36	96.89		
	621.52	743.34	1352.72	98.37		
黄柏酮	316.86	226.31	543.85	100.30		
	313.71	226.31	529.68	95.43		
	316.55	226.31	536.24	97.07		
	316.86	318.52	628.70	97.90		
	315.28	318.52	626.41	97.68	99.66	3.37
	314.97	318.52	624.34	97.13		
	316.23	410.72	743.48	104.02		
	316.23	410.72	742.39	103.76		
	315.92	410.72	741.67	103.66		

4.2.9　样品测定

精密称取关黄柏原料药材粉末 0.5 g，制备供试品溶液，进样 10 μL，以干燥品计算各成分含量。结果见表 4-1-10。

表 4-1-10　关黄柏原料药材主要成分含量测定结果　　　　（单位：mg/g）

批次	木兰花碱	盐酸黄柏碱	盐酸药根碱	盐酸巴马汀	盐酸小檗碱	黄柏内酯	黄柏酮
1	7.294	3.427	0.509	4.782	12.531	6.925	3.382
2	4.483	2.531	0.293	4.396	11.243	6.436	3.020
3	5.321	3.514	0.325	4.318	12.311	6.578	3.539
平均	5.699	3.157	0.376	4.499	12.028	6.646	3.314

5　关黄柏原料药材采集加工技术规范

5.1　概述（图 4-1-5）

名称：关黄柏。

采集时间：第 1、2 批，2015 年 5 月；第 3 批，
2015 年 6 月。

采集地点：辽宁省抚顺清原满族自治县。

生长年限：第 1、3 批，15 年；第 2 批，16 年。

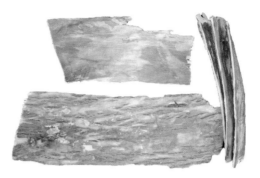

图 4-1-5　关黄柏原料药材

5.2　基原

关黄柏为芸香科植物黄檗 *Phellodendron amurense* Rupr. 的干燥树皮。

5.3　原料药材产地

关黄柏主产于东北和华北各省，河南、安徽北部及宁夏也有分布，内蒙古有少量栽种。

5.4　采集及加工依据

依据《中国药典》（2015 年版）和《北京市中药饮片炮制规范》（2008 年版）进行采集加工。

5.5　工艺流程（图 4-1-6）

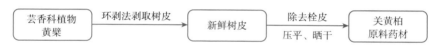

图 4-1-6　关黄柏原料药材生产工艺流程图

5.6　加工工艺操作要求及其关键参数

芸香科植物黄檗，定植 15 ～ 20 年即可采收，采用环剥法剥取树皮，趁鲜刮去栓皮，晾或烘至半干时，平铺堆叠放置，并以重物压至平整，再晾干或烘干至含水量在 11% 以下，即得。

5.7　贮存及注意事项

避光、阴凉处放置。

5.8　关黄柏原料药材质量标准

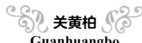

关黄柏

Guanhuangbo

PHELLODENDRI AMURENSIS CORTEX

【基原】　芸香科植物黄檗 *Phellodendron amurense* Rupr. 的干燥树皮。

【采集加工】 采用环剥法剥取道地产区 15～20 年生的黄檗树皮，趁鲜去净栓皮，晾干，压平，即可。

【性状】 本品呈板片状或浅槽状，长宽因剥取过程不一，厚 2～4 mm。皮外侧呈淡棕黄色，有裂纹；皮内侧黄色或黄棕色。体轻，质较硬，有较强的纤维，断面呈裂片状分层，鲜黄色。气微，味极苦，嚼之有黏性。

【鉴别】

（1）显微鉴别 本品绿黄色或黄色。纤维鲜黄色，直径 16～38 μm，常成束，周围细胞含草酸钙方晶，形成晶纤维；含晶细胞壁木化增厚。石细胞鲜黄色，类圆形或纺锤形，直径 35～80 μm，有的呈分枝状，壁厚，层纹明显。草酸钙方晶直径约 24 μm。

（2）薄层鉴别 取本品 0.2 g，加乙酸乙酯 20 mL，超声处理 30 min，滤过，滤液浓缩至 1 mL，作为供试品溶液。再取黄柏酮、黄柏内酯对照品，加甲醇制成含上述对照品 0.2 mg/mL 的对照品溶液。照薄层色谱法（2015 年版《中国药典》通则 0502）试验，吸取上述供试品溶液和对照品溶液各 10 μL，分别点于同一硅胶 G 薄层板 I 上，以石油醚（60～90℃）- 乙酸乙酯（1：1）为展开剂，展开 9 cm，取出，晾干，喷以 10% 硫酸乙醇溶液，在 105℃加热至斑点显色清晰。供试品色谱中，在与对照品色谱相应的位置上，显相同颜色的斑点。

（3）特征图谱

色谱条件与系统适用性试验 以十八烷基硅烷键合硅胶为填充剂；以乙腈为流动相 A，以 0.4 mol/L 氯化铵溶液为流动相 B，按表 4-1-11 中的规定进行梯度洗脱；检测波长为 215 nm。理论板数按盐酸小檗碱计算应不低于 4000。

表 4-1-11 关黄柏原料药材特征图谱流动相梯度洗脱表

时间（min）	流动相 A（%）	流动相 B（%）
0～55	5～45	95～55
55～80	45～70	55～30

供试品溶液的制备 取本品粉末（过 60 目筛）0.5 g，精密称定，精密加入甲醇 20 mL，称重。超声处理 45 min，放冷，用甲醇补足失重，摇匀，滤过，取续滤液，过微孔滤膜（0.45 μm），即得。

测定法 精密吸取供试品溶液 10 μL，注入液相色谱仪，测定，即得。

供试品特征图谱中应有 17 个特征峰，以参照峰（S）计算各特征峰的相对保留时间，其相对保留时间应在规定值的 ±5% 之内。规定值为 0.326（峰 1）、0.332（峰 2）、0.406（峰 3）、0.438（峰 4）、0.458（峰 5）、0.503（峰 6）、0.602（峰 7）、0.659（峰 8）、0.752（峰 9）、0.860（峰 10）、0.875（峰 11）、0.977（峰 12）、1.000[峰 13（S）]、1.423（峰 14）、1.677（峰 15）、1.816（峰 16）、2.010（峰 17）。结果见图 4-1-7。

【检查】

水分 不得过 8.6%（2015 年版《中国药典》通则 0832 第二法）。

总灰分 不得过 8.3%（2015 年版《中国药典》通则 2302）。

【浸出物】 照浸出物测定法（2015 年版《中国药典》通则 2201）项下的热浸法测定，用水作溶剂，不得少于 24.0%；用 60% 乙醇作溶剂，不得少于 20.0%。

【含量测定】 照高效液相色谱法（2015 年版《中国药典》通则 0512）测定。

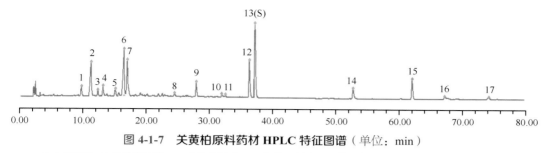

图 4-1-7 关黄柏原料药材 HPLC 特征图谱（单位：min）

6. 木兰花碱；7. 盐酸黄柏碱；10. 盐酸药根碱；12. 盐酸巴马汀；13. 盐酸小檗碱；14. 黄柏内酯；15. 黄柏酮

色谱条件与系统适用性试验 以十八烷基硅烷键合硅胶为填充剂；以乙腈为流动相 A，以 0.4 mol/L 氯化铵溶液为流动相 B，按表 4-1-12 中的规定进行梯度洗脱；检测波长为 215 nm。理论板数按盐酸小檗碱计算应不低于 4000。

表 4-1-12 关黄柏原料药材含量测定流动相梯度洗脱表

时间（min）	流动相 A（%）	流动相 B（%）
0～55	5～45	95～55
55～80	45～70	55～30

对照品溶液的制备 取对照品木兰花碱、盐酸黄柏碱、盐酸药根碱、盐酸巴马汀、盐酸小檗碱、黄柏内酯、黄柏酮各适量，加甲醇制成每毫升各含 0.1 mg 的混合溶液，即得。

供试品溶液的制备 取本品 0.5 g，精密称定，精密加入甲醇 20 mL，称重。超声处理 45 min，放冷，用甲醇补足失重，摇匀，滤过，取续滤液过微孔滤膜（0.45 μm）即得。

测定法 分别精密吸取对照品溶液与供试品溶液各 10 μL，注入液相色谱仪，测定，即得。

本品按干燥品计算，含木兰花碱（$C_{20}H_{24}NO_4$）不得少于 0.44%，盐酸黄柏碱（$C_{20}H_{23}NO_4 \cdot HCl$）不得少于 0.27%，盐酸药根碱（$C_{20}H_{19}NO_4 \cdot HCl$）不得少于 0.03%，盐酸巴马汀（$C_{21}H_{21}NO_4 \cdot HCl$）不得少于 0.45%，盐酸小檗碱（$C_{20}H_{17}NO_4 \cdot HCl$）不得少于 1.15%，上述 5 种成分总量不得少于 2.34%。黄柏内酯（$C_{26}H_{30}O_8$）不得少于 0.68%，黄柏酮（$C_{26}H_{30}O_7$）不得少于 0.32%，上述 2 种成分总量不得少于 1.0%。

二、原形饮片炮制工艺技术规范研究

（一）关黄柏原形饮片的炮制加工

依据《中国药典》（2015 年版）炮制通则和《全国中药炮制规范》炮制加工关黄柏饮片。取 3 批关黄柏药材，洗净，去除杂质，加水闷润 3 h 左右至内外湿度一致时，以多功能切药机切制 3～5 cm 丝，晒干即可，得 3 批关黄柏原形饮片。记录关黄柏原形饮片制备工艺技术参数（表 4-1-13）。

表 4-1-13　关黄柏原形饮片制备工艺技术参数

饮片名称	关黄柏	生产日期	2015 年 8 月
药材基原	芸香科植物黄檗 *Phellodendron amurense* Rupr. 的干燥树皮		
生产企业	北京盛世龙药业	GMP 认证时间	2010 年 10 月
生产技术人员	刘宝亮	从事具体生产年限	10 年
炮制工艺参考依据	《中国药典》（2015 年版）炮制通则、《全国中药炮制规范》		
生产工艺	取关黄柏药材，洗净，去除杂质，加水闷润 3 h 左右至内外湿度一致时，以多功能切药机切制 3 ～ 5 cm 丝，晒干即可		
生产设备信息	设备：多功能切药机 型号：BQYJG-32 型 功率：220 V，3 kW 生产能力：100 ～ 300 kg/h 切断长度：0.5 ～ 10 cm		
饮片照片	第1批　　第2批　　第3批		

1　关黄柏原形饮片的外观

关黄柏原形饮片呈丝状，长 3 ～ 5 cm，宽约 0.5 cm，厚约 0.3 cm。外表面黄绿色或淡黄棕色，平坦。内表面黄色或黄棕色。切面鲜黄色，呈片状分层。气微，味极苦。

2　关黄柏原形饮片的 TLC 图谱

照关黄柏原料药材的 TLC 图谱方法进行薄层色谱检识。3 批关黄柏原形饮片在与对照品相同位置显相同颜色的斑点（图 4-1-8）。

3　关黄柏原形饮片的 HPLC 特征图谱

照关黄柏原料药材的 HPLC 特征图谱方法，进行特征图谱表征。精密称取关黄柏原形饮片粉末 0.5 g，加入甲醇 20 mL，称重。超声处理 45 min，放冷，用甲醇补足失重，滤过，取续滤液过微孔滤膜（0.45 μm）即得供试品溶液。以乙腈（A）-0.4 mol/L 氯化铵溶液（B）为流动相，梯度洗脱：0 ～ 55 min，5% ～ 45%（A）；55 ～ 80 min，45% ～ 70%（A）。方法学考察参考关黄柏原料药材。结果见图 4-1-9，结果显示，3 批关黄柏原形饮片都有 17 个特征峰，与原料药材相同。

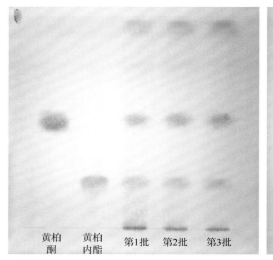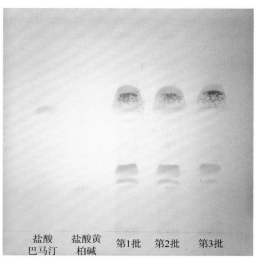

图 4-1-8　关黄柏原形饮片的 TLC 图谱

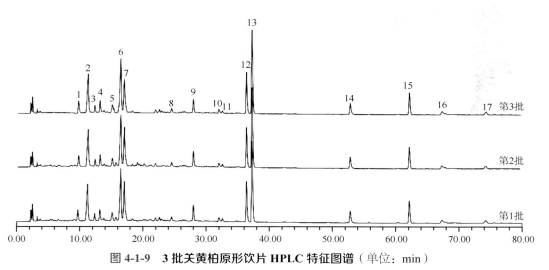

图 4-1-9　3 批关黄柏原形饮片 HPLC 特征图谱（单位：min）

6. 木兰花碱；7. 盐酸黄柏碱；10. 盐酸药根碱；12. 盐酸巴马汀；13. 盐酸小檗碱；14. 黄柏内酯；15. 黄柏酮

4　关黄柏原形饮片主要成分含量测定

照关黄柏原料药材主要成分含量测定方法进行含量测定。精密称取关黄柏原形饮片粉末 0.5 g，加入甲醇 20 mL，称重。超声处理 45 min，放冷，用甲醇补足失重，滤过，取续滤液过微孔滤膜（0.45 μm）即得供试品溶液。以乙腈（A）-0.4 mol/L 氯化铵溶液（B）为流动相，梯度洗脱：0～55 min，5%～45%（A）；55～80 min，45%～70%（A）。方法学考察参考关黄柏原料药材。结果见表 4-1-14。

表 4-1-14　关黄柏原形饮片主要成分含量测定结果（mg/g）

批次	木兰花碱	盐酸黄柏碱	盐酸药根碱	盐酸巴马汀	盐酸小檗碱	黄柏内酯	黄柏酮
1	7.302	3.684	0.546	4.889	12.611	7.085	3.597
2	4.618	2.601	0.338	4.542	11.429	6.828	3.197
3	5.552	3.745	0.343	4.528	12.723	6.900	3.855
平均	5.824	3.343	0.409	4.653	12.254	6.938	3.550

5　关黄柏原形饮片炮制工艺技术规范

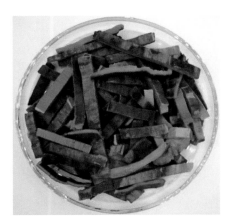

图 4-1-10　关黄柏原形饮片

5.1　概述

品名：关黄柏。

外观：关黄柏原形饮片呈丝状，长 30 ～ 50 mm，宽约 5 mm，厚约 3 mm。外皮黄绿色或淡黄棕色，平坦。内皮黄色或黄棕色。切面鲜黄色，呈片状分层。气微，味极苦（图 4-1-10）。

规格：丝（长 30 ～ 50 mm，宽约 5 mm，厚约 3 mm）。

5.2　来源

本品为芸香科植物黄檗 *Phellodendron amurense* Rupr. 的干燥树皮经炮制加工后制成的饮片。

5.3　原料药材产地

本品主产于东北和华北各省，河南、安徽北部及宁夏也有分布，内蒙古有少量栽种。

5.4　生产依据

依据《中国药典》（2015 年版）炮制通则和《北京市中药饮片炮制规范》（2008 年版）炮制加工关黄柏饮片。

5.5　主要设备

洗药机、切药机、干燥机、中药饮片包装机等。

5.6　工艺流程（图 4-1-11）

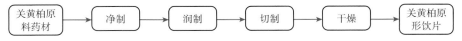

关黄柏原料药材 → 净制 → 润制 → 切制 → 干燥 → 关黄柏原形饮片

图 4-1-11　关黄柏原形饮片炮制工艺流程图

5.7　炮制工艺操作要求及其关键参数

取关黄柏原料药材，洗净，去净杂质，置密闭容器中加水闷润 3 小时左右，至内外湿度一致时，于切片机切 3 ～ 5 mm 宽的丝，晾干或 50℃烘干即可。

5.8　包装规格

关黄柏原形饮片按照常规包装规格进行包装，即 1 kg/ 袋；包装材料为聚乙烯塑料薄膜（GB-4456、GB-12056）。

5.9　贮存及注意事项

避光、阴凉、通风处贮存。防潮。

5.10　关黄柏原形饮片质量标准

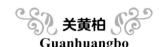

关黄柏
Guanhuangbo
PHELLODENDRI AMURENSIS CORTEX

【原料药材】　芸香科植物黄檗 *Phellodendron amurense* Rupr. 的干燥树皮。

【炮制】　取关黄柏原料药材，洗净，去净杂质，闷润 3 小时左右，至内外湿度一致时，切 3 ～ 5 mm 宽的丝，晒干即可。

【性状】　本品呈丝状，长 3 ～ 5 cm，宽约 0.5 cm，厚约 0.3 cm。外皮黄绿色或淡黄棕色，平坦。内皮黄色或黄棕色。切面鲜黄色，呈片状分层。气微，味极苦。

【鉴别】

（1）显微鉴别　本品粉末绿黄色或黄色。纤维鲜黄色，直径 16 ～ 38 μm，常成束，周围细胞含草酸钙方晶，形成晶纤维；含晶细胞壁木化增厚。石细胞鲜黄色，类圆形或纺锤形，直径 35 ～ 80 μm，有的呈分枝状，壁厚，层纹明显。草酸钙方晶直径约 24 μm。

（2）薄层鉴别　取本品 0.2 g，加乙酸乙酯 20 mL，超声处理 30 min，滤过，滤液浓缩至 1 mL，作为供试品溶液。再取黄柏酮、黄柏内酯对照品，加甲醇制成含上述对照品 0.2 mg/mL 的对照品溶液。照薄层色谱法（2015 年版《中国药典》通则 0502）试验，吸取上述供试品溶液和对照品溶液各 10 μL，分别点于同一硅胶 G 薄层板Ⅰ上，以石油醚（60 ～ 90℃）- 乙酸乙酯（1∶1）为展开剂，展开 9 cm，取出，晾干，喷以 10% 硫酸乙醇溶液，在 105℃加热至斑点显色清晰。供试品色谱中，在与对照品色谱相应的位置上，显相同颜色的斑点。

（3）特征图谱

色谱条件与系统适用性试验　以十八烷基硅烷键合硅胶为填充剂；以乙腈为流动相 A，以 0.4 mol/L 氯化铵溶液为流动相 B，按表 4-1-15 中的规定进行梯度洗脱；检测波长为 215 nm。理论板数按盐酸小檗碱计算应不低于 4000。

表 4-1-15 关黄柏原形饮片特征图谱流动相梯度洗脱表

时间（min）	流动相 A（%）	流动相 B（%）
0～55	5～45	95～55
55～80	45～70	55～30

供试品溶液的制备 取本品 0.5 g，精密称定，精密加入甲醇 20 mL，称重。超声处理 45 min，放冷，用甲醇补足失重，摇匀，滤过，取续滤液过微孔滤膜（0.45 μm）即得。

测定法 精密吸取供试品溶液 10 μL，注入液相色谱仪，测定，即得。

供试品特征图谱中应有 17 个特征峰，以参照峰（S）计算各特征峰的相对保留时间，其相对保留时间应在规定值的 ±5% 之内。规定值为 0.326（峰 1）、0.332（峰 2）、0.406（峰 3）、0.438（峰 4）、0.458（峰 5）、0.503（峰 6）、0.602（峰 7）、0.659（峰 8）、0.752（峰 9）、0.860（峰 10）、0.875（峰 11）、0.977（峰 12）、1.000[峰 13（S）]、1.423（峰 14）、1.677（峰 15）、1.816（峰 16）、2.010（峰 17）。结果见图 4-1-12。

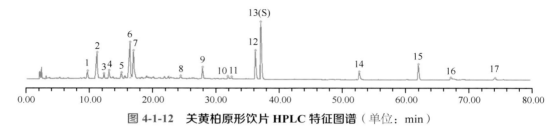

图 4-1-12 关黄柏原形饮片 HPLC 特征图谱（单位：min）

峰 6. 木兰花碱；峰 7. 盐酸黄柏碱；峰 10. 盐酸药根碱；峰 12. 盐酸巴马汀；峰 13. 盐酸小檗碱；峰 14. 黄柏内酯；峰 15. 黄柏酮

【检查】

水分 不得过 8.6%（2015 年版《中国药典》通则 0832 第二法）。

总灰分 不得过 8.3%（2015 年版《中国药典》通则 2302）。

【浸出物】 照浸出物测定法（2015 年版《中国药典》通则 2201）项下的热浸法测定，用水作溶剂，不得少于 24.0%；用 60% 乙醇作溶剂，不得少于 20.0%。

【含量测定】 照高效液相色谱法（2015 年版《中国药典》通则 0512）测定。

色谱条件与系统适用性试验 以十八烷基硅烷键合硅胶为填充剂；以乙腈为流动相 A，以 0.4 mol/L 氯化铵溶液为流动相 B，按表 4-1-16 中的规定进行梯度洗脱；检测波长为 215 nm。理论板数按盐酸小檗碱计算应不低于 4000。

表 4-1-16 关黄柏原形饮片含量测定流动相梯度洗脱表

时间（min）	流动相 A（%）	流动相 B（%）
0～55	5～45	95～55
55～80	45～70	55～30

对照品溶液的制备 取对照品木兰花碱、盐酸黄柏碱、盐酸药根碱、盐酸巴马汀、盐酸小檗碱、黄柏内酯、黄柏酮各适量，加甲醇制成每毫升各含 0.1 mg 的混合溶液，即得。

供试品溶液的制备 取本品粉末（过 60 目筛）0.5 g，精密称定，精密加入甲醇 20 mL，称重。超声处理 45 min，放冷，用甲醇补足失重，摇匀，滤过，取续滤液过微孔滤膜（0.45 μm）即得。

测定法　分别精密吸取对照品溶液与供试品溶液各 10 μL，注入液相色谱仪，测定，即得。

本品按干燥品计算，含木兰花碱（$C_{20}H_{24}NO_4$）不得少于 0.44%，盐酸黄柏碱（$C_{20}H_{23}NO_4 \cdot HCl$）不得少于 0.27%，盐酸药根碱（$C_{20}H_{19}NO_4 \cdot HCl$）不得少于 0.03%，盐酸巴马汀（$C_{21}H_{21}NO_4 \cdot HCl$）不得少于 0.45%，盐酸小檗碱（$C_{20}H_{17}NO_4 \cdot HCl$）不得少于 1.15%，上述 5 种成分总量不得少于 2.34%。黄柏内酯（$C_{26}H_{30}O_8$）不得少于 0.68%，黄柏酮（$C_{26}H_{30}O_7$）不得少于 0.32%，上述 2 种成分总量不得少于 1.0%。

（二）关黄柏炭原形饮片的炮制加工

依据《中国药典》（2015 年版）炮制通则和《全国中药炮制规范》炮制加工关黄柏炭饮片。取 3 批关黄柏丝，以滚筒燃气炒药机，炒至表面焦黑色，内部焦褐色，取出，喷少许清水，灭尽火星，晾干，放置 1 天左右即可，得 3 批关黄柏炭原形饮片。记录关黄柏炭原形饮片炮制工艺技术参数（表 4-1-17）。

表 4-1-17　关黄柏炭原形饮片炮制工艺技术参数

饮片名称	关黄柏炭	生产日期	2015 年 8 月
药材基原	芸香科植物黄檗 *Phellodendron amurense* Rupr. 的干燥树皮		
生产企业	北京盛世龙药业	GMP 认证时间	2010 年 10 月
生产技术人员	刘宝亮	从事具体生产年限	10 年
炮制工艺参考依据	《中国药典》（2015 年版）炮制通则、《全国中药炮制规范》		
生产工艺	取关黄柏丝，以滚筒燃气炒药机，炒至表面焦黑色，内部焦褐色，取出，喷少许清水，灭尽火星，晾干，放置 1 天左右即可		
生产设备信息	设备：滚筒燃气炒药机 型号：Gr-900 型 功率：200 V，3 kW 生产能力：70 ～ 240 kg/h 转速：0 ～ 35 r/min		
饮片照片	第1批　　第2批　　第3批		

1　关黄柏炭原形饮片的外观

关黄柏炭原形饮片呈丝状，长 3 ～ 5 cm，宽约 0.5 cm，厚约 0.3 cm。表面焦黑色，平坦，断面焦褐色，呈片状分层。质轻而脆。味苦、涩。

2　关黄柏炭原形饮片的 TLC 图谱

2.1　材料

KQ-100DE 超声波清洗仪（昆山市超声仪器有限公司），HH-4 数显恒温水浴锅（金坛市杰瑞尔电器有限公司），CS101-2E 电热鼓风干燥箱（重庆万达仪器有限公司），层析缸（20 cm×10 cm）。硅胶 G 薄层板（青岛海洋公司），乙酸乙酯、石油醚（60～90℃）、冰醋酸、甲醇、三氯甲烷、氨水（国药集团化学试剂有限公司），10% 硫酸乙醇显色剂，稀碘化铋钾显色剂。

黄柏酮、黄柏内酯对照品（实验室自制）。

2.2　方法与结果

2.2.1　供试品溶液的制备

取关黄柏炭原料药材粉末 0.2 g，加乙酸乙酯 20 mL，超声处理 30 min，滤过，滤液浓缩至 1 mL，作为供试品溶液。

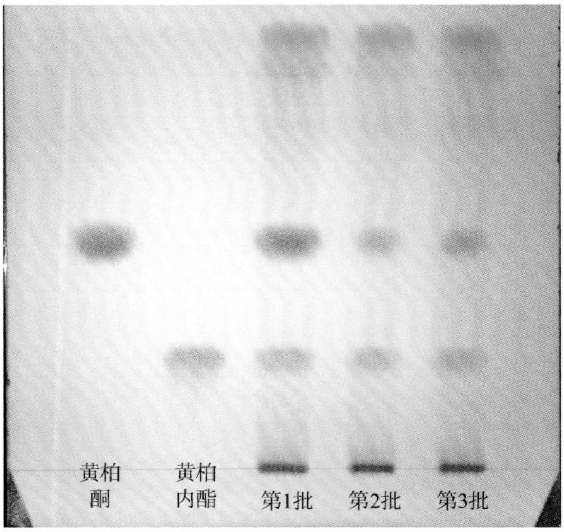

2.2.2　对照品溶液的制备

取黄柏内酯、黄柏酮，加甲醇制成含上述对照品 0.2 mg/mL 的对照品溶液。

2.2.3　薄层鉴别

照薄层色谱法（通则 0502）试验，吸取上述供试品溶液 I 和黄柏内酯、黄柏酮对照品溶液各 10 μL，分别点于同一硅胶 G 薄层板上，以石油醚（60～90℃）-乙酸乙酯（1：1）为展开剂，展开 9 cm，取出，晾干，喷以 10% 硫酸乙醇溶液，在 105℃加热至黄柏内酯、黄柏酮紫黑色斑点显色清晰（图 4-1-13）。

图 4-1-13　关黄柏炭原形饮片的 TLC 图谱

3　关黄柏炭原形饮片的 HPLC 特征图谱

照关黄柏原料药材的 HPLC 特征图谱方法进行特征图谱表征。精密称取关黄柏炭原形饮片粉末 0.5 g，加入甲醇 20 mL，称重。超声处理 45 min，放冷，用甲醇补足失重，滤过，取续滤液过微孔滤膜（0.45 μm）即得供试品溶液。以乙腈（A）-0.4 mol/L 氯化铵溶液（B）为流动相，梯度洗脱：0～55 min，5%～45%（A）；55～80 min，45%～70%（A）。方法学考察参考关黄柏原料药材。结果显示，3 批关黄柏炭原形饮片因炮制程度不同略有差异，关黄柏经炒炭后，生物碱类成分含量骤减，因此，选取色谱峰 14～17 作为其特征峰。结果见图 4-1-14。

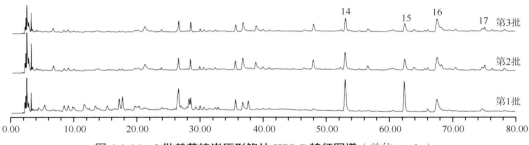

图 4-1-14　3 批关黄柏炭原形饮片 HPLC 特征图谱（单位：min）

14. 黄柏内酯；15. 黄柏酮

4　关黄柏炭原形饮片主要成分含量测定

照关黄柏原料药材主要成分含量测定方法进行含量测定。精密称取关黄柏原形饮片粉末 0.5 g，加入甲醇 20 mL，称重。超声处理 45 min，放冷，用甲醇补足失重，滤过，取续滤液过微孔滤膜（0.45 μm）即得供试品溶液。以乙腈（A）-0.4 mol/L 氯化铵溶液（B）为流动相，梯度洗脱：0 ～ 55 min，5% ～ 45%（A）；55 ～ 80 min，45% ～ 70%（A）。方法学考察参考关黄柏原料药材。结果见表 4-1-18。

表 4-1-18　关黄柏炭原形饮片主要成分含量测定结果（mg/g）

批次	木兰花碱	盐酸黄柏碱	盐酸药根碱	盐酸巴马汀	盐酸小檗碱	黄柏内酯	黄柏酮
1	—	—	—	—	—	5.386	0.557
2	—	—	—	—	—	3.403	0.275
3	—	—	—	—	—	3.362	0.288
平均	—	—	—	—	—	4.050	0.373

5　关黄柏炭原形饮片炮制工艺技术规范

5.1　概述

品名：关黄柏炭。

外观：关黄柏炭原形饮片呈丝状，长 30 ～ 50 mm，宽约 5 mm，厚约 3 mm。表面焦黑色，平坦，断面焦褐色，呈片状分层。质轻而脆。味苦、涩（图 4-1-15）。

规格：丝（长 30 ～ 50 mm，宽约 5 mm，厚约 3 mm）。

5.2　来源

本品为芸香科植物黄檗 *Phellodendron amurense* Rupr. 的干燥树皮经炮制加工后制成的饮片。

图 4-1-15　关黄柏炭原形饮片

5.3　原料药材产地

本品主产于东北和华北各省，河南、安徽北部及宁夏也有分布，内蒙古有少量栽种。

5.4　生产依据

依据《中国药典》（2015 年版）炮制通则和《北京市中药饮片炮制规范》（2008 年版）炮制加工关黄柏炭饮片。

5.5　主要设备

炒药机、包装机等。

5.6　工艺流程（图 4-1-16）

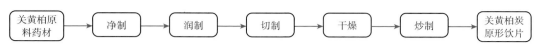

图 4-1-16　关黄柏炭原形饮片炮制工艺流程图

5.7　炮制工艺操作要求及其关键参数

取关黄柏丝，置滚筒燃气炒药机内，180 ～ 220℃炒至表面焦黑色，内部焦褐色，取出，喷少许清水，灭尽火星，晾干，即关黄柏炭原形饮片。

5.8　包装规格

关黄柏炭原形饮片按照常规包装规格进行包装，即 1 kg/ 袋；包装材料为聚乙烯塑料薄膜（GB-4456、GB-12056）。

5.9　原形饮片贮存及注意事项

避光、阴凉、通风处贮存。防潮。

5.10　关黄柏炭原形饮片质量标准

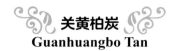

关黄柏炭
Guanhuangbo Tan

【原料药材】　芸香科植物黄檗 *Phellodendron amurense* Rupr. 的干燥树皮。

【炮制】　取关黄柏丝，置热锅内，用武火约 200℃，炒至表面焦黑色，内部焦褐色，取出，喷少许清水，灭尽火星，晾干，以免复燃。

【性状】　本品呈丝状，长 30 ～ 50 mm，宽约 5 mm，厚约 3 mm。表面焦黑色，平坦，断面焦褐色，呈片状分层。质轻而脆。味苦、涩。

【鉴别】

（1）显微鉴别　本品焦褐色或焦黑色。纤维黄褐色，直径 16 ～ 38 μm，常成束，周围细胞含草酸钙方晶，形成晶纤维；含晶细胞壁木化增厚。石细胞黄褐色，类圆形或纺锤形，直径 35 ～ 80 μm，有的呈分枝状，壁厚，层纹明显。草酸钙方晶直径约 24 μm。

（2）薄层鉴别　取本品 0.2 g，加乙酸乙酯 20 mL，超声处理 30 min，滤过，滤液浓缩至 1 mL，作为供试品溶液。再取黄柏内酯、黄柏酮对照品，加甲醇制成含上述对照品 0.2 mg/mL 的对照品溶液。照薄层色谱法（2015 年版《中国药典》通则 0502）试验，吸取供试品溶液和对照品溶液各 10 μL，分别点于同一硅胶 G 薄层板上，以石油醚（60 ～ 90℃）- 乙酸乙酯（1：1）为展开剂，展开 9 cm，取出，晾干，喷以 10% 硫酸乙醇溶液，在 105℃加热至斑点显色清晰。供试品色谱中，在与对照品色谱相应的位置上，显相同颜色的斑点。

（3）特征图谱

色谱条件与系统适用性试验　以十八烷基硅烷键合硅胶为填充剂；以乙腈为流动相 A，以 0.4 mol/L 氯化铵溶液为流动相 B，按表 4-1-19 中的规定进行梯度洗脱；检测波长为 215 nm。理论板数按盐酸小檗碱计算应不低于 4000。

表 4-1-19　关黄柏炭原形饮片特征图谱流动相梯度洗脱表

时间（min）	流动相 A（%）	流动相 B（%）
0 ～ 55	5 ～ 45	95 ～ 55
55 ～ 80	45 ～ 70	55 ～ 30

供试品溶液的制备　取本品粉末（过 60 目筛）0.5 g，精密称定，精密加入甲醇 20 mL，称重。超声处理 45 min，放冷，用甲醇补足失重，摇匀，滤过，取续滤液过微孔滤膜（0.45 μm）即得。

测定法　精密吸取供试品溶液 10 μL，注入液相色谱仪，测定，即得。

供试品特征图谱中应有 2 个特征峰，以参照峰（S）计算各特征峰相对保留时间，其相对保留时间应在规定值的 ±5% 之内。规定值为 0.849（峰 1）、1.000[峰 2（S）]。结果见图 4-1-17。

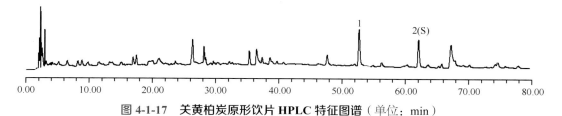

图 4-1-17　关黄柏炭原形饮片 HPLC 特征图谱（单位：min）

峰 1. 黄柏内酯；峰 2. 黄柏酮

【检查】

水分　不得过 6.4%（2015 年版《中国药典》通则 0832 第二法）。

总灰分　不得过 11.7%（2015 年版《中国药典》通则 2302）。

【浸出物】　照浸出物测定法（2015 年版《中国药典》通则 2201）项下的热浸法测定，用水作溶剂，不得少于 14.5%；用 60% 乙醇作溶剂，不得少于 17.8%。

【含量测定】　照高效液相色谱法（2015 年版《中国药典》通则 0512）测定。

色谱条件与系统适用性试验　以十八烷基硅烷键合硅胶为填充剂；以乙腈为流动相 A，以 0.4 mol/L 氯化铵溶液为流动相 B，按表 4-1-20 中的规定进行梯度洗脱；检测波长为 215 nm。理论板数按盐酸小檗碱计算应不低于 4000。

表 4-1-20　关黄柏炭原形饮片含量测定流动相梯度洗脱表

时间（min）	流动相 A（%）	流动相 B（%）
0～55	5～45	95～55
55～80	45～70	55～30

对照品溶液的制备　取对照品黄柏内酯、黄柏酮适量，加甲醇制成每毫升各含 0.1 mg 的混合溶液，即得。

供试品溶液的制备　取本品 0.5 g，精密称定，精密加入甲醇 20 mL，称重。超声处理 45 min，放冷，用甲醇补足失重，摇匀，滤过，取续滤液过微孔滤膜（0.45 μm）即得。

测定法　分别精密吸取对照品溶液与供试品溶液各 10 μL，注入液相色谱仪，测定，即得。照高效液相色谱法（2015 年版《中国药典》通则 0512）测定。

本品按干燥品计算，含黄柏内酯（$C_{26}H_{30}O_8$）不得少于 0.29%，黄柏酮（$C_{26}H_{30}O_7$）不得少于 0.02%，上述两种成分总量不得少于 0.30%。

三、候选标准饮片均匀化、包装、贮存研究

中药饮片作为中医临床处方用药或中药制剂生产的原料药，因为其性状和含量均一性的缺陷使其无法作为标准物质使用。标准饮片必须体现整体性质量控制和专属性鉴别评价的优点，这就需要对原形饮片进行均匀化处理以达到稳定、均一的要求。对 3 批关黄柏及 3 批关黄柏炭原形饮片分别进行粉碎和均匀化处理，将均匀化后的关黄柏及关黄柏炭饮片分别进行不同包装材料（瓶装和袋装）和装量（10 g 和 200 g）的包装，得 3 批关黄柏候选标准饮片和 3 批关黄柏炭候选标准饮片。记录候选标准饮片均匀化技术参数（表 4-1-21、表 4-1-22）。

表 4-1-21　关黄柏候选标准饮片均匀化技术参数

饮片名称	关黄柏		
粉碎设备	三清万能粉碎机	设备型号	SQW-SQ5-300S
粉碎粒度	60 目	加工人员	郭全磊
均匀化方式	搅拌混合均匀	设备型号	VZT-300
设备名称	搅拌混合机	设备参数	功率 1.5 kW
包装材料	塑料瓶、塑料真空包装袋	装量规格	200 g、10 g
包装设备	真空包装机	设备型号	D2（a）-400
设备参数	电源 220 V、电热功率 0.5 kW、功率 0.5 kW		
加工企业	北京盛世龙药业	技术人员	侯艳杰
包装工艺	瓶装：取关黄柏粉，置干燥洁净容器内，按标准装瓶，即可 袋装：取关黄柏粉，置干燥洁净容器内，按标准装袋，后抽真空		

表 4-1-22　关黄柏炭候选标准饮片均匀化技术参数

饮片名称	关黄柏炭		
粉碎设备	三清万能粉碎机	设备型号	SQW-SQ5-300S
粉碎粒度	60 目	加工人员	郭全磊
均匀化方式	搅拌混合均匀	设备型号	VZT-300
设备名称	搅拌混合机	设备参数	功率 1.5 kW
包装材料	塑料瓶、塑料真空包装袋	装量规格	200 g、10 g
包装设备	真空包装机	设备型号	D2（a）-400
设备参数	电源 220 V、电热功率 0.5 kW、功率 0.5 kW		
加工企业	北京盛世龙药业	技术人员	侯艳杰
包装工艺	瓶装：取关黄柏炭粉，置干燥洁净容器内，按标准装瓶，即可 袋装：取关黄柏炭粉，置干燥洁净容器内，按标准装袋，后抽真空		

四、候选标准饮片属性识别研究

以规范化炮制工艺制备的关黄柏及关黄柏炭候选标准饮片各 3 批为实验对象，对其进行外观性状描述、显微特征检查、薄层色谱检查及 HPLC 特征图谱表征、主要化学成分含量等特征属性识别，并对两种候选标准饮片进行稳定性考察，为建立关黄柏及关黄柏炭标准饮片的属性识别技术规范提供依据。

（一）鉴别

1　外观

关黄柏候选标准饮片呈粉末状，黄色或黄绿色。质轻，气微，味极苦。关黄柏炭候选标准饮片呈粉末状，焦黑色或焦褐色。质轻，味微苦、涩（图 4-1-18）。

关黄柏候选标准饮片-1　　　　　　　　　关黄柏炭候选标准饮片-1

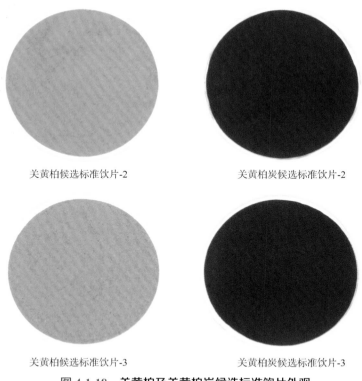

关黄柏候选标准饮片-2　　　　　　关黄柏炭候选标准饮片-2

关黄柏候选标准饮片-3　　　　　　关黄柏炭候选标准饮片-3

图 4-1-18　关黄柏及关黄柏炭候选标准饮片外观

2　显微鉴别

2.1　材料

BX61 型显微镜（日本奥林巴斯），DP72 型镜头（日本奥林巴斯）。水合氯醛试液；酒精灯，解剖针，镊子，载玻片，盖玻片。

2.2　方法

用解剖针挑取关黄柏、关黄柏炭候选标准饮片适量于载玻片上，滴加 1～2 滴水合氯醛试液混匀，在酒精灯火焰上方 1～2 cm 处加热，左右移动载玻片避免加热不均匀、试液沸腾。透化后盖上盖玻片，置于显微镜下观察。

2.3　结果

关黄柏候选标准饮片制片后，镜下可见黄色的纤维簇成束出现，周围细胞细胞壁木化增厚，内含草酸钙方晶。纤维束与内含草酸钙方晶的细胞共同形成晶纤维。镜下还可见黄色的石细胞，细胞壁厚，层纹明显（图 4-1-19）。

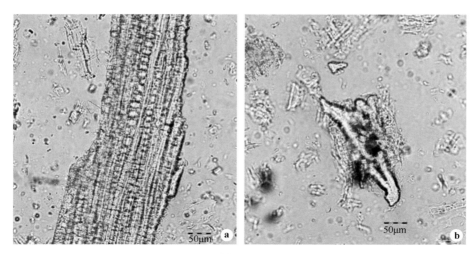

图 4-1-19　关黄柏饮片粉末显微特征

a. 晶纤维；b. 石细胞

　　关黄柏炭候选标准饮片制片后，镜下可见棕黄色的纤维簇成束出现，和周围含草酸钙方晶的细胞壁木化增厚的细胞共同形成晶纤维（图 4-1-20）。

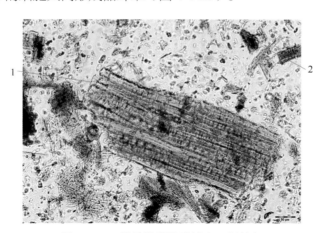

图 4-1-20　关黄柏炭饮片粉末显微特征

1. 晶纤维；2. 石细胞

　　关黄柏和关黄柏炭候选标准饮片中均可见大量晶纤维。关黄柏纤维呈鲜黄色，关黄柏炭由于炮制过程剧烈，纤维呈棕黄色。鲜明的颜色有别于其他大部分饮片，可作为关黄柏与关黄柏炭饮片显微鉴别的主要依据。此外，关黄柏饮片镜下可见类圆形、纺锤形或分枝状的鲜黄色石细胞，细胞壁厚，层纹明显；关黄柏炭饮片镜下石细胞棕色或棕黄色，炒炭后颜色明显加深，部分层纹难以观察。关黄柏炒炭后，其细胞结构没有被破坏，但高温使饮片外观明显变化，细胞颜色也随之加深。

3 TLC 鉴别

照关黄柏和关黄柏炭原形饮片 TLC 图谱鉴别方法进行薄层色谱检识。取关黄柏候选标准饮片 0.2 g，加乙酸乙酯 20 mL，超声处理 30 min，滤过，滤液浓缩至 1 mL，作为供试品溶液 I。另取关黄柏候选标准饮片 0.2 g，加 1% 醋酸甲醇溶液 40 mL，超声处理 20 min，滤过，滤液浓缩至 1 mL，作为供试品溶液 II。3 批关黄柏候选标准饮片在与对照品相同位置显相同颜色的斑点（图 4-1-21）。

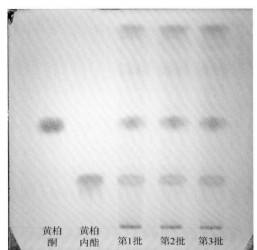 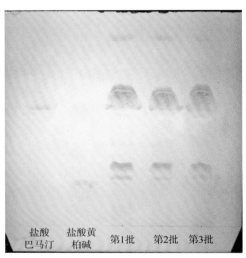

图 4-1-21 关黄柏候选标准饮片的 TLC 图谱

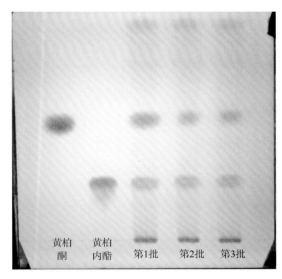

图 4-1-22 关黄柏炭候选标准饮片的 TLC 图谱

取关黄柏炭候选标准饮片 0.2 g，加乙酸乙酯 20 mL，超声处理 30 min，滤过，滤液浓缩至 1 mL，作为供试品溶液。3 批关黄柏炭候选标准饮片在与对照品相同位置显相同颜色的斑点（图 4-1-22）。

本实验根据关黄柏主要化学成分的性质，以两种方法制备供试品溶液并分别以不同极性展开剂对关黄柏及关黄柏炭饮片进行薄层色谱鉴别。在供试品溶液 I 中，关黄柏及关黄柏炭饮片在与黄柏内酯、黄柏酮对照品的相同位置显相同颜色的斑点，但二者斑点颜色深浅不同，提示生品和炭品两种成分的含量有所不同。黄柏内酯、黄柏酮是关黄柏及关黄柏炭饮片中的共有成分，可以作为特征性成分以与其他非黄柏类饮片区分。在供试品溶液 II 中，关黄柏饮片在与盐酸黄柏碱、盐酸巴马汀对照品的相同位置显相同颜色的斑点，关黄柏炭饮片中未见上述两种成分的斑点显色，分析为关黄柏经炒炭后，生物碱类成分受高温影响含量骤减，薄层色谱中难以检出，因此，选用两种方法对关黄柏候选标准饮片进行 TLC 鉴别，一种方法对关黄柏炭候选标准饮片进行 TLC 鉴别（图 4-1-23）。

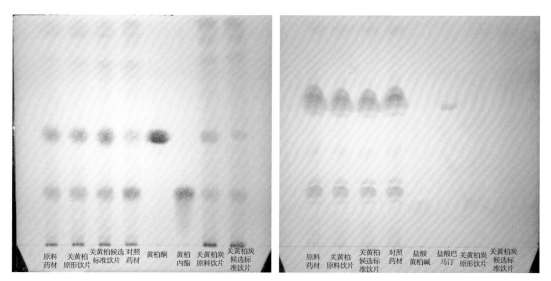

图 4-1-23 关黄柏原料药材、原形饮片及候选标准饮片 TLC 图谱

4 HPLC 特征图谱

精密称取候选标准饮片 0.5 g，加入甲醇 20 mL，称重。超声处理 45 min，放冷，用甲醇补足失重，滤过，取续滤液过微孔滤膜（0.45 μm）即得供试品溶液。以乙腈（A）-0.4 mol/L 氯化铵溶液（B）为流动相，梯度洗脱：0 ～ 55 min，5% ～ 45%（A）；55 ～ 80 min，45% ～ 70%（A）。照关黄柏和关黄柏炭原形饮片 HPLC 特征图谱方法对关黄柏及关黄柏炭候选标准饮片各 3 批进行测定。结果显示，关黄柏候选标准饮片特征图谱应检测到 17 个特征峰，关黄柏炭饮片特征图谱应检测到 4 个特征峰。其中，色谱峰 14、15、16、17 为生品和炭品的共有峰，色谱峰 a 是关黄柏炭饮片的特征峰，是鉴别关黄柏生、炭饮片的特征峰（图 4-1-24）。

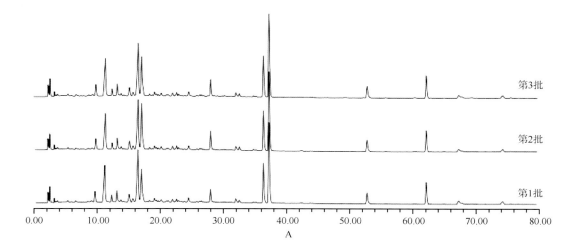

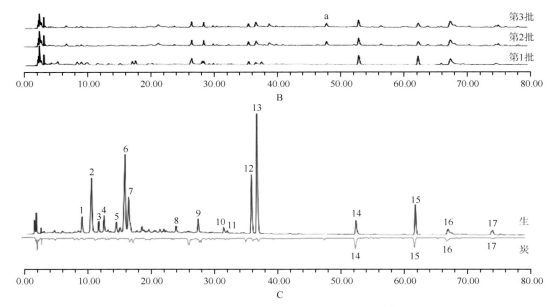

图 4-1-24 关黄柏候选标准饮片 HPLC 特征图谱（单位：min）

A. 3 批关黄柏候选标准饮片；B. 3 批关黄柏炭候选标准饮片；C. 关黄柏与关黄柏炭候选标准饮片特征图谱镜像图；6. 木兰花碱；

7. 盐酸黄柏碱；10. 盐酸药根碱；12. 盐酸巴马汀；13. 盐酸小檗碱；14. 黄柏内酯；15. 黄柏酮

4.1 原料药材、原形饮片及候选标准饮片特征峰的比较

将 3 批原料药材的特征图谱合成共有特征图谱，3 批关黄柏原形饮片的特征图谱合成共有特征图谱，将共有特征图谱与关黄柏标准特征图谱进行比较，特征峰的个数不变，关黄柏原料药材特征图谱与原形饮片特征图谱相似度达 0.995，原料药材特征图谱与候选标准饮片特征图谱相似度达 0.993。将 3 批关黄柏炭原形饮片的特征图谱合成共有特征图谱，将其与关黄柏炭标准特征图谱进行比较，相似度达 0.995。表明候选标准饮片在加工的过程当中，其物质内涵未发生明显变化。结果见图 4-1-25。

4.2 生、制关黄柏特征峰的比较

特征图谱不仅可以从整体上反映关黄柏与关黄柏炭饮片的化学特征，而且还能反映饮片炮制工艺的稳定性，是关黄柏饮片品质评价和真伪鉴别的有效手段，同时也是关黄柏生品和炭

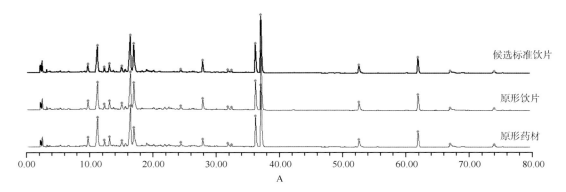

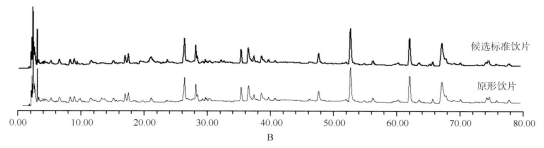

图 4-1-25　关黄柏候选标准饮片、原形饮片及原料药材 HPLC 特征图谱（单位：min）

A. 关黄柏；B. 关黄柏炭

品鉴别的主要方法。通过对关黄柏和关黄柏炭饮片的特征图谱研究，关黄柏候选标准饮片在本文建立的测定方法下，应具有 17 个特征峰；关黄柏炭饮片应具有 4 个特征峰，如图 4-1-24 所示。

（二）含量测定

为建立关黄柏及关黄柏炭饮片更为完善的属性识别技术方案，根据 HPLC 特征图谱特征峰的研究结果，选取其中 7 种主要成分进行含量测定。照关黄柏和关黄柏炭原形饮片主要成分含量测定法，精密称取候选标准饮片 0.5 g，加入甲醇 20 mL，称重。超声处理 45 min，放冷，用甲醇补足失重，摇匀，滤过，取续滤液过微孔滤膜（0.45 μm）即得供试品溶液。以乙腈（A）-0.4 mol/L 氯化铵溶液（B）为流动相，梯度洗脱：0 ～ 55 min，5% ～ 45%（A）；55 ～ 80 min，45% ～ 70%（A）。方法学考察参考关黄柏原料药材。进样 10 μL，以干燥品计算各成分含量，结果见表 4-1-23。

表 4-1-23　关黄柏及关黄柏炭候选标准饮片含量测定结果（mg/g，n=3）

品种	批次	木兰花碱	盐酸黄柏碱	盐酸药根碱	盐酸巴马汀	盐酸小檗碱	黄柏内酯	黄柏酮
关黄柏	1	7.328	3.623	0.547	4.923	12.691	7.092	3.597
	2	4.634	2.613	0.339	4.587	11.432	6.855	3.191
	3	5.547	3.722	0.356	4.522	12.522	6.907	3.825
	平均	5.836	3.319	0.414	4.677	12.215	6.951	3.538
关黄柏炭	1	—	—	—	—	—	5.453	0.562
	2	—	—	—	—	—	3.439	0.300
	3	—	—	—	—	—	3.376	0.300
	平均	—	—	—	—	—	4.089	0.387

在 HPLC 特征图谱研究的基础上，本文以木兰花碱、盐酸黄柏碱、盐酸药根碱、盐酸小檗碱、盐酸巴马汀、黄柏内酯、黄柏酮 7 种化学成分为对照，建立了关黄柏及关黄柏炭饮片的 HPLC 含量测定方法。关黄柏饮片中均可检测到上述 7 种成分，其中以盐酸小檗碱的含量最高，其次为黄柏内酯和木兰花碱；黄柏炭饮片中主要为黄柏酮和黄柏内酯，其余 5 种生物碱类成分在炒炭后含量显著降低，甚至消失，其降低的幅度与受热程度有密切关系。因此，可以将盐酸小檗碱等 7 种成分作为关黄柏饮片的含量测定指标，黄柏内酯和黄柏酮 2 种成分

则作为关黄柏炭的含量测定指标。

（三）一般检查

1 材料

FA2204B 型电子天平（上海精密科学仪器有限公司），HH-4 数显恒温水浴锅（金坛市杰瑞尔电器有限公司），CS101-2E 电热鼓风干燥箱（重庆万达仪器有限公司），台式封闭电炉（天津市泰斯特仪器有限公司），马弗炉（龙口市电炉制造厂）。称量、干燥器等玻璃仪器（北京博美玻璃有限公司），坩埚（唐山市开平盛兴化学瓷厂）。

乙醇，盐酸，硝酸银（国药集团化学试剂有限公司）。

2 水分

参照 2015 年版《中国药典》（四部）通则 0832 水分测定法第二法（烘干法），取候选标准饮片 2 g，置于干燥至恒重的扁称量瓶中并铺平，开盖在 105℃下鼓风干燥 5 h，盖好瓶盖快速转移到干燥器中冷却，30 min 后精密称定。再开盖在 105℃下鼓风干燥 1 h，盖好瓶盖快速转移到干燥器中冷却，30 min 后精密称定，直至连续两次称量结果的差异不足 5 mg。根据减失水分的重量，计算水分含量（%）。结果见表 4-1-24。

3 灰分

参照 2015 年版《中国药典》（四部）通则 2302 灰分测定法，取候选标准饮片 3 g，置于灼烧至恒重的坩埚中，放在马弗炉中 190℃缓慢加热至炭化，再将温度升高至 600℃的样品完全灰化到恒重。根据残留灰渣的重量，计算总灰分含量（%）。结果见表 4-1-24。

4 浸出物

参照 2015 年版《中国药典》（四部）通则 2201 浸出物测定法（热浸法），取候选标准饮片约 2 g，精密称定，置于 250 mL 的锥形瓶中，精密加水 100 mL，加入沸石后密塞称定，静置 1 h，连接回流冷凝管，并加热至沸腾，保持微沸 1 h，放冷。取下锥形瓶，密塞称定，用水补足失重，摇匀后用干燥的滤器过滤，精密吸取续滤液 25 mL，置于已干燥至恒重的蒸发皿中，在水浴上蒸干。将蒸干溶剂后的蒸发皿于 105℃鼓风干燥 3 h，快速转移到干燥器中冷却，30 min 后精密称定，并以干燥品计算水溶性浸出物含量（%）。结果见表 4-1-24。

依上述方法以 60% 乙醇代替水为溶剂，计算醇溶性浸出物含量（%）。结果见表 4-1-24。

表 4-1-24　关黄柏及关黄柏炭候选标准饮片一般检查结果（%）

品种	批次	水分	灰分	水溶性浸出物	醇溶性浸出物
关黄柏	1	7.44	8.25	25.21	21.56
	2	7.66	7.95	24.82	21.28
	3	8.69	8.17	24.74	20.23
	平均	7.93	8.12	24.92	21.02
关黄柏炭	1	5.99	9.30	18.99	21.28
	2	5.28	11.28	15.84	19.12
	3	6.29	11.21	14.97	18.05
	平均	5.85	10.60	16.60	19.48

（四）稳定性考察

为考察关黄柏及关黄柏炭候选标准饮片的有效期，对其进行了正常室温贮存条件下一年期主要成分含量、水分和浸出物的稳定性考察。

从 6 批饮片的主要成分含量上看，生物碱类成分一年期后的含量略有波动，但无显著性差异；黄柏内酯、黄柏酮两种成分的含量较为稳定。大部分饮片水分略有增加，增幅不显著。水溶性和醇溶性浸出物含量略有波动，波动值不大，表明浸出物含量较为稳定。结果见图 4-1-26。因此，关黄柏、关黄柏炭候选标准饮片在正常室温条件下贮存一年质量稳定，可以作为标准物质应用。

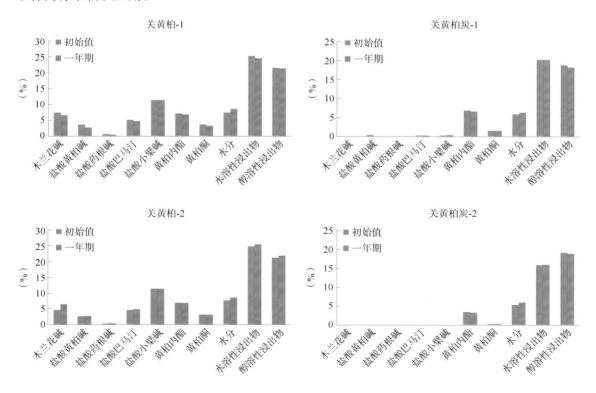

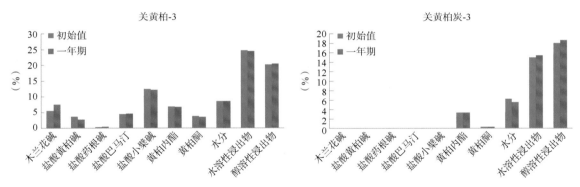

图 4-1-26 一年期主要成分含量、水分和浸出物含量变化柱状图

（五）小结

通过对关黄柏和关黄柏炭候选标准饮片的属性识别研究，初步确立了这两种标准饮片的属性识别技术，包含了显微鉴别、薄层色谱鉴别、HPLC 特征图谱表征、水分检查、灰分检查、浸出物检查及主要成分的含量测定。与 2015 年版《中国药典》相比，关黄柏饮片增加了盐酸小檗碱、盐酸黄柏碱和黄柏内酯的薄层色谱鉴别、HPLC 特征图谱表征，水溶性浸出物检查及 5 种主要成分的含量测定；关黄柏炭饮片增加了显微鉴别、黄柏内酯薄层色谱鉴别、HPLC 特征图谱表征、水分检查、灰分检查、水溶性和醇溶性浸出物检查及主要成分的含量测定。以上属性特征在识别关黄柏和关黄柏炭饮片时更具有整体性和专属性，能有效地弥补现行质量标准的不足。

五、候选标准饮片适用性研究

本研究以今后将候选标准饮片作为一种标准物质投入使用为目的，为排除关黄柏和关黄柏炭候选标准饮片在采集加工、炮制和属性识别过程中的偶然性和误差，本文以市售的关黄柏饮片 7 批、关黄柏炭饮片 6 批为研究对象（详细信息见表 4-1-25），对所建立的候选标准饮片的初步标准进行适用性检验，从而验证其作为标准物质的可行性。

表 4-1-25 市售关黄柏和关黄柏炭饮片信息表

品种	编号	生产厂家	批号
关黄柏	1	湖北天济中药饮片有限公司	20150902
	2	河北百草康神药业有限公司	20160316
	3	上海华宇药业有限公司 - 德华国药	20160321
	4	广东和翔制药有限公司	HX15G01
	5	湖北红土地现代中药有限公司	20160217
	6	亳州市沪谯药业有限公司	1511060952
	7	亳州市京皖中药饮片厂	150802

品种	编号	生产厂家	批号
关黄柏炭	1	北京盛世龙药业有限公司	1602094
	2	湖北天济中药饮片有限公司	20151191
	3	河北百草康神药业有限公司	20160316
	4	广东和翔制药有限公司	20160323
	5	湖北红土地现代中药有限公司	20160217
	6	亳州市沪谯药业有限公司	1412199482

1　TLC 鉴别适用性检验

照关黄柏及关黄柏炭候选标准饮片 TLC 鉴别法进行薄层色谱检识，以候选标准饮片为对照，7 批市售关黄柏饮片、6 批市售关黄柏炭饮片在与对照品相同位置显相同颜色的斑点。结果见图 4-1-27、图 4-1-28。

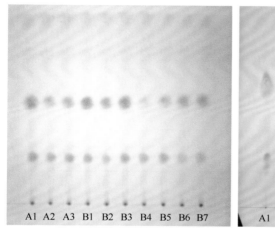 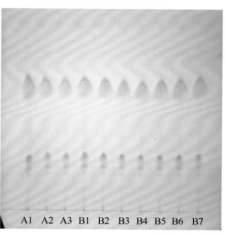

图 4-1-27　关黄柏饮片与候选标准饮片 TLC 鉴别

A. 候选标准饮片；B. 市售饮片

以市售关黄柏饮片 7 批、关黄柏炭饮片 6 批为实验对象，对建立的关黄柏及关黄柏炭候选标准饮片的薄层鉴别标准进行适用性检验，市售关黄柏饮片与关黄柏候选标准饮片的薄层色谱特征一致，关黄柏炭饮片与关黄柏炭候选标准饮片的薄层色谱特征一致，关黄柏和关黄柏炭候选标准饮片的薄层色谱鉴别方法可行。

2　HPLC 特征图谱适用性检验

照关黄柏和关黄柏炭候选标准饮片 HPLC 特征图谱方法对 7 批市售关黄柏饮片、6 批关黄柏炭饮片进行测定。结果见图 4-1-29、图 4-1-30。

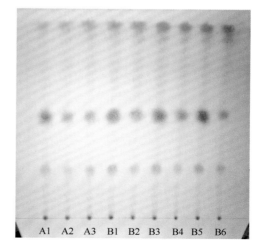

图 4-1-28　关黄柏炭饮片与候选标准饮片 TLC 鉴别

A. 候选标准饮片；B. 市售饮片

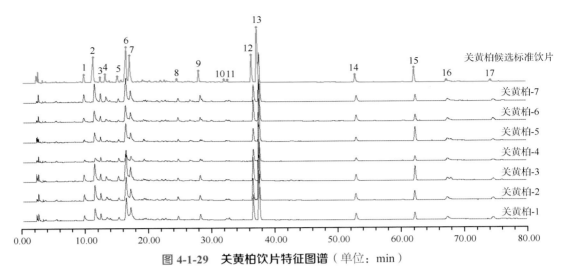

图 4-1-29　关黄柏饮片特征图谱（单位：min）

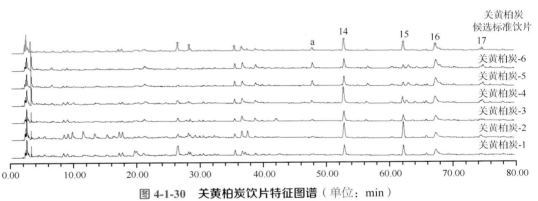

图 4-1-30　关黄柏炭饮片特征图谱（单位：min）

以市售关黄柏饮片 7 批、关黄柏炭饮片 6 批为实验对象，对建立的关黄柏及关黄柏炭候选标准饮片的 HPLC 特征图谱标准进行适用性检验。市售 7 批关黄柏饮片特征图谱差别不大，图谱中可见与关黄柏候选标准饮片中相同的 17 个特征峰，市售 7 批关黄柏饮片特征图谱与候选标准饮片特征图谱的相似度分别为 0.980、0.981、0.985、0.966、0.959、0.976、0.978。市售 6 批关黄柏炭饮片之间及同关黄柏炭候选标准饮片的特征图谱差别较大，可能与原料药材间的差异和炒制程度不同有关，但各图谱中均可见黄柏内酯和黄柏酮色谱峰，市售 6 批关黄柏炭饮片特征图谱与候选标准饮片特征图谱的相似度分别为 0.867、0.812、0.898、0.865、0.805、0797。色谱峰 a 作为生、炭品鉴别的特征峰，其成分结构有待后续进一步研究。关黄柏和关黄柏炭候选标准饮片的特征图谱鉴别方法可行。

3　小结

关黄柏候选饮片与市售饮片在 TLC 鉴别和 HPLC 特征图谱表征上有高度一致性，关黄柏炭候选饮片与市售饮片在 TLC 鉴别上有高度一致性，但因受热程度不同，关黄柏炭饮片特征图谱表征结果略有差异，为确保关黄柏炭候选标准饮片的稳定性，应注意规范其炒制的程度。TLC 鉴别与 HPLC 特征图谱是关黄柏及关黄柏炭候选标准饮片的重要定性鉴别方法，通过候选标准饮片标准的适用性检验，认为候选标准饮片的属性识别方案具有一定适用性。

六、关黄柏及关黄柏炭候选标准饮片均匀化、包装及贮存技术规范

（一）关黄柏候选标准饮片均匀化、包装及贮存技术规范

1　概述

名称：关黄柏。
外观：呈粉末状，黄色或黄绿色。质轻，气微，味极苦（图 4-1-31）。
粒度：60 目。
均匀化方法：粉碎、搅拌混合机混匀。

2　主要设备

吸尘式粉碎机、槽形混合机、包装机等。

3　均匀化操作要求及其关键参数

将关黄柏原形饮片置吸尘式粉碎机中，粉碎 10 min（3500 r/min），过 60 目筛。粉末置槽形混合机中，混合 30 min（24 r/min），至候选标准饮片混合均匀。

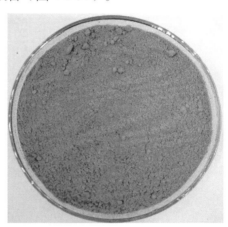

图 4-1-31　关黄柏候选标准饮片

4　包装操作要求及其关键参数

候选标准饮片分为瓶装和真空袋装两种规格，每种规格分别设置 200 g 和 10 g 两种装量。真空袋装材料为尼龙高压聚乙烯复合薄膜（GB-12025，YY-0236），200 g 瓶装材料为 PET 塑料密封罐，10 g 瓶装材料为亚克力透明包装瓶。

5　贮存操作要求及其关键参数

阴凉、通风干燥处贮存。保质期暂定 2 年。

6 关黄柏候选标准饮片质量标准

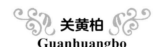

关黄柏
Guanhuangbo
PHELLODENDRI AMURENSIS CORTEX

【原料药材】　芸香科植物黄檗 *Phellodendron amurense* Rupr. 的干燥树皮。

【采集加工】　采用环剥法剥取道地产区 15 ～ 20 年生的黄檗树皮，趁鲜去净栓皮，晒干，晾干，压平，即可。

【炮制】　取原料关黄柏药材，洗净，去净杂质，闷润 3 h 左右，至内外湿度一致时，切 3 ～ 5 cm 丝，晒干即得关黄柏原形饮片。

【均匀化】　将关黄柏原形饮片粉碎，过 60 目筛，搅拌混合均匀后包装。

【性状】　本品为黄绿色或黄色粉末，气微，味极苦。

【鉴别】

（1）显微鉴别　本品绿黄色或黄色。纤维鲜黄色，直径 16 ～ 38 μm，常成束，周围细胞含草酸钙方晶，形成晶纤维；含晶细胞壁木化增厚。石细胞鲜黄色，类圆形或纺锤形，直径 35 ～ 80 μm，有的呈分枝状，壁厚，层纹明显。草酸钙方晶直径约 24 μm。

（2）薄层鉴别　取本品 0.2 g，加乙酸乙酯 20 mL，超声处理 30 min，滤过，滤液浓缩至 1 mL，作为样品 I 溶液。另取本品 0.2 g，加 1% 醋酸甲醇溶液 40 mL，超声处理 20 min，滤过，滤液浓缩至 1 mL，作为样品 II 溶液。再取黄柏内酯、黄柏酮、盐酸黄柏碱、盐酸巴马汀对照品，加甲醇制成含上述对照品 0.2 mg/mL 的对照品溶液。照薄层色谱法（2015 年版《中国药典》通则 0502）试验，吸取上述 I 溶液和对照品溶液各 10 μL，分别点于同一硅胶 G 薄层板 I 上，以石油醚（60 ～ 90℃）- 乙酸乙酯（1：1）为展开剂，展开 9 cm，取出，晾干，喷以 10% 硫酸乙醇溶液，在 105℃加热至斑点显色清晰。再吸取上述 II 溶液和对照品溶液各 10 μL，分别点于同一硅胶 G 薄层板 II 上，以三氯甲烷 - 甲醇 - 水（30：15：4）的下层溶液为展开剂，置氨蒸气饱和的展开缸内，展开 9 cm，取出，晾干，喷以稀碘化铋钾试液。供试品色谱中，在与对照品色谱相应的位置上，显相同颜色的斑点。

（3）特征图谱

色谱条件与系统适用性试验　以十八烷基硅烷键合硅胶为填充剂；以乙腈为流动相 A，以 0.4 mol/L 氯化铵溶液为流动相 B，按表 4-1-26 中的规定进行梯度洗脱；检测波长为 215 nm。

表 4-1-26　关黄柏候选标准饮片特征图谱流动相梯度洗脱表

时间（min）	流动相 A（%）	流动相 B（%）
0 ～ 55	5 ～ 45	95 ～ 55
55 ～ 80	45 ～ 70	55 ～ 30

供试品溶液的制备　取本品 0.5 g，精密称定，精密加入甲醇 20 mL，称重。超声处理 45 min，放冷，用甲醇补足失重，摇匀，滤过，取续滤液过微孔滤膜（0.45 μm）即得。

测定法　精密吸取供试品溶液 10 μL，注入液相色谱仪，测定，即得。

　　供试品特征图谱中应有 17 个特征峰，以参照峰（S）计算各特征峰的相对保留时间，其相对保留时间应在规定值的 ±5% 之内。规定值为 0.326（峰 1）、0.332（峰 2）、0.406（峰 3）、0.438（峰 4）、0.458（峰 5）、0.503（峰 6）、0.602（峰 7）、0.659（峰 8）、0.752（峰 9）、0.860（峰 10）、0.875（峰 11）、0.977（峰 12）、1.000[峰 13（S）]、1.423（峰 14）、1.677（峰 15）、1.816（峰 16）、2.010（峰 17）。结果见图 4-1-32。

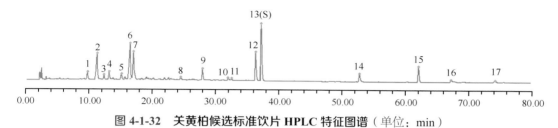

图 4-1-32　关黄柏候选标准饮片 HPLC 特征图谱（单位：min）

6. 木兰花碱；7. 盐酸黄柏碱；10. 盐酸药根碱；12. 盐酸巴马汀；13. 盐酸小檗碱；14. 黄柏内酯；15. 黄柏酮

【检查】

　　水分　不得过 8.6%（2015 年版《中国药典》通则 0832 第二法）。

　　总灰分　不得过 8.3%（2015 年版《中国药典》通则 2302）。

【浸出物】　照浸出物测定法（2015 年版《中国药典》通则 2201）项下的热浸法测定，用水作溶剂，不得少于 24.0%；用 60% 乙醇作溶剂，不得少于 20.0%。

【含量测定】　照高效液相色谱法（2015 年版《中国药典》通则 0512）测定。

　　色谱条件与系统适用性试验　以十八烷基硅烷键合硅胶为填充剂；以乙腈为流动相 A，以 0.4 mol/L 氯化铵溶液为流动相 B，按表 4-1-27 中的规定进行梯度洗脱；检测波长为 215 nm。

表 4-1-27　关黄柏候选标准饮片含量测定流动相梯度洗脱表

时间（min）	流动相 A（%）	流动相 B（%）
0～55	5～45	95～55
55～80	45～70	55～30

　　对照品溶液的制备　取对照品木兰花碱、盐酸黄柏碱、盐酸药根碱、盐酸巴马汀、盐酸小檗碱、黄柏内酯、黄柏酮各适量，加甲醇制成每毫升各含 0.1 mg 的混合溶液，即得。

　　供试品溶液的制备　取本品 0.5 g，精密称定，精密加入甲醇 20 mL，称重。超声处理 45 min，放冷，用甲醇补足失重，摇匀，滤过，取续滤液过微孔滤膜（0.45 μm）即得。

　　测定法　分别精密吸取对照品溶液与供试品溶液各 10 μL，注入液相色谱仪，测定，即得。

　　本品按干燥品计算，含木兰花碱（$C_{20}H_{24}NO_4$）不得少于 0.44%，盐酸黄柏碱（$C_{20}H_{23}NO_4 \cdot HCl$）不得少于 0.27%，盐酸药根碱（$C_{20}H_{19}NO_4 \cdot HCl$）不得少于 0.03%，盐酸巴马汀（$C_{21}H_{21}NO_4 \cdot HCl$）不得少于 0.45%，盐酸小檗碱（$C_{20}H_{17}NO_4 \cdot HCl$）不得少于 1.15%，上述 5 种成分总量不得少于 2.34%。黄柏内酯（$C_{26}H_{30}O_8$）不得少于 0.68%，黄柏酮（$C_{26}H_{30}O_7$）不得少于 0.32%，上述 2 种成分总量不得少于 1.0%。

（二）关黄柏炭候选标准饮片均匀化、包装及贮存技术规范

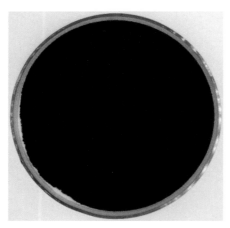

图 4-1-33　关黄柏炭候选标准饮片

1　概述

名称：关黄柏炭。

外观：呈粉末状，焦黑色或焦褐色。质轻，味微苦、涩（图 4-1-33）。

粒度：60 目。

均匀化方法：粉碎、搅拌混合机混匀。

2　主要设备

吸尘式粉碎机（DCF-400）、槽形混合机（CH-200）、包装机（DZ-400）。

3　均匀化操作要求及其关键参数

将关黄柏炭原形饮片置吸尘式粉碎机中，粉碎 10 min（3500 r/min），过 60 目筛。粉末置槽形混合机中，混合 30 min（24 r/min），至候选标准饮片混合均匀。

4　包装操作要求及其关键参数

候选标准饮片分为瓶装和真空袋装两种规格，每种规格分别设置 200 g 和 10 g 两种装量。真空袋装材料为尼龙高压聚乙烯复合薄膜（GB-12025，YY-0236），200 g 瓶装材料为 PET 塑料密封罐，10 g 瓶装材料为亚克力透明包装瓶。

5　贮存操作要求及其关键参数

置于阴凉、通风干燥处贮存。保质期暂定 2 年。

6　关黄柏炭候选标准饮片质量标准

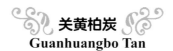

关黄柏炭
Guanhuangbo Tan

【原料药材】　芸香科植物黄檗 *Phellodendron amurense* Rupr. 的干燥树皮。

【采集加工】　采用环剥法剥取道地产区 15～20 年生的黄檗树皮，趁鲜去净栓皮，晒干、晾干，压平，即可。

【炮制】　取关黄柏丝，置热锅内，用武火约200℃，炒至表面焦黑色，内部焦褐色，取出，喷少许清水，灭尽火星，晾干，放置约1天，以免复燃。

【均匀化】　将关黄柏炭原形饮片粉碎，过60目筛，搅拌混合均匀后包装。

【性状】　本品为焦褐色或焦黑色粉末，味微苦、涩。

【鉴别】

（1）显微鉴别　本品焦褐色或焦黑色。纤维黄褐色，直径16～38 μm，常成束，周围细胞含草酸钙方晶，形成晶纤维；含晶细胞壁木化增厚。石细胞黄褐色，类圆形或纺锤形，直径35～80 μm，有的呈分枝状，壁厚，层纹明显。草酸钙方晶直径约24 μm。

（2）薄层鉴别　取本品0.2 g，加乙酸乙酯20 mL，超声处理30 min，滤过，滤液浓缩至1 mL，作为供试品溶液。再取黄柏内酯、黄柏酮对照品，加甲醇制成含上述对照品0.2 mg/mL的对照品溶液。照薄层色谱法（2015年版《中国药典》通则0502）试验，吸取供试品溶液和对照品溶液各10 μL，分别点于同一硅胶G薄层板上，以石油醚（60～90℃）-乙酸乙酯（1∶1）为展开剂，展开9 cm，取出，晾干，喷以10%硫酸乙醇溶液，在105℃加热至斑点显色清晰。供试品色谱中，在与对照品色谱相应的位置上，显相同颜色的斑点。

（3）特征图谱

色谱条件与系统适用性试验　以十八烷基硅烷键合硅胶为填充剂；以乙腈为流动相A，以0.4 mol/L氯化铵溶液为流动相B，按表4-1-28中的规定进行梯度洗脱；检测波长为215 nm。

表4-1-28　关黄柏炭候选标准饮片特征图谱流动相梯度洗脱表

时间（min）	流动相A（%）	流动相B（%）
0～55	5～45	95～55
55～80	45～70	55～30

供试品溶液的制备　取本品0.5 g，精密称定，精密加入甲醇20 mL，称重。超声处理45 min，放冷，用甲醇补足失重，摇匀，滤过，取续滤液过微孔滤膜（0.45 μm）即得。

测定法　精密吸取供试品溶液10 μL，注入液相色谱仪，测定，即得。

供试品特征图谱中应有2个特征峰，以参照峰（S）计算各特征峰相对保留时间，其相对保留时间应在规定值的±5%之内。规定值为0.849（峰1）、1.000[峰2（S）]。结果见图4-1-34。

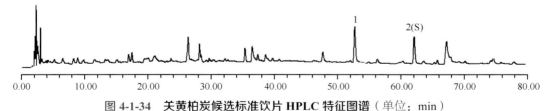

图4-1-34　关黄柏炭候选标准饮片HPLC特征图谱（单位：min）

峰1. 黄柏内酯；峰2. 黄柏酮

【检查】

水分　不得过6.4%（2015年版《中国药典》通则0832第二法）。

总灰分　不得过11.7%（2015年版《中国药典》通则2302）。

【浸出物】　照浸出物测定法（2015年版《中国药典》通则2201）项下的热浸法测定，用水作溶剂，不得少于 14.5%；用 60% 乙醇作溶剂，不得少于 17.8%。

【含量测定】 照高效液相色谱法（2015 年版《中国药典》通则 0512）测定。

色谱条件与系统适用性试验 以十八烷基硅烷键合硅胶为填充剂；以乙腈为流动相 A，以 0.4 mol/L 氯化铵溶液为流动相 B，按表 4-1-29 中的规定进行梯度洗脱；检测波长为 215 nm。

表 4-1-29 关黄柏炭候选标准饮片含量测定流动相梯度洗脱表

时间（min）	流动相 A（%）	流动相 B（%）
0～55	5～45	95～55
55～80	45～70	55～30

对照品溶液的制备 取对照品黄柏内酯、黄柏酮适量，加甲醇制成每毫升各含 0.1 mg 的混合溶液，即得。

供试品溶液的制备 取本品 0.5 g，精密称定，精密加入甲醇 20 mL，称重。超声处理 45 min，放冷，用甲醇补足失重，摇匀，滤过，取续滤液过微孔滤膜（0.45 μm）即得。

测定法 分别精密吸取对照品溶液与供试品溶液各 10 μL，注入液相色谱仪，测定，即得。照高效液相色谱法（2015 年版《中国药典》通则 0512）测定。

本品按干燥品计算，含黄柏内酯（$C_{26}H_{30}O_8$）不得少于 0.29%，黄柏酮（$C_{26}H_{30}O_7$）不得少于 0.02%，上述 2 种成分总量不得少于 0.30%。

第二节 白芍及炒白芍标准饮片制备

一、原料药材的采集加工技术规范研究

白芍为毛茛科植物芍药 Paeonia lactiflora Pall. 的干燥根。早期的药用芍药均为野生，秦汉时期以今河南省中部生长较多，南北朝时期以今江苏省江宁县、南京紫金山、句容县的芍药质量最佳，到了唐代，河南省已少有芍药，宋代药用芍药已经广泛采用人工种植的品种，芍药主产地呈现逐渐由北向南迁移的趋势。目前，白芍主产于安徽亳州、浙江杭州等地，其中以安徽亳州所产的"亳白芍"为市场主流来源。目前，有关白芍药材采集和产地加工方法的研究报道较多，结果显示白芍药材的最佳生长周期是 4～5 年，此时其质量最佳，采收时间一般在 7～8 月份，采收后以水煮处理，水煮后应尽快干燥，以免药材霉烂变质。此外，也有很多学者尝试以产地加工与饮片炮制一体化的生产方式进行白芍饮片的生产，即水煮后干燥至适宜含水量直接进行饮片切制，这样不仅避免了药材加工不及时造成的损耗，也避免了硫黄熏蒸干燥对药材安全性的影响。

本课题采集安徽省亳州市 4 年生的芍药根，共 3 批，每批 10 kg，共采集 30 kg。采收后将芍药根按粗、细分档，分别在沸水中煮 8～10 min，待芍药根表皮发白，无生心，有香气，且能弯曲时迅速取出，放入水中浸泡，立即刮去外皮，晒干，即可。按要求填写原料药材采集加工技术参数表，准确记录采集、加工基本信息，见表 4-2-1。

表 4-2-1　白芍原料药材采集加工技术参数

药材名称	白芍		原料用途	炮制白芍及炒白芍饮片
基原	毛茛科植物芍药 *Paeonia lactiflora* Pall. 的干燥根			
采集地点	安徽亳州		采集人	刘磊
采集时间	第 1 批：2015 年 7 月	生长年限		第 1 批：4 年
	第 2 批：2015 年 7 月			第 2 批：4 年
	第 3 批：2015 年 8 月			第 3 批：4 年
采集量	每批 10 kg		鉴定人	吴从艾
鉴定人单位	北京盛世龙药业		加工人	付培玉
加工方法	将芍药根按粗、细分档，分别在沸水中煮约 10 min，待芍药根表皮发白，无生心，有香气，能弯曲时迅速取出			
药材照片				

1　白芍原料药材的外观

白芍原料药材呈圆柱形，平直或稍弯曲，两端平截，长 5 ~ 18 cm，直径 1 ~ 2.5 cm。表面类白色或淡棕红色，光洁或有纵皱纹及细根痕，偶有残存的棕褐色外皮。质坚实，不易折断，断面较平坦，类白色或微带棕红色，形成层环明显，呈射线放射状。气微，味微苦、酸。

2　白芍原料药材的 TLC 图谱

2.1　材料

KQ-100DE 超声波清洗仪（昆山市超声仪器有限公司），HH-4 数显恒温水浴锅（金坛市杰瑞尔电器有限公司），CS101-2E 电热鼓风干燥箱（重庆万达仪器有限公司），层析缸（20 cm×10 cm）。硅胶 G 薄层板（青岛海洋公司），乙醇、甲醇、甲酸、三氯甲烷、乙酸乙酯（国药集团化学试剂有限公司），5% 香草醛硫酸显色剂。

芍药苷对照品（中国食品药品检定研究院，批号 110736-201136）、苯甲酰芍药苷对照品（成都曼思特生物科技有限公司，批号 MUST-17061803），纯度均≥98%，白芍对照药材（中国食品药品检定研究院）。

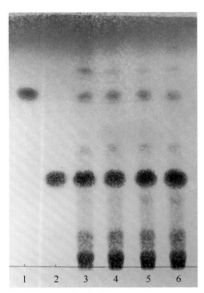

图 4-2-1 白芍原料药材的 TLC 图谱

1. 苯甲酰芍药苷；2. 芍药苷；3. 白芍对照药材；
4. 原料药材 -1；5. 原料药材 -2；6. 原料药材 -3

2.2 方法与结果

2.2.1 供试品溶液的制备

取原料药材粉末 0.5 g，加 50% 乙醇 10 mL，振摇 5 min，滤过，滤液蒸干，残渣加乙醇 1 mL 使溶解，作为供试品溶液。

2.2.2 对照品溶液的制备

取芍药苷与苯甲酰芍药苷对照品，加乙醇分别制成每毫升含 1 mg 与 0.6 mg 的溶液，作为对照品溶液。

2.2.3 薄层鉴别

照薄层色谱法（通则 0502）试验，吸取上述 3 种溶液各 10 μL，分别点于同一硅胶 G 薄层板上，以三氯甲烷 - 乙酸乙酯 - 甲醇 - 甲酸（40 : 5 : 10 : 0.2）为展开剂，展开，取出，晾干，喷以 5% 香草醛硫酸显色剂，加热至斑点显色清晰。供试品色谱中，在与对照品色谱相应的位置上，显相同颜色的斑点。结果见图 4-2-1。

本实验在参考 2015 年版《中国药典》白芍项下薄层色谱方法的基础上，结合现有研究基础，增加了苯甲酰芍药苷的检定。结果显示，白芍原料药材中在与白芍对照药材及两个对照品相同的位置上显相同颜色的斑点。

3 白芍原料药材的 HPLC 特征图谱

3.1 材料

3.1.1 仪器

高效液相色谱仪（日本岛津公司，LC solution 工作站，SPD-M20A 检测器），XS105 型电子天平（瑞士梅特勒 - 托利多仪器有限公司），FA2204B 型电子天平（上海精密科学仪器有限公司），KQ-100DE 超声波清洗仪（昆山市超声仪器有限公司），0.45 μm 微孔滤膜（天津津腾实验设备有限公司）。

3.1.2 试药

没食子酸（中国食品药品检定研究院，批号 110831-201204），儿茶素（中国药品生物制品检定研究院，批号 877-200001），芍药内酯苷（成都曼思特生物科技有限公司，批号 MUST-17041601），芍药苷（中国食品药品检定研究院，批号 110736-201136），1, 2, 3, 4, 6- 五没食子酰基葡萄糖（成都曼思特生物科技有限公司，批号 MUST-17060201），苯甲酸（四川省维克奇生物科技有限公司，批号 wkq-16083102），苯甲酰芍药苷（成都曼思特生物科技有限公司，批号 MUST-17061803），丹皮酚（中国药品生物制品检定研究院，批号 110708-200506），纯度均≥ 98%。

3.1.3 试剂

娃哈哈纯净水（杭州娃哈哈集团有限公司）；甲醇，乙腈（色谱纯，Fisher Scientific 公司）；磷酸氢二铵（分析纯，国药集团化学试剂有限公司）；甲酸（分析纯，国药集团化学试剂有限公司）；磷酸（色谱纯，Fisher Scientific 公司）。

3.2 供试品溶液的制备

取白芍原料药材粉末（过 60 目筛）1.0 g，精密称定，精密加入 50% 乙醇 50 mL，称重。超声处理 20 min，放冷，用 50% 乙醇补足失重，摇匀，滤过，取续滤液过微孔滤膜（0.45 μm）即得。

3.3 对照品溶液的制备

分别精密称取没食子酸（A）、儿茶素（B）、芍药内酯苷（C）、芍药苷（D）、苯甲酰芍药苷（E）、丹皮酚（F）、1, 2, 3, 4, 6- 五没食子酰基葡萄糖（G）、苯甲酸（H）对照品适量，分别置于 10 mL 量瓶中，加甲醇溶解并稀释至刻度，摇匀，得质量浓度分别为 0.040 mg/mL、0.055 mg/mL、0.590 mg/mL、1.012 mg/mL、0.030 mg/mL、0.011 mg/mL、0.165 mg/mL、0.020 mg/mL 的对照品溶液。

3.4 特征图谱色谱条件考察

3.4.1 流动相的考察

根据白芍所含化学成分性质，并参考相关文献，本实验考察了乙腈 -0.1% 磷酸水、乙腈 -0.1% 甲酸水、乙腈 -0.3% 磷酸水、乙腈 -（0.1% 甲酸 -5% 甲醇）水等色谱系统（图 4-2-2）。结果显示，乙腈 -0.1% 磷酸水、乙腈 -0.3% 磷酸水为流动相时，较其余两系统的色谱峰信息丰富，基线平稳，峰型较好，但不足的是芍药苷峰型有明显的拖尾现象。

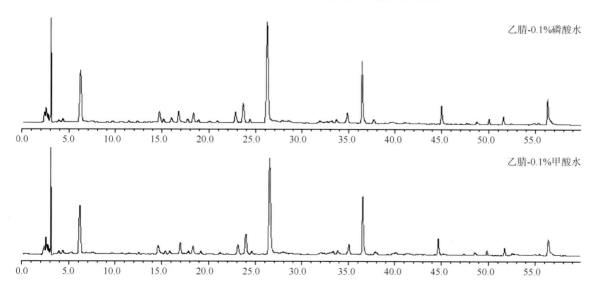

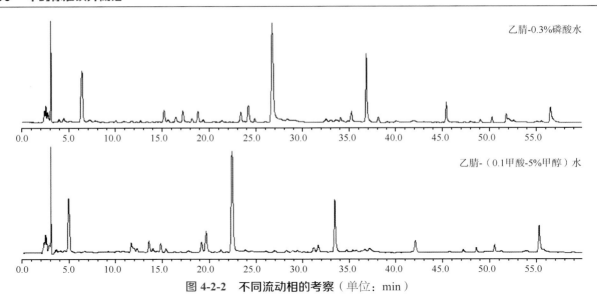

图 4-2-2　不同流动相的考察（单位：min）

3.4.2　磷酸浓度的考察

在流动相考察的基础上，为了进一步优化色谱峰的分离效果，实验对磷酸的用量进行了进一步的考察。结果显示，乙腈 -0.05% 磷酸水为流动相时，各目标成分分离良好（图 4-2-3）。

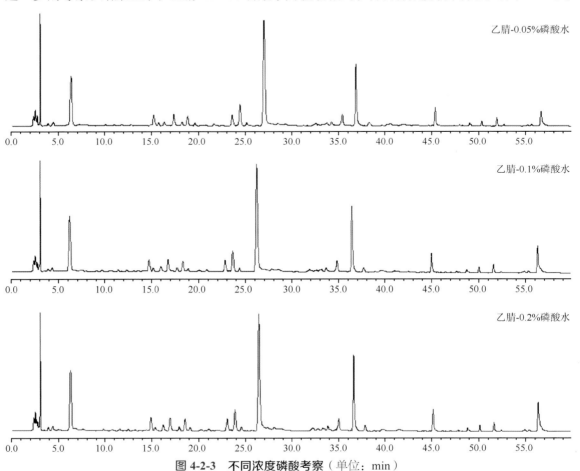

图 4-2-3　不同浓度磷酸考察（单位：min）

3.4.3　色谱柱的考察

不同的色谱柱会直接影响色谱峰的分离，实验比较了3种不同型号的色谱柱，分别为 Agilent Extend-C$_{18}$（4.6 mm×250 mm，5 μm），Agilent Eclipse XDB-C$_{18}$（4.6 mm×250 mm，5 μm），Agilent ZORBAX SB-C$_{18}$（4.6 mm×250 mm，5 μm）色谱柱。结果显示，以 Agilent ZORBAX SB-C$_{18}$ 色谱柱分离效果最佳（图4-2-4）。

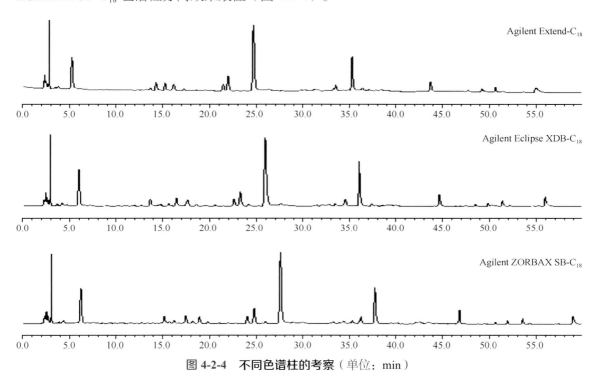

图 4-2-4　不同色谱柱的考察（单位：min）

3.4.4　色谱条件的确定

根据上述实验考察结果，确定白芍原料药材特征图谱的色谱条件为：Agilent ZORBAX SB-C$_{18}$ 色谱柱（4.6 mm×250 mm，5 μm），柱温30℃，流速1.0 mL/min，进样量10 μL，检测波长254 nm。以乙腈（A）-0.05 %磷酸水溶液（B）为流动相，梯度洗脱：0～5 min，5%～9%（A）；5～25 min，9%～17%（A）；25～30 min，17%～22%（A）；30～35 min，22%（A）；35～50 min，22%～40%（A）；50～60 min，40%（A）。

3.5　精密度试验

精密称取白芍原料药材粉末（过60目筛）1.0 g，制备供试品溶液，连续进样6次，进样10 μL，以8号峰芍药苷（S）作为参照峰，计算13个特征峰的相对保留时间和相对峰面积的RSD值，结果表明，数据中RSD均小于4.00%，该方法精密度良好。结果见表4-2-2。

表 4-2-2　白芍原料药材特征图谱精密度试验结果

峰号	相对保留时间						RSD（%）	相对峰面积						RSD（%）
	第1次	第2次	第3次	第4次	第5次	第6次		第1次	第2次	第3次	第4次	第5次	第6次	
1	0.235	0.236	0.235	0.236	0.236	0.236	0.27	0.450	0.435	0.435	0.442	0.458	0.461	0.57
2	0.562	0.561	0.561	0.561	0.561	0.561	0.10	0.088	0.088	0.088	0.089	0.089	0.085	3.75
3	0.639	0.638	0.638	0.637	0.637	0.637	0.09	0.080	0.080	0.080	0.085	0.080	0.081	3.02
4	0.674	0.674	0.674	0.675	0.676	0.676	0.26	0.024	0.024	0.024	0.025	0.027	0.026	1.03
5	0.695	0.694	0.694	0.695	0.697	0.697	0.30	0.069	0.069	0.070	0.071	0.074	0.077	4.00
6	0.872	0.871	0.871	0.871	0.870	0.870	0.02	0.086	0.086	0.087	0.085	0.089	0.087	1.18
7	0.905	0.905	0.905	0.904	0.904	0.904	0.02	0.177	0.177	0.177	0.176	0.182	0.177	0.62
8（S）	1.000	1.000	1.000	1.000	1.000	1.000	0.00	1.000	1.000	1.000	1.000	1.000	1.000	0.00
9	1.225	1.224	1.225	1.225	1.226	1.225	0.05	1.250	1.248	1.249	1.243	1.244	1.241	0.29
10	1.290	1.291	1.292	1.290	1.290	1.289	0.08	0.927	0.926	0.929	0.920	0.920	0.923	0.41
11	1.389	1.392	1.394	1.397	1.401	1.403	0.08	0.371	0.371	0.372	0.378	0.374	0.375	0.45
12	1.966	1.972	1.976	1.979	1.984	1.989	0.08	0.044	0.044	0.045	0.045	0.044	0.045	0.39
13	2.146	2.153	2.158	2.161	2.168	2.173	0.07	0.114	0.111	0.113	0.114	0.112	0.115	2.24

3.6　稳定性试验

精密称取白芍原料药材粉末（过60目筛）1.0 g，制备供试品溶液，按上述色谱条件分别在 0 h、2 h、4 h、8 h、12 h、24 h 进样测定，进样 10 μL，以 8 号峰芍药苷（S）作为参照峰，计算 13 个特征峰的相对保留时间和相对峰面积的 RSD 值，结果表明，数据中 RSD 均小于 4.47%，表示该方法稳定性良好。结果见表 4-2-3。

表 4-2-3　白芍原料药材特征图谱稳定性试验结果

峰号	相对保留时间						RSD（%）	相对峰面积						RSD（%）
	0 h	2 h	4 h	8 h	12 h	24 h		0 h	2 h	4 h	8 h	12 h	24 h	
1	0.239	0.239	0.238	0.238	0.236	0.236	0.19	0.450	0.435	0.435	0.442	0.458	0.461	2.53
2	0.566	0.565	0.565	0.564	0.563	0.562	0.09	0.088	0.088	0.088	0.089	0.089	0.085	1.68
3	0.645	0.644	0.643	0.642	0.641	0.640	0.10	0.080	0.080	0.080	0.085	0.080	0.081	2.47
4	0.681	0.680	0.681	0.678	0.676	0.675	0.17	0.024	0.024	0.024	0.025	0.026	0.026	3.97
5	0.702	0.701	0.702	0.698	0.696	0.695	0.20	0.069	0.069	0.070	0.071	0.074	0.077	4.47
6	0.874	0.874	0.873	0.873	0.873	0.872	0.07	0.086	0.086	0.087	0.085	0.089	0.087	1.58
7	0.906	0.906	0.906	0.905	0.905	0.905	0.06	0.177	0.177	0.177	0.176	0.182	0.177	1.22
8（S）	1.000	1.000	1.000	1.000	1.000	1.000	0.00	1.000	1.000	1.000	1.000	1.000	1.000	0.00
9	1.226	1.226	1.225	1.225	1.226	1.225	0.04	1.249	1.246	1.249	1.243	1.242	1.241	0.28
10	1.291	1.291	1.291	1.290	1.289	1.289	0.08	0.930	0.929	0.929	0.919	0.920	0.923	0.53
11	1.372	1.375	1.378	1.380	1.383	1.386	0.39	0.080	0.089	0.081	0.083	0.081	0.082	4.14
12	1.928	1.936	1.939	1.947	1.954	1.961	0.42	0.015	0.014	0.014	0.015	0.014	0.014	3.62
13	2.105	2.113	2.117	2.125	2.133	2.140	0.46	0.027	0.027	0.027	0.027	0.027	0.025	3.06

3.7 重复性试验

精密称取 6 份白芍原料药材粉末（过 60 目筛）1.0 g，分别制备供试品溶液，进样 10 μL，以 8 号峰芍药苷（S）作为参照峰，计算 13 个特征峰的相对保留时间和相对峰面积的 RSD 值，结果表明，数据中 RSD 均小于 4.64%，表明该方法重复性良好。结果见表 4-2-4。

表 4-2-4　白芍原料药材特征图谱重复性试验结果

峰号	相对保留时间						RSD（%）	相对峰面积						RSD（%）
	第1份	第量份	第3份	第4份	第5份	第6份		第1份	第2份	第3份	第4份	第5份	第6份	
1	0.239	0.239	0.238	0.238	0.236	0.236	0.56	0.438	0.466	0.465	0.465	0.440	0.434	3.44
2	0.566	0.565	0.565	0.564	0.563	0.562	0.23	0.092	0.097	0.091	0.091	0.089	0.087	3.46
3	0.645	0.644	0.643	0.642	0.641	0.640	0.31	0.086	0.082	0.086	0.085	0.080	0.080	3.40
4	0.681	0.680	0.681	0.678	0.676	0.675	0.38	0.021	0.022	0.020	0.021	0.021	0.020	3.91
5	0.702	0.701	0.702	0.698	0.696	0.695	0.42	0.076	0.074	0.080	0.074	0.072	0.070	4.64
6	0.874	0.874	0.873	0.873	0.873	0.872	0.09	0.087	0.089	0.093	0.090	0.085	0.086	3.35
7	0.906	0.906	0.906	0.905	0.905	0.905	0.03	0.175	0.184	0.186	0.184	0.176	0.176	2.80
8（S）	1.000	1.000	1.000	1.000	1.000	1.000	0.00	1.000	1.000	1.000	1.000	1.000	1.000	0.00
9	1.227	1.226	1.227	1.225	1.226	1.225	0.07	1.255	1.243	1.248	1.245	1.242	1.241	0.42
10	1.290	1.291	1.291	1.290	1.289	1.289	0.07	0.931	0.929	0.928	0.919	0.920	0.923	0.54
11	1.372	1.375	1.378	1.380	1.383	1.386	0.36	0.375	0.401	0.407	0.383	0.391	0.371	3.68
12	1.928	1.936	1.939	1.947	1.954	1.961	0.62	0.043	0.041	0.040	0.041	0.038	0.038	4.16
13	2.105	2.113	2.117	2.125	2.133	2.140	0.62	0.113	0.122	0.121	0.123	0.112	0.113	4.40

3.8 特征图谱的建立

按照已确定的特征图谱测定方法，对 3 批白芍原料药材进行测定。结果显示，白芍药材特征图谱中均检测到 14 个特征峰。结果见图 4-2-5。

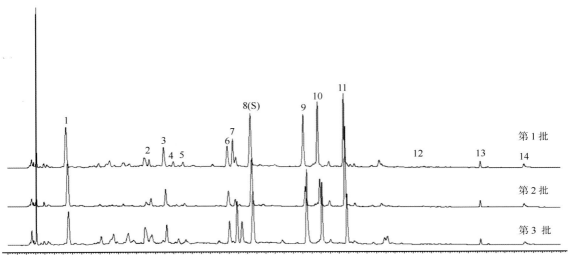

图 4-2-5　3 批白芍原料药材 HPLC 特征图谱（单位：min）

3.9 特征图谱特征峰的归属

以已知化学对照品为对照，对中药指纹图谱相似度软件生成的白芍特征图谱进行色谱峰归属，共归属了 8 个特征峰，分别为没食子酸、儿茶素、芍药内酯苷、芍药苷、1, 2, 3, 4, 6-五没食子酰基葡萄糖与苯甲酸、苯甲酰芍药苷、丹皮酚。结果见图 4-2-6。

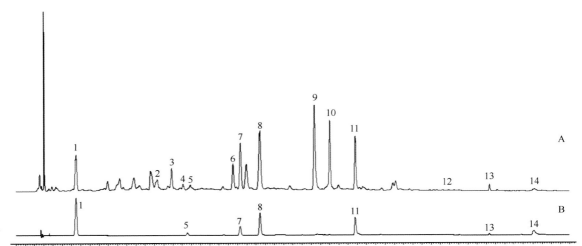

图 4-2-6　白芍原料药材特征图谱色谱峰归属（单位：min）

A. 白芍原料药材；B. 对照品；1. 没食子酸；4. 儿茶素；7. 芍药内酯苷；8. 芍药苷；9. 1, 2, 3, 4, 6- 五没食子酰基葡萄糖与苯甲酸；11. 苯甲酰芍药苷；12. 丹皮酚

本实验所建立的白芍药材特征图谱能综合反映白芍原料药材的整体质量属性，为其质量评价提供了可靠依据，同时也丰富了其质量评价内容。

4　白芍原料药材主要成分含量测定

根据白芍特征图谱的研究结果，选择白芍中 8 种主要化学成分进行含量测定方法考察，旨在丰富白芍药材质量评价指标，为白芍药材质量评价标准的完善提供依据。

4.1　没食子酸等 6 种成分的含量测定

4.1.1　材料

高效液相色谱仪（岛津 shimadzu 公司，LC solution 工作站，SPD-M20A 检测器）；XS105 型电子天平（瑞士梅特勒 - 托利多仪器有限公司）；FA2204B 型电子天平（上海精密科学仪器有限公司），KQ-100DE 超声波清洗仪（昆山市超声仪器有限公司），0.45 μm 微孔滤膜（天津津腾实验设备有限公司）。

4.1.2　试药

没食子酸（中国食品药品检定研究院，批号 110831-201204），儿茶素（中国药品生物制品检定研究院，批号 877-200001），芍药内酯苷（成都曼思特生物科技有限公司，批号 MUST-17041601），芍药苷（中国食品药品检定研究院，批号 110736-201136），苯甲酰芍药苷（成都曼思特生物科技有限公司，批号 -17061803），丹皮酚（中国药品生物制品检定研究院，批号 110708-200506），纯度均≥98%。

4.1.3　试剂

娃哈哈纯净水（杭州娃哈哈集团有限公司），所有试剂纯度均≥98%；甲醇（色谱纯，Fisher Scientific 公司）；磷酸（色谱纯，Fisher Scientific 公司）。

4.1.4　色谱条件

Agilent ZORBAX SB-C$_{18}$ 色谱柱（4.6 mm×250 mm，5 μm）；流动相乙腈（A）-0.05% 磷酸水（B）；梯度洗脱：0～5 min，5%～9%（A）；5～25 min，9%～17%（A）；25～30 min，17%～22%（A）；30～35 min，22%（A）；35～50 min，22%～40%（A）；50～60 min，40%（A）。检测波长 230 nm；柱温 30℃；流速 1.0 mL/min；进样量 10 μL。结果见图 4-2-7。

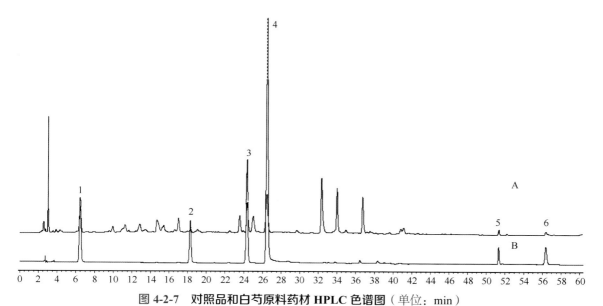

图 4-2-7　对照品和白芍原料药材 HPLC 色谱图（单位：min）

A. 白芍原料药材；B. 对照品；1. 没食子酸；2. 儿茶素；3. 芍药内酯苷；4. 芍药苷；5. 苯甲酰芍药苷；6. 丹皮酚

4.1.5　供试品溶液的制备

精密称取白芍原料药材粉末（过 60 目筛）1.0 g，置 50 mL 具塞锥形瓶中，精密量取 50% 乙醇 50 mL，称定重量，超声处理 20 min，取出，待提取液冷至室温后，补足失重，摇匀，滤过，取续滤液，进样前用 0.45 μm 微孔滤膜过滤，备用。

4.1.6　对照品溶液的制备

精密称取没食子酸（A）、儿茶素（B）、芍药内酯苷（C）、芍药苷（D）、苯甲酰芍药苷（E）、丹皮酚（F）对照品适量，分别置于 10 mL 量瓶中，加甲醇溶解并稀释至刻度，摇匀，得质量浓度分别为 0.040 mg/mL、0.055 mg/mL、0.590 mg/mL、1.012 mg/mL、0.030 mg/mL、

0.011 mg/mL 的对照品溶液。

4.1.7 线性关系考察

以上述对照品溶液为母液，加甲醇稀释至母液浓度的 1、1/2、1/4、1/8、1/16，对各个浓度的对照品溶液进样分析，以对照品浓度（mg/mL）为横坐标 X，峰面积为纵坐标 Y，计算回归方程。结果见表 4-2-5。

表 4-2-5 白芍原料药材没食子酸等含量测定线性关系考察结果

成分	回归方程	相关系数 r^2	线性范围（mg）
没食子酸（A）	$Y=2.923 \times 10^7 X - 1382.375$	1.0000	$0.003 \sim 0.040$
儿茶素（B）	$Y=2.601 \times 10^7 X + 7127.750$	0.9997	$0.002 \sim 0.055$
芍药内酯苷（C）	$Y=9.960 \times 10^7 X + 2843.542$	0.9999	$0.037 \sim 0.590$
芍药苷（D）	$Y=1.326 \times 10^7 X - 169\,747.250$	0.9998	$0.063 \sim 1.012$
苯甲酰芍药苷（E）	$Y=3.711 \times 10^7 X - 4998.000$	0.9999	$0.002 \sim 0.030$
丹皮酚（F）	$Y=3.446 \times 10^7 X + 17\,891.083$	0.9996	$0.001 \sim 0.011$

4.1.8 精密度试验

取同一供试品溶液连续进样 6 次，记录峰面积，计算各成分的 RSD 值，结果显示各成分 RSD 值在 0.43% ～ 1.56%，表明仪器精密度良好。结果见表 4-2-6。

表 4-2-6 白芍原料药材没食子酸等含量测定精密度试验结果

成份	第1次	第2次	第3次	第4次	第5次	第6次	RSD（%）
没食子酸（A）	466 366	465 510	484 857	469 032	468 273	466 451	1.56
儿茶素（B）	279 453	274 751	274 168	275 742	275 163	274 841	0.70
芍药内酯苷（C）	1 154 936	1 138 490	1 139 461	1 139 979	1 139 237	1 136 855	0.58
芍药苷（D）	6 479 525	6 426 304	6 569 724	6 440 743	6 443 287	6 434 263	0.84
苯甲酰芍药苷（E）	349 298	349 627	348 837	351 955	351 955	348 662	0.43
丹皮酚（F）	122 089	119 534	123 272	120 191	123 494	121 855	1.32

4.1.9 稳定性试验

精密称取白芍原料药材粉末（过 60 目筛）1.0 g，制成供试品溶液，分别于 0 h、2 h、4 h、6 h、12 h、24 h 进样分析，记录峰面积，计算 RSD 值。结果显示，各成分 RSD 值在 0.73% ～ 2.19%，表明供试品溶液在 24 h 内稳定。结果见表 4-2-7。

表 4-2-7 白芍原料药材没食子酸等含量测定稳定性试验结果

成分	0 h	2 h	4 h	6 h	12 h	24 h	RSD（%）
没食子酸（A）	454 832	459 263	461 165	454 429	447 689	452 086	1.07
儿茶素（B）	274 158	278 121	277 350	272 174	275 133	276 737	0.81
芍药内酯苷（C）	1 124 158	1 129 053	1 135 909	1 112 132	1 108 918	1 114 771	0.94
芍药苷（D）	6 579 451	6 623 402	6 481 015	6 552 635	6 550 723	6 589 039	0.73
苯甲酰芍药苷（E）	320 354	338 724	324 792	336 407	333 299	335 499	2.19
丹皮酚（F）	106 206	109 248	107 836	106 821	109 152	108 746	1.18

4.1.10 重复性试验

精密称取白芍原料药材粉末（过60目筛）6份，每份1.0 g，制成供试品溶液，分别进样分析，计算主要成分含量，计算 RSD 值。结果显示，各成分的 RSD 值分别在 0 ～ 3.58%，表明该方法重复性良好。结果见表 4-2-8。

表 4-2-8 白芍原料药材没食子酸等含量测定重复性试验结果

成分	1	2	3	4	5	6	RSD/（%）
没食子酸（A）	0.075	0.075	0.075	0.076	0.080	0.081	3.58
儿茶素（B）	0.045	0.045	0.045	0.045	0.045	0.045	0.00
芍药内酯苷（C）	0.555	0.556	0.557	0.563	0.564	0.564	0.76
芍药苷（D）	3.353	3.353	3.356	3.373	3.295	3.297	1.00
苯甲酰芍药苷（E）	0.042	0.042	0.042	0.042	0.042	0.042	0.00
丹皮酚（F）	0.015	0.015	0.015	0.015	0.015	0.015	0.00

4.1.11 加样回收率试验

精密称取已知含量白芍原料药材粉末（过60目筛）9份，并随机分成三组，每组3份。三组依次分别精密加入低、中、高浓度的对照品溶液，使加入量分别为样品中含量的0.8倍、1.0倍、1.2倍，制成供试品。将上述供试品分别进样分析，记录峰面积，计算回收率及 RSD 值。结果见表 4-2-9。

表 4-2-9 白芍原料药材没食子酸等含量测定加样回收率试验结果

成分	样品中含量（μg）	加入量（μg）	测得量（μg）	回收率（%）	平均回收率（%）	RSD（%）
没食子酸	41.52	31.82	73.56	100.68		
	41.60	31.82	72.73	97.82		
	41.20	31.82	73.14	100.37		
	39.69	39.78	80.60	102.83		
	39.61	39.78	79.18	99.45	99.73	2.14
	40.17	39.78	80.93	102.46		
	39.30	47.74	86.72	99.35		
	39.61	47.74	86.60	98.43		
	39.30	47.74	85.21	96.18		
儿茶素	25.31	19.32	44.91	101.47		
	25.36	19.32	44.05	96.75		
	25.12	19.32	44.44	100.02		
	24.20	24.15	48.32	99.89		
	24.15	24.15	48.75	101.87	99.13	2.37
	24.49	24.15	47.45	95.08		
	23.95	28.98	53.14	100.71		
	24.15	28.98	52.23	96.90		
	23.95	28.98	52.78	99.46		

续表

成分	样品中含量（μg）	加入量（μg）	测得量（μg）	回收率（%）	平均回收率（%）	RSD（%）
芍药内酯苷	306.12	233.64	543.51	101.60		
	306.70	233.64	535.20	97.80		
	303.78	233.64	540.53	101.33		
	292.66	292.64	592.42	102.43		
	292.07	292.64	577.69	97.60	101.74	2.83
	296.17	292.64	608.83	106.84		
	289.73	351.05	655.52	104.20		
	292.07	351.05	652.12	102.56		
	289.73	351.05	645.40	101.32		
芍药苷	1891.43	1446.47	3378.06	102.78		
	1895.05	1446.47	3305.25	97.49		
	1876.96	1446.47	3297.14	98.18		
	1808.25	1808.44	3576.91	97.80		
	1804.63	1808.44	3573.33	97.80	98.57	1.75
	1829.95	1808.44	3587.46	97.18		
	1790.17	2169.73	3924.26	98.36		
	1804.63	2169.73	3929.36	97.93		
	1790.17	2169.73	3951.98	99.64		
苯甲酰芍药苷	17.96	13.74	31.37	97.61		
	17.99	13.74	31.74	100.05		
	17.82	13.74	31.18	97.22		
	17.17	17.16	33.93	97.67		
	17.13	17.16	33.48	95.25	98.71	1.94
	17.38	17.16	34.60	100.38		
	17.00	20.61	37.89	101.37		
	17.13	20.61	37.59	99.25		
	17.00	20.61	37.53	99.62		
丹皮酚	4.52	3.46	7.94	98.82		
	4.53	3.46	8.02	101.08		
	4.49	3.46	7.95	100.21		
	4.32	4.32	8.57	98.13		
	4.31	4.32	8.72	101.87	99.72	1.84
	4.37	4.32	8.59	97.47		
	4.28	5.18	9.57	102.00		
	4.31	5.18	9.53	100.62		
	4.28	5.18	9.32	97.31		

4.2　苯甲酸与 1, 2, 3, 4, 6- 五没食子酰基葡萄糖的含量测定

4.2.1　材料

高效液相色谱仪（岛津 shimadzu 公司，LC solution 工作站，SPD-M20A 检测器）；XS105 型电子天平（瑞士梅特勒 - 托利多仪器有限公司）；FA2204B 型电子天平（上海精密科学仪器有限公司），KQ-100DE 超声波清洗仪（昆山市超声仪器有限公司），0.45 μm 微孔滤膜（天津津腾实验设备有限公司）。

4.2.2　试药

1, 2, 3, 4, 6- 五没食子酰基葡萄糖（成都曼思特生物科技有限公司，批号 MUST-17060201），苯甲酸（四川省维克奇生物科技有限公司，批号 wkq-16083102）；纯度均 ≥ 98%。

4.2.3　试剂

娃哈哈纯净水（杭州娃哈哈集团有限公司）、甲醇（色谱纯，Fisher Scientific 公司）、磷酸氢二铵（分析纯，国药集团化学试剂有限公司）、甲酸（分析纯，国药集团化学试剂有限公司）、磷酸（色谱纯，Fisher Scientific 公司），所有试剂纯度均 ≥ 98%。

4.2.4　色谱条件

Agilent ZORBAX SB-C$_{18}$ 色谱柱（4.6 mm × 250 mm，5 μm）；流动相乙腈（A）-0.05% 磷酸水（B）=18 ：82，检测波长 230 nm；柱温 30℃；流速 1.0 mL/min；进样量 10 μL。样品图见图 4-2-8。

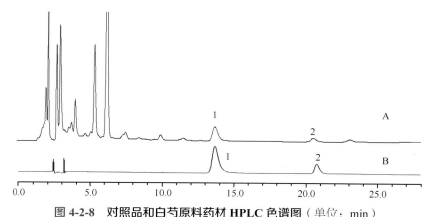

图 4-2-8　对照品和白芍原料药材 HPLC 色谱图（单位：min）
A. 白芍原料药材；B. 对照品；1. 1, 2, 3, 4, 6- 五没食子酰基葡萄糖；2. 苯甲酸

4.2.5　供试品溶液的制备

精密称取白芍原料药材粉末（过 60 目筛）1.0 g，置 50 mL 具塞锥形瓶中，精密量取 50% 乙醇 50 mL，称定重量，超声处理 20 min，取出，待提取液冷至室温后，补足失重，摇匀，滤过，取续滤液，进样前用 0.45 μm 微孔滤膜过滤，备用。

4.2.6 对照品溶液的制备

精密称取 1, 2, 3, 4, 6- 五没食子酰基葡萄糖（G）、苯甲酸（H）对照品适量，分别置于 10 mL 量瓶中，加甲醇溶解并稀释至刻度，摇匀，得质量浓度分别为 0.1648 mg/mL、0.0202 mg/mL 的对照品溶液。

4.2.7 线性关系考察

以上述对照品溶液为母液，加甲醇稀释至母液浓度的 1、1/2、1/4、1/8、1/16，对各个浓度的对照品溶液进样分析，以对照品浓度（mg/mL）为横坐标 X，峰面积为纵坐标 Y，计算回归方程。结果见表 4-2-10。

表 4-2-10　白芍原料药材苯甲酸等含量测定线性关系考察结果

成分	回归方程	相关系数 r^2	线性范围（mg）
1, 2, 3, 4, 6- 五没食子酰基葡萄糖	$Y=2.830×10^7X-10\ 530.083$	0.9999	$0.010 \sim 0.165$
苯甲酸	$Y=4.967×10^7X-1166.375$	0.9999	$0.001 \sim 0.120$

4.2.8 精密度试验

取同一供试品溶液连续进样 6 次，记录峰面积，计算各成分的 RSD 值，结果显示各成分 RSD 值为 0.79%，表明仪器精密度良好。结果见表 4-2-11。

表 4-2-11　白芍原料药材苯甲酸等含量测定精密度试验结果

成分	第 1 次	第 2 次	第 3 次	第 4 次	第 5 次	第 6 次	RSD（%）
1, 2, 3, 4, 6- 五没食子酰基葡萄糖	701 246	701 070	695 533	694 232	706 540	707 781	0.79
苯甲酸	108 748	106 553	108 787	108 075	108 286	107 472	0.79

4.2.9 稳定性试验

精密称取白芍原料药材粉末（过 60 目筛）1.0 g，制成供试品溶液，分别于 0 h、2 h、4 h、6 h、12 h、24 h 进样分析，记录峰面积，计算 RSD 值。结果显示各成分 RSD 值为 1.17% 和 1.31%，表明供试品溶液在 24 h 内稳定。结果见表 4-2-12。

表 4-2-12　白芍原料药材苯甲酸等含量测定稳定性试验结果

成分	0 h	2 h	4 h	6 h	12 h	24 h	RSD（%）
1, 2, 3, 4, 6- 五没食子酰基葡萄糖	706 909	699 710	695 732	705 807	715 462	716 550	1.17
苯甲酸	106 192	106 559	102 804	105 373	105 350	106 309	1.31

4.2.10 重复性试验

精密称取白芍原料药材粉末（过 60 目筛）6 份，每份 1.0 g，制成供试品溶液，分别进样分析，计算主要成分含量，计算 RSD 值。结果显示，各成分的 RSD 值分别为 1.31% 和 3.80%，表明该方法重复性良好。结果见表 4-2-13。

表 4-2-13　白芍原料药材苯甲酸等含量测定重复性试验结果

成分	1	2	3	4	5	6	RSD（%）
1, 2, 3, 4, 6- 五没食子酰基葡萄糖	0.119	0.119	0.117	0.120	0.117	0.116	1.31
苯甲酸	0.011	0.011	0.011	0.011	0.011	0.010	3.80

4.2.11　加样回收率试验

精密称取已知含量白芍原料药材粉末（过 60 目筛）9 份，并随机分成三组，每组 3 份。三组依次分别精密加入低、中、高浓度的对照品溶液，使加入量分别为样品中含量的 0.8 倍、1.0 倍、1.2 倍，制成供试品。将上述供试品分别进样分析，记录峰面积，计算回收率及 RSD 值。结果见表 4-2-14。

表 4-2-14　白芍原料药材苯甲酸等含量测定加样回收试验结果

成分	样品中含量（µg）	加入量（µg）	测得量（µg）	回收率（%）	平均回收率（%）	RSD（%）
1, 2, 3, 4, 6- 五没食子酰基葡萄糖	100.47	77.04	174.79	96.46	99.13	1.70
	100.66	77.04	177.43	99.64		
	99.70	77.04	177.07	100.42		
	96.05	96.00	189.88	97.74		
	95.86	96.00	193.13	101.32		
	97.21	96.00	193.87	100.70		
	95.09	115.36	208.52	98.33		
	95.86	115.36	211.36	100.12		
	95.09	115.36	207.47	97.42		
苯甲酸	7.79	5.95	13.66	98.71	101.13	2.40
	7.80	5.95	13.96	103.51		
	7.73	5.95	13.83	102.57		
	7.45	7.46	14.89	99.79		
	7.43	7.46	15.15	103.47		
	7.54	7.46	14.91	98.86		
	7.37	8.92	16.39	101.09		
	7.43	8.92	16.74	104.34		
	7.37	8.92	16.10	97.84		

4.3　样品测定

按照已确定的含量测定方法，分别对 3 批白芍原料药材中的 8 个成分进行测定，以干燥品计算各成分含量。结果见表 4-2-15。

表 4-2-15　白芍原料药材主要成分含量测定结果（mg/g，$n=2$）

成分	第 1 批	第 2 批	第 3 批	$\bar{x}\pm s$
没食子酸	0.113	0.141	0.138	0.131±0.015
儿茶素	0.160	0.047	0.169	0.126±0.068

续表

成分	第1批	第2批	第3批	$\bar{x}\pm s$
芍药内酯苷	1.600	0.859	1.190	1.216±0.371
芍药苷	4.282	3.379	5.009	4.223±0.817
1, 2, 3, 4, 6- 五没食子酰基葡萄糖	0.228	0.345	0.304	0.293±0.059
苯甲酸	0.032	0.027	0.053	0.037±0.014
苯甲酰芍药苷	0.064	0.070	0.063	0.066±0.004
丹皮酚	0.008	0.008	0.009	0.008±0.001

　　为了较为全面地反映白芍药材的特征信息，本部分首先对白芍原料药材包括基原、生长年限、采集加工方式进行了大量文献调研，选择其中规范化程度最高的采集和产地加工方法。在此基础上，实验优化了 2015 年版《中国药典》中白芍的薄层色谱鉴别方法，以单萜苷类成分苯甲酰芍药苷和芍药苷为鉴别指标，对白芍原料药材进行薄层色谱鉴别，3 批白芍原料药材中均可检定出上述两种成分。HPLC 特征图谱是对指纹图谱的进一步延伸，它在指纹图谱的基础上选择具有代表性的色谱峰，突出了样品的整体性特征。本实验以 3 批安徽省亳州市产地进行规范采集的白芍原料药材为研究对象，建立了白芍的 HPLC 特征图谱，并对其进行了方法学考察和色谱峰归属。结果显示，所建立的白芍特征图谱鉴别方法稳定、可靠，3 批白芍原料药材均可见 12 个特征峰，可以将其用于白芍与其伪品的鉴别。且实验结果表明，3 批白芍原料药材中所含芍药苷的含量均大大高于 2015 年版《中国药典》所规定的含量限度 1.60%。所以，可以将采集到的 3 批白芍原料药材进一步用于白芍及炒白芍原形饮片的炮制加工。在此基础上，基于白芍 HPLC 特征图谱色谱的研究结果，对其中 8 种成分进行含量测定方法摸索，为使所测成分完全分离，通过考察不同比例磷酸的流动相与梯度条件，发现 1, 2, 3, 4, 6- 五没食子酰基葡萄糖与苯甲酸成分无法在同一波长下实现良好分离，故两种物质建立条件进行等度分离，进行含量测定，结果显示当乙腈：0.05% 磷酸水 =18：82 时，两种成分能与相邻色谱峰分离。最终新增了没食子酸、儿茶素、芍药内酯苷、1, 2, 3, 4, 6- 五没食子酰基葡萄糖、苯甲酸、苯甲酰芍药苷和丹皮酚 7 个化学成分的含量测定，可以为后期白芍药材与饮片的质量标准制定提供新的质量控制参考指标。

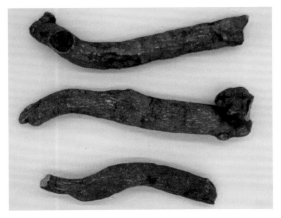

图 4-2-9　白芍原料药材

5　白芍原料药材采集加工技术规范

5.1　概述（图 4-2-9）

名称：白芍。

采集时间：第 1、2 批，2015 年 7 月；第 3 批，2015 年 8 月。

采集地点：安徽省亳州市。

生长年限：4 年。

5.2　基原

白芍为毛茛科植物芍药 *Paeonia lactiflora*

Pall. 的干燥根。

5.3　原料药材产地

白芍主产于安徽亳州、浙江杭州等地。

5.4　采集及加工依据

依据《中国药典》（2015 年版）进行采集加工。

5.5　工艺流程（图 4-2-10）

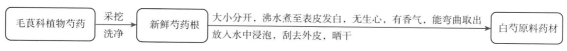

图 4-2-10　白芍原料药材生产工艺流程图

5.6　加工工艺操作要求及其关键参数

毛茛科植物芍药，种植 3 ～ 5 年即可采收，以 4 年生质量最佳，每年 7 ～ 8 月份采挖，之后将芍药根按粗、细分开，在沸水中煮约 10 min，待芍药根表皮发白，无生心，有香气，能弯曲时迅速取出，放入水中浸泡，即刮去外皮，晒干，即可。

5.7　贮存及注意事项

避光、阴凉处放置。

5.8　白芍原料药材质量标准

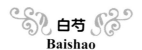

白芍
Baishao
PAEONIAE RADIX ALBA

【基原】　毛茛科植物芍药 *Paeonia lactiflora* Pall. 的干燥根。

【采集加工】　栽后 3 ～ 5 年即可采收，以 4 年生质量最佳，每年 7 ～ 8 月份采挖，之后将芍药根大小分开，在沸水中煮约 10 min，待芍药根表皮发白，无生心，有香气，能弯曲时迅速取出，放入水中浸泡，即刮去外皮，晒干，即可。

【性状】　本品呈圆柱形，平直或稍弯曲，两端平截，长 5 ～ 18 cm，直径 1 ～ 2.5 cm。表面类白色或淡棕红色，光洁或有纵皱纹及细根痕，偶有残存的棕褐色外皮。质坚实，不易折断，断面较平坦，类白色或微带棕红色，形成层环明显，呈射线放射状。气微，味微苦、酸。

【鉴别】

（1）显微鉴别　本品白色或淡黄色。纤维淡黄色，直径 15 ～ 38 μm，成束时颜色加深，一个薄壁细胞中含数个草酸钙簇晶，直径 10 ～ 30 μm；具缘纹孔导管和网纹导管直径 20 ～ 60 μm，并具有较多的糊化淀粉粒团块。

（2）薄层鉴别　取本品粉末 0.5 g，加 50% 乙醇 10 mL，振摇 5 min，滤过，滤液蒸干，残渣加乙醇 1 mL 使溶解，作为供试品溶液。另取芍药苷与苯甲酰芍药苷对照品，加乙醇分别制成每毫升含 1 mg 与 0.6 mg 的溶液，作为对照品溶液。照薄层色谱法（通则 0502）试验，吸取上述 3 种溶液各 10 μL，分别点于同一硅胶 G 薄层板上，以三氯甲烷 - 乙酸乙酯 - 甲醇 - 甲醇 - 甲酸（40 ∶ 5 ∶ 10 ∶ 0.2）为展开剂，展开，取出，晾干，喷以 5% 香草醛硫酸溶液，加热至斑点显色清晰。供试品色谱中，在与对照品色谱相应的位置上，显相同颜色的斑点。

（3）特征图谱

色谱条件与系统适用性试验　以十八烷基硅烷键合硅胶为填充剂；以乙腈为流动相 A，以 0.05 mol/L 磷酸水溶液为流动相 B，按表 4-2-16 中的规定进行梯度洗脱；检测波长为 254 nm，理论板数按芍药苷计算应不低于 3000。

表 4-2-16　白芍原料药材特征图谱流动相梯度洗脱表

时间（min）	流动相 A（%）	流动相 B（%）
0～5	5～9	95～91
5～25	9～17	91～83
25～30	17～22	83～78
30～35	22	78
35～50	22～40	78～60
50～60	40	60

供试品溶液的制备　取本品粉末（过 60 目筛）1.0 g，精密称定，精密加入 50% 乙醇 50 mL，称重。超声处理 20 min，放冷，用 50% 乙醇补足失重，摇匀，滤过，取续滤液，过微孔滤膜（0.22 μm）即得。

测定法　精密吸取供试品溶液 10 μL，注入液相色谱仪，测定，即得。

供试品特征图谱中应有 14 个特征峰，以参照峰（S）计算各特征峰的相对保留时间，其相对保留时间应在规定值的 ±5% 之内。规定值为 0.240（峰 1）、0.561（峰 2）、0.638（峰 3）、0.685（峰 4）、0.706（峰 5）、0.869（峰 6）、0.903（峰 7）、1.000[峰 8（S）]、1.417（峰 9）、1.730（峰 10）、1.220（峰 11）、1.280（峰 12）、2.001（峰 13）、2.190（峰 14）。结果见图 4-2-11。

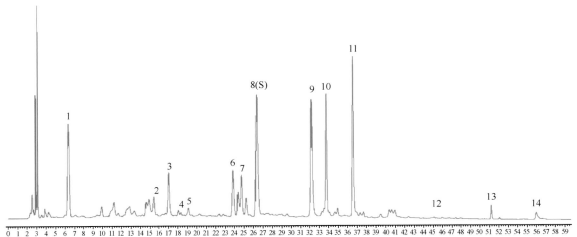

图 4-2-11　白芍原料药材 HPLC 特征图谱（单位：min）

【检查】

水分　不得过 10.8%（2015 年版《中国药典》通则 0832 第二法）。

总灰分　不得过 3.6%（2015 年版《中国药典》通则 2302）。

【浸出物】　照浸出物测定法（2015 年版《中国药典》通则 2201）项下的热浸法测定，用水作溶剂，不得少于 28.7%；用 60% 乙醇作溶剂，不得少于 22.5%。

【含量测定】　照高效液相色谱法（2015 年版《中国药典》通则 0512）测定。

（1）没食子酸等 6 种成分

色谱条件与系统适用性试验　以十八烷基硅烷键合硅胶为填充剂；以乙腈为流动相 A，以 0.05 mol/L 磷酸水溶液为流动相 B，按表 4-2-17 中的规定进行梯度洗脱；检测波长为 230 nm。理论板数按芍药苷计算应不低于 3000。

表 4-2-17　白芍原料药材含量测定流动相梯度洗脱表

时间（min）	流动相 A（%）	流动相 B（%）
0～5	5～9	95～91
5～25	9～17	91～83
25～30	17～22	83～78
30～35	22	78
35～50	22～40	78～60
50～60	40	60

对照品溶液的制备　取对照品没食子酸、儿茶素、芍药内酯苷、芍药苷、苯甲酰芍药苷、丹皮酚各适量，加甲醇制成每毫升各含 0.040 mg/mL、0.055 mg/mL、0.590 mg/mL、1.012 mg/mL、0.030 mg/mL、0.0011 mg/mL 的混合溶液，即得。

供试品溶液的制备　取本品 1 g，精密称定，精密加入 50% 乙醇 50 mL，称重。超声处理 20 min，放冷，用 50% 乙醇补足失重，摇匀，滤过，取续滤液过微孔滤膜（0.22 μm）即得。

（2）1, 2, 3, 4, 6- 五没食子酰基葡萄糖与苯甲酸

色谱条件与系统适用性试验　以十八烷基硅烷键合硅胶为填充剂；以乙腈：0.05 mol/L 磷酸水溶液（18∶82）作为流动相；检测波长为 230 nm。理论板数按芍药苷计算应不低于 3000。

对照品溶液的制备　取对照品 1, 2, 3, 4, 6- 五没食子酰基葡萄糖与苯甲酸适量，加甲醇制成每毫升各含 0.165 mg/mL，0.020 mg/mL 的混合溶液，即得。

测定法　精密吸取对照品溶液 10 μL，注入液相色谱仪，测定，即得。

本品按干燥品计算，含没食子酸（$C_7H_6O_5$）不得少于 0.12%，儿茶素（$C_{15}H_{14}O_6$）不得少于 0.06%，芍药内酯苷（$C_{23}H_{28}O_{11}$）不得少于 0.84%，芍药苷（$C_{23}H_{28}O_{11}$）不得少于 3.40%，苯甲酰芍药苷（$C_{30}H_{32}O_{12}$）不得少于 0.06%，丹皮酚（$C_9H_{10}O_3$）不得少于 0.01%，1, 2, 3, 4, 6- 五没食子酰基葡萄糖（$C_{41}H_{32}O_{26}$）不得少于 0.23%，苯甲酸（$C_7H_6O_2$）不得少于 0.01%。上述 8 种成分总量不得少于 4.73%。

二、原形饮片炮制工艺技术规范研究

（一）白芍原形饮片的炮制加工

依据《中国药典》（2015 年版）炮制通则和《北京市中药饮片炮制规范》（2008 年版）炮制加工白芍原形饮片。先取 3 批白芍原料药材，去除杂质，粗细分开，浸泡 8 h，约七成透时，取出，药材由细到粗分别闷 3 ～ 8 h 至内外湿度一致，内无白心时，切薄片，60℃烘干，得 3 批白芍原形饮片。记录白芍原形饮片制备工艺技术参数（表 4-2-18）。

表 4-2-18　白芍原形饮片制备工艺技术参数

饮片名称	白芍		生产日期	2016 年 3 月
药材基原	毛茛科植物芍药 *Paeonia lactiflora* Pall. 的干燥根			
生产企业	北京盛世龙药业		GMP 认证时间	2010 年 10 月
采集时间	第 1 批：2015 年 7 月		生长年限	第 1 批：4 年
	第 2 批：2015 年 7 月			第 2 批：4 年
	第 3 批：2015 年 8 月			第 3 批：4 年
生产技术人员	吴从艾、付培玉		从事具体生产年限	10 年、37 年
炮制工艺参考依据	《中国药典》（2015 年版）炮制通则，《北京市中药饮片炮制规范》（2008 年版）			
生产工艺	取白芍原料药材，去除杂质，粗细分开，浸泡 8 h，约七成透时，取出，药材粗、细分开分别闷 3 ～ 8 h 至内外湿度一致，内无白心时，切薄片，60℃烘干			
生产设备信息	设备：多功能切药机 型号：BQYJG-32 型 功率：220 V，3 kW 生产能力：100 ～ 300 kg/h 切断厚度：约 0.5 cm			
饮片照片	 第 1 批　　　第 2 批　　　第 3 批			

1　白芍原形饮片的外观

白芍原形饮片呈圆形或类圆形的薄片，外皮淡红棕色或类白色，平坦。切面类白色或淡红棕色，形成层环明显，有时可见呈放射状排列。气微，味微苦、酸。

2　白芍原形饮片的 TLC 图谱

取白芍与炒白芍原形饮片粉末（过 60 目筛）0.5 g，加 50% 乙醇 10 mL，振摇 5 min，滤过，滤液蒸干，残渣加乙醇 1 mL 使溶解，作为供试品溶液。另取芍药苷与苯甲酰芍药苷对照品，加乙醇分别制成每毫升含 1 mg 与 0.6 mg 的溶液，作为对照品溶液。照薄层色谱法（通则 0502）试验，吸取上述 3 种溶液各 10 μL，分别点于同一硅胶 G 薄层板上，以三氯甲烷 - 乙酸乙酯 - 甲醇 - 甲酸（40∶5∶10∶0.2）为展开剂，展开，取出，晾干，喷以 5% 香草醛硫酸溶液，加热至斑点显色清晰。供试品色谱中，在与对照品色谱相应的位置上，显相同颜色的斑点。结果见图 4-2-12。

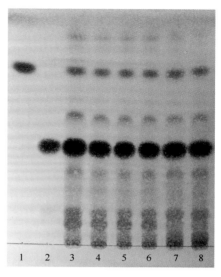

图 4-2-12　白芍与炒白芍原形饮片的 TLC 图谱

1. 芍药苷；2. 苯甲酰芍药苷；3. 白芍原形饮片 -1；4. 白芍原形饮片 -2；5. 白芍原形饮片 -3；6. 炒白芍原形饮片 -1；7. 炒白芍原形饮片 -2；8. 炒白芍原形饮片 -3

结果显示，3 批白芍原形饮片与 3 批炒白芍原形饮片在与苯甲酰芍药苷和芍药苷相同位置显相同颜色的斑点，两者的 TLC 图谱特征基本一致，只是斑点颜色深浅有所区别，可证明二者之间含量有差异。

3　白芍原形饮片的 HPLC 特征图谱

精密称取白芍原形饮片粉末（过 60 目筛）1.0 g，加入 50% 乙醇 50 mL，称重。超声处理 20 min，放冷，用 50% 乙醇补足失重，摇匀，滤过，取续滤液过微孔滤膜（0.45 μm）即得供试品溶液。照白芍原料药材的 HPLC 特征图谱方法，进行特征图谱表征。结果显示，白芍原形饮片检测到 12 个特征峰，并归属了 7 个特征峰（图 4-2-13、图 4-2-14）。白芍原形饮片与

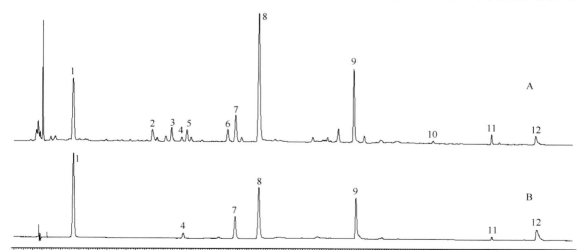

图 4-2-13　原形饮片 HPLC 特征图谱色谱峰归属（单位：min）

A. 原形饮片；B. 对照品；1. 没食子酸；4. 儿茶素；7. 芍药内酯苷；8. 芍药苷；9. 1, 2, 3, 4, 6- 五没食子酰基葡萄糖与苯甲酸；11. 苯甲酰芍药苷；12. 丹皮酚

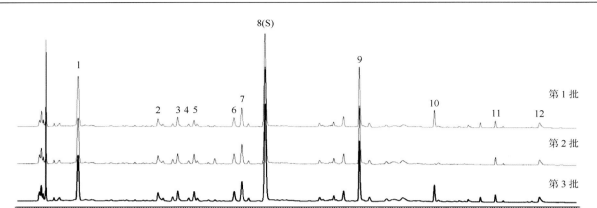

图 4-2-14　3 批白芍原形饮片 HPLC 特征图谱（单位：min）

白芍原料药材的特征图谱在特征峰数量及所含成分上存在显著差异，说明白芍药材的水煮和切制工艺会导致白芍药材中的有效成分有所损失。

4　白芍原形饮片主要成分含量测定

精密称取白芍原形饮片粉末（过 60 目筛）1.0 g，精密称定，精密加入 50% 乙醇 50 mL，称重。超声处理 20 min，放冷，用 50% 乙醇补足失重，摇匀，滤过，取续滤液过微孔滤膜（0.45 μm）即得供试品溶液。照白芍原料药材主要成分含量测定方法进行含量测定。结果见表 4-2-19。

表 4-2-19　白芍原形饮片主要成分含量测定结果（mg/g，$n=2$）

主要成分	第 1 批	第 2 批	第 3 批	$x\pm s$
没食子酸	0.077	0.082	0.073	0.077±0.005
儿茶素	0.048	0.046	0.044	0.048±0.002
芍药内酯苷	0.585	0.588	0.580	0.584±0.004
芍药苷	3.617	3.620	3.596	3.514±0.013
1, 2, 3, 4, 6- 五没食子酰基葡萄糖	0.145	0.133	0.148	0.128±0.008
苯甲酸	0.011	0.010	0.011	0.011±0.001
苯甲酰芍药苷	0.042	0.042	0.041	0.042±0.001
丹皮酚	0.007	0.007	0.008	0.008±0.001

为了较全面地反映白芍原料药材经规范化炮制加工为白芍原形饮片其物质内涵变化情况，本课题组选择通过 GMP 验证厂家依据《中国药典》（2015 年版）炮制通则和《北京市中药饮片炮制规范》（2008 年版）规范化炮制加工。经除杂、水煮、切制、干燥成为白芍原形饮片，其外观性状、TLC 图谱、特征图谱和含量测定与白芍原料药材相比均发生明显变化。

5　白芍原形饮片炮制工艺技术规范

5.1　概述

品名：白芍。

外观：本品呈圆形或类圆形的薄片，外皮淡红棕色或类白色，平坦。切面类白色或淡红棕色，形成层环明显，有时可见呈放射状排列。气微，味极苦、酸（图 4-2-15）。

规格：片（直径 0.5 ~ 1.5 cm，厚约 0.5 cm）。

5.2　来源

本品为毛茛科植物芍药 *Paeonia lactiflora* Pall. 的干燥根经炮制加工后制成的饮片。

5.3　原料药材产地

本品主产于安徽亳州、浙江杭州等地。

5.4　生产依据

依据《中国药典》（2015 年版）炮制通则和《北京市中药饮片炮制规范》（2008 年版）炮制加工白芍原形饮片。

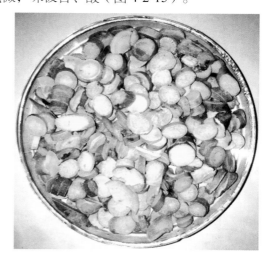

图 4-2-15　白芍原形饮片

5.5　工艺流程（图 4-2-16）

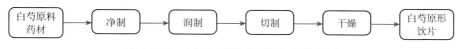

图 4-2-16　白芍原形饮片炮制工艺流程图

5.6　炮制工艺操作要求及其关键参数

取白芍原料药材，去除杂质，粗细分开，浸泡 8 h，约七成透时，取出，药材粗、细分开分别闷 3 ~ 8 h 至内外湿度一致，内无白心时，切薄片，60℃烘干。

5.7　包装规格

白芍原形饮片按照常规包装规格进行包装，即 1 kg/ 袋；包装材料为聚乙烯塑料薄膜（GB-4456、GB-12056）。

5.8　贮存及注意事项

避光、阴凉、通风处贮存。防潮。

5.9　白芍原形饮片质量标准

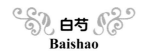

白芍
Baishao
PAEONIAE RADIX ALBA

【原料药材】　毛茛科植物芍药 *Paeonia lactiflora* Pall. 的干燥根。

【炮制】　取白芍原料药材，去除杂质，大小分开，浸泡 8 h，约七成透时，取出，闷 3 ～ 8 h 至内外湿度一致，内无白心时，切薄片，60℃烘干。

【性状】　本品呈圆形或类圆形的薄片，外皮淡红棕色或类白色，平坦。切面类白色或淡红棕色，形成层环明显，有时可见呈放射状排列。气微，味极苦、酸。

【鉴别】

（1）显微鉴别　本品白色或淡黄色。纤维淡黄色，直径 15 ～ 38 μm，成束时颜色加深，一个薄壁细胞中含数个草酸钙簇晶，直径 10 ～ 30 μm；具缘纹孔导管和网纹导管直径 20 ～ 60 μm，并具有较多的糊化淀粉粒团块。

（2）TLC 鉴别　取本品粉末（过 60 目筛）0.5 g，加 50% 乙醇 10 mL，振摇 5 min，滤过，滤液蒸干，残渣加乙醇 1 mL 使溶解，作为供试品溶液。另取芍药苷与苯甲酰芍药苷对照品，加乙醇分别制成每毫升含 1 mg 与 0.6 mg 的溶液，作为对照品溶液。照薄层色谱法（通则 0502）试验，吸取上述 3 种溶液各 10 μL，分别点于同一硅胶 G 薄层板上，以三氯甲烷 - 乙酸乙酯 - 甲醇 - 甲酸（40 : 5 : 10 : 0.2）为展开剂，展开，取出，晾干，喷以 5% 香草醛硫酸溶液，加热至斑点显色清晰。供试品色谱中，在与对照品色谱相应的位置上，显相同颜色的斑点。

（3）特征图谱

色谱条件与系统适用性试验　以十八烷基硅烷键合硅胶为填充剂；以乙腈为流动相 A，以 0.05 mol/L 磷酸水溶液为流动相 B，按表 4-2-20 中的规定进行梯度洗脱；检测波长为 254 nm。理论板数按芍药苷计算应不低于 3000。

表 4-2-20　白芍原形饮片特征图谱流动相梯度洗脱表

时间（min）	流动相 A（%）	流动相 B（%）
0 ～ 5	5 ～ 9	95 ～ 91
5 ～ 25	9 ～ 17	91 ～ 83
25 ～ 30	17 ～ 22	83 ～ 78
30 ～ 35	22	78
35 ～ 50	22 ～ 40	78 ～ 60
50 ～ 60	40	60

供试品溶液的制备　取本品粉末（过 60 目筛）1.0 g，精密称定，精密加入 50% 乙醇 50 mL，称重。超声处理 20 min，放冷，用 50% 乙醇补足失重，摇匀，滤过，取续滤液过微孔滤膜（0.45 μm）即得。

测定法　精密吸取供试品溶液 10 μL，注入液相色谱仪，测定，即得。

供试品特征图谱中应有 12 个特征峰，以参照峰（S）计算各特征峰的相对保留时间，其相对保留时间应在规定值的 ±5% 之内。规定值为 0.240（峰 1）、0.561（峰 2）、0.638（峰 3）、0.685（峰 4）、0.706（峰 5）、0.869（峰 6）、0.903（峰 7）、1.000[峰 8（S）]、1.417（峰 9）、1.730（峰 10）、2.001（峰 11）、2.190（峰 12）。结果见图 4-2-17。

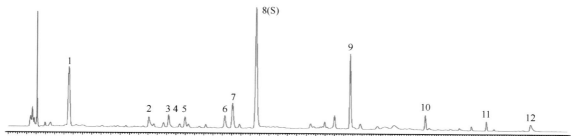

图 4-2-17　白芍原形饮片 HPLC 特征图谱（单位：min）

2. 没食子酸；4. 儿茶素；7. 芍药内酯苷；8. 芍药苷；9. 1, 2, 3, 4, 6- 五没食子酰基葡萄糖与苯甲酸；11. 苯甲酰芍药苷；

12. 丹皮酚

【检查】

水分　不得过 10.8%（2015 年版《中国药典》通则 0832 第二法）。

总灰分　不得过 3.6%（2015 年版《中国药典》通则 2302）。

【浸出物】　照浸出物测定法（2015 年版《中国药典》通则 2201）项下的热浸法测定，用水作溶剂，不得少于 28.7%；用 60% 乙醇作溶剂，不得少于 22.5%。

【含量测定】　照高效液相色谱法（2015 年版《中国药典》通则 0512）测定。

（1）没食子酸等 6 种成分

色谱条件与系统适用性试验　以十八烷基硅烷键合硅胶为填充剂；以乙腈为流动相 A，以 0.05 mol/L 磷酸水溶液为流动相 B，按表 4-2-21 中的规定进行梯度洗脱；检测波长为 230 nm。理论板数按芍药苷计算应不低于 3000。

表 4-2-21　白芍原形饮片含量测定流动相梯度洗脱表

时间（min）	流动相 A（%）	流动相 B（%）
0～5	5～9	95～91
5～25	9～17	91～83
25～30	17～22	83～78
30～35	22	78
35～50	22～40	78～60
50～60	40	60

对照品溶液的制备　取对照品没食子酸、儿茶素、芍药内酯苷、芍药苷、苯甲酰芍药苷、丹皮酚各适量，加甲醇制成每毫升各含 0.0402 mg/mL、0.0552 mg/mL、0.5900 mg/mL、1.0120 mg/mL、0.0300 mg/mL、0.0106 mg/mL 的混合溶液，即得。

供试品溶液的制备　取本品粉末（过 60 目筛）1.0 g，精密称定，精密加入 50% 乙醇 50 mL，称重。超声处理 20 min，放冷，用 50% 乙醇补足失重，摇匀，滤过，取续滤液过微孔滤膜（0.22 μm）即得。

（2）1, 2, 3, 4, 6- 五没食子酰基葡萄糖与苯甲酸

色谱条件与系统适用性试验 以十八烷基硅烷键合硅胶为填充剂；以乙腈：0.05 mol/L 磷酸水溶液（18：82）为流动相；检测波长为 230 nm。理论板数按芍药苷计算应不低于 3000。

对照品溶液的制备 取对照品 1, 2, 3, 4, 6- 五没食子酰基葡萄糖与苯甲酸各适量，加甲醇制成每毫升各含 0.164 80 mg/mL、0.020 16 mg/mL 的混合溶液，即得。

测定法 精密吸取对照品溶液与供试品溶液各 10 μL，注入液相色谱仪，测定，即得。

本品按干燥品计算，含没食子酸（$C_7H_6O_5$）不得少于 0.12%，儿茶素（$C_{15}H_{14}O_6$）不得少于 0.06%，芍药内酯苷（$C_{23}H_{28}O_{11}$）不得少于 0.84%，芍药苷（$C_{23}H_{28}O_{11}$）不得少于 3.40%，苯甲酰芍药苷（$C_{30}H_{32}O_{12}$）不得少于 0.06%，丹皮酚（$C_9H_{10}O_3$）不得少于 0.01%，1, 2, 3, 4, 6- 五没食子酰基葡萄糖（$C_{41}H_{32}O_{26}$）不得少于 0.23%，苯甲酸（$C_7H_6O_2$）不得少于 0.01%。上述 8 种成分总量不得少于 4.73%。

（二）炒白芍原形饮片的炮制加工

依据《中国药典》（2015 年版）炮制通则和《北京市中药饮片炮制规范》（2008 年版）炮制加工炒白芍原形饮片。取 3 批白芍饮片至已预热的燃气炒药锅内，用文火（80 ～ 120℃）炒至微黄色，取出，晾凉，得 3 批炒白芍原形饮片。记录炒白芍原形饮片炮制工艺技术参数（表 4-2-22）。

表 4-2-22　炒白芍原形饮片炮制工艺技术参数

饮片名称	炒白芍	生产日期	2016 年 3 月
药材基原	毛茛科植物芍药 *Paeonia lactiflora* Pall. 的干燥根		
生产企业	北京盛世龙药业	GMP 认证时间	2010 年 10 月
采集时间	第 1 批：2015 年 7 月 第 2 批：2015 年 7 月 第 3 批：2015 年 8 月	生长年限	第 1 批：4 年 第 2 批：4 年 第 3 批：4 年
生产技术人员	吴从艾、付培玉	从事具体生产年限	10 年、37 年
炮制工艺参考依据	《中国药典》（2015 年版）炮制通则、《北京市中药饮片炮制规范》（2008 年版）		
生产工艺	取白芍片至热锅内，用文火炒至微黄色，取出，晾凉		
生产设备信息	设备：滚筒燃气炒药机 型号：Gr-900 型 功率：220 V，3 kW 生产能力：70 ～ 240 kg/h 转速：0 ～ 35 r/min		
饮片照片	第 1 批　　　　第 2 批　　　　第 3 批		

1 炒白芍原形饮片的外观

炒白芍原形饮片呈圆形或类圆形的薄片，外皮微黄色或棕黄色，平坦。切面微黄色或棕黄色，有时可见呈放射状排列，有的可见焦斑。气微香。

2 炒白芍原形饮片的 TLC 图谱

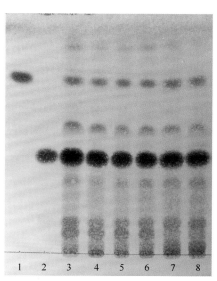

取炒白芍原形饮片粉末（过 60 目筛）0.5 g，加 50% 乙醇 10 mL，振摇 5 min，滤过，滤液蒸干，残渣加乙醇 1 mL 使溶解，作为供试品溶液。另取芍药苷与苯甲酰芍药苷对照品，加乙醇分别制成每毫升含 1 mg 与 0.6 mg 的溶液，作为对照品溶液。照薄层色谱法（通则 0502）试验，吸取上述 3 种溶液各 10 μL，分别点于同一硅胶 G 薄层板上，以三氯甲烷 - 乙酸乙酯 - 甲醇 - 甲酸（40：5：10：0.2）为展开剂，展开，取出，晾干，喷以 5% 香草醛硫酸显色剂，加热至斑点显色清晰。供试品色谱中，在与对照品色谱相应的位置上，显相同颜色的斑点。结果见图 4-2-18。

图 4-2-18　白芍与炒白芍原形饮片的 TLC 图谱

1. 芍药苷；2. 苯甲酰芍药苷；3. 白芍原形饮片 -1；4. 白芍原形饮片 -2；5. 白芍原形饮片 -3；6. 炒白芍原形饮片 -1；7. 炒白芍原形饮片 -2；8. 炒白芍原形饮片 -3

结果显示，3 批白芍原形饮片与 3 批炒白芍原形饮片在与苯甲酰芍药苷和芍药苷相同位置显相同颜色的斑点，两者的 TLC 图谱特征基本一致，只是斑点颜色深浅有所区别，可证明二者之间含量有差异。

3 炒白芍原形饮片的 HPLC 特征图谱

精密称取原形饮片粉末（过 60 目筛）1.0 g，加入 50% 乙醇 50 mL，称重。超声处理 20 min，放冷，用 50% 乙醇补足失重，摇匀，滤过，取续滤液过微孔滤膜（0.45 μm）即得供试品溶液。照白芍原料药材的 HPLC 特征图谱方法，进行特征图谱表征。结果显示，炒白芍原形饮片与白芍原形饮片中均能检测到 12 个特征峰，并归属了 7 个特征峰。结果见图 4-2-19。

4 炒白芍原形饮片主要成分含量测定

精密称取原形饮片粉末（过 60 目筛）1.0 g，精密称定，精密加入 50% 乙醇 50 mL，称重。超声处理 20 min，放冷，用 50% 乙醇补足失重，摇匀，滤过，取续滤液过微孔滤膜（0.45 μm）即得供试品溶液。照白芍原料药材主要成分含量测定方法进行含量测定。结果见表 4-2-23。

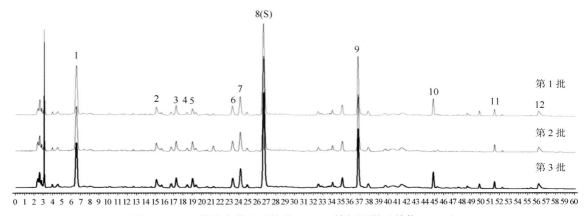

图 4-2-19　3 批炒白芍原形饮片 HPLC 特征图谱（单位：min）

表 4-2-23　炒白芍原形饮片主要成分含量测定结果（mg/g，n=2）

主要成分	第 1 批	第 2 批	第 3 批	$\bar{x} \pm s$
没食子酸	0.108	0.103	0.102	0.104±0.003
儿茶素	0.044	0.041	0.040	0.042±0.002
芍药内酯苷	0.615	0.599	0.573	0.596±0.021
芍药苷	3.701	3.435	3.333	3.490±0.190
1, 2, 3, 4, 6- 五没食子酰基葡萄糖	0.164	0.190	0.183	0.179±0.013
苯甲酸	0.017	0.016	0.016	0.016±0.001
苯甲酰芍药苷	0.042	0.041	0.040	0.041±0.001
丹皮酚	0.008	0.008	0.008	0.008±0.000

　　为了较全面地反映白芍原料药材经规范化炮制加工为炒白芍原形饮片其物质内涵变化情况，本课题组选择通过 GMP 验证厂家依据《中国药典》（2015 年版）炮制通则和《北京市中药饮片炮制规范》（2008 年版）规范化炮制加工。经除杂、水煮、切制、干燥成为白芍原形饮片后再经炒制成为炒白芍原形饮片，其外观性状、TLC 图谱、特征图谱和含量测定与白芍原料药材相比均发生明显变化。白芍原形饮片经过炒制后，饮片颜色略有加深，且有焦斑，除 TLC 图谱以外，其特征图谱及主要成分的含量均与白芍原形饮片有显著差异，但白芍与炒白芍各 3 批原形饮片之间以上鉴别均无明显差异，说明白芍原形饮片的炮制工艺稳定、可靠，这为制订具有专属性的白芍及炒白芍饮片质量评价标准提供了参考。

5　炒白芍原形饮片炮制工艺技术规范

5.1　概述

品名：炒白芍。

外观：本品呈圆形或类圆形的薄片，外皮微黄色或棕黄色，平坦。切面微黄色或棕黄色，有时可见呈放射状排列，有的可见焦斑。气微香（图 4-2-20）。

规格：片（直径 0.5 ～ 1.5 cm，厚约 0.5 mm）。

5.2 来源

本品为毛茛科植物芍药 *Paeonia lactiflora* Pall. 的干燥根经炮制加工后制成的饮片。

5.3 原料药材产地

本品主产于安徽亳州、浙江杭州等地。

5.4 生产依据

依据《中国药典》（2015 年版）炮制通则和《北京市中药饮片炮制规范》（2008 年版）炮制加工炒白芍饮片。

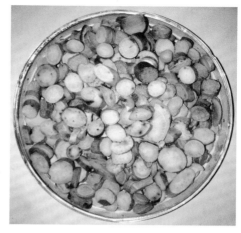

图 4-2-20 炒白芍原形饮片

5.5 工艺流程（图 4-2-21）

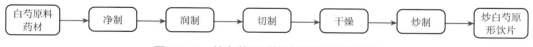

图 4-2-21 炒白芍原形饮片炮制工艺流程图

5.6 炮制工艺操作要求及其关键参数

取白芍片至已预热的燃气炒药锅内，用文火（80 ～ 120℃）炒至微黄色，取出，晾凉，即炒白芍原形饮片。

5.7 包装规格

炒白芍原形饮片按照常规包装规格进行包装，即 1 kg/ 袋；包装材料为聚乙烯塑料薄膜（GB-4456、GB-12056）。

5.8 贮存及注意事项

避光、阴凉、通风处贮存。防潮。

5.9 炒白芍原形饮片质量标准

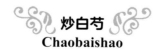

炒白芍
Chaobaishao

【原料药材】 毛茛科植物芍药 *Paeonia lactiflora* Pall. 的干燥根。

【炮制】 取白芍片至已预热的燃气炒药锅内，用文火（80 ～ 120℃）炒至微黄色，取出，晾凉，即炒白芍原形饮片。

【性状】 本品呈圆形或类圆形的薄片，外皮微黄色或棕黄色，平坦。切面微黄色或棕黄色，有时可见呈放射状排列，有的可见焦斑。气微香。

【鉴别】

（1）显微鉴别　本品微黄色或淡棕黄色。纤维微黄色，直径 15～38 μm，成束时颜色加深，一个薄壁细胞中含数个草酸钙簇晶，直径 10～30 μm；具缘纹孔导管和网纹导管直径 20～60 μm，并具有较多的糊化淀粉粒团块，且糊化淀粉粒大量成团。

（2）薄层鉴别　取本品粉末（过 60 目筛）0.5 g，加 50% 乙醇 10 mL，振摇 5 min，滤过，滤液蒸干，残渣加乙醇 1 mL 使溶解，作为供试品溶液。另取芍药苷与苯甲酰芍药苷对照品，加乙醇分别制成每毫升含 1 mg 与 0.6 mg 的溶液，作为对照品溶液。照薄层色谱法（通则 0502）试验，吸取上述 3 种溶液各 10 μL，分别点于同一硅胶 G 薄层板上，以三氯甲烷 - 乙酸乙酯 - 甲醇 - 甲酸（40：5：10：0.2）为展开剂，展开，取出，晾干，喷以 5% 香草醛硫酸溶液，加热至斑点显色清晰。供试品色谱中，在与对照品色谱相应的位置上，显相同颜色的斑点。

（3）特征图谱

色谱条件与系统适用性试验　以十八烷基硅烷键合硅胶为填充剂；以乙腈为流动相 A，以 0.05 mol/L 磷酸水溶液为流动相 B，按表 4-2-24 中的规定进行梯度洗脱；检测波长为 254 nm。理论板数按芍药苷计算应不低于 3000。

表 4-2-24　炒白芍原形饮片特征图谱流动相梯度洗脱表

时间（min）	流动相 A（%）	流动相 B（%）
0～5	5～9	95～91
5～25	9～17	91～83
25～30	17～22	83～78
30～35	22	78
35～50	22～40	78～60
50～60	40	60

供试品溶液的制备　取本品粉末（过 60 目筛）1.0 g，精密称定，精密加入 50% 乙醇 50 mL，称重。超声处理 20 min，放冷，用 50% 乙醇补足失重，摇匀，滤过，取续滤液过微孔滤膜（0.45 μm）即得。

测定法　精密吸取供试品溶液 10 μL，注入液相色谱仪，测定，即得。

供试品特征图谱中应有 12 个特征峰，以参照峰（S）计算各特征峰的相对保留时间，其相对保留时间应在规定值的 ±5% 之内。规定值为 0.240（峰 1）、0.561（峰 2）、0.638（峰 3）、0.685（峰 4）、0.706（峰 5）、0.869（峰 6）、0.903（峰 7）、1.000[峰 8（S）]、1.417（峰 9）、1.730（峰 10）、2.001（峰 11）、2.190（峰 12）。结果见图 4-2-22。

【检查】

水分　不得过 7.6%（2015 年版《中国药典》通则 0832 第二法）。

总灰分　不得过 3.5%（2015 年版《中国药典》通则 2302）。

【浸出物】　照浸出物测定法（2015 年版《中国药典》通则 2201）项下的热浸法测定，用水作溶剂，不得少于 25.0%；用 60% 乙醇作溶剂，不得少于 20.0%。

【含量测定】　照高效液相色谱法（2015 年版《中国药典》通则 0512）测定。

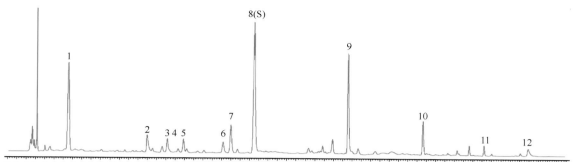

图 4-2-22　炒白芍原形饮片 HPLC 特征图谱（单位：min）

2. 没食子酸；4. 儿茶素；7. 芍药内酯苷；8. 芍药苷；9. 1, 2, 3, 4, 6- 五没食子酰基葡萄糖与苯甲酸；11. 苯甲酰芍药苷；12. 丹皮酚

（1）没食子酸等 6 种成分

色谱条件与系统适用性试验　以十八烷基硅烷键合硅胶为填充剂；以乙腈为流动相 A，以 0.05 mol/L 磷酸水溶液为流动相 B，按表 4-2-25 中的规定进行梯度洗脱；检测波长为 230 nm。理论板数按芍药苷计算应不低于 3000。

表 4-2-25　炒白芍原形饮片含量测定流动相梯度洗脱表

时间（min）	流动相 A（%）	流动相 B（%）
0～5	5～9	95～91
5～25	9～17	91～83
25～30	17～22	83～78
30～35	22	78
35～50	22～40	78～60
50～60	40	60

对照品溶液的制备　取对照品没食子酸、儿茶素、芍药内酯苷、芍药苷、苯甲酰芍药苷、丹皮酚各适量，加甲醇制成每毫升各含 0.040 mg/mL、0.055 mg/mL、0.590 mg/mL、1.012 mg/mL、0.030 mg/mL、0.011 mg/mL 的混合溶液，即得。

供试品溶液的制备　取本品粉末（过 60 目筛）1.0 g，精密称定，精密加入 50% 乙醇 50 mL，称重。超声处理 20 min，放冷，用 50% 乙醇补足失重，摇匀，滤过，取续滤液过微孔滤膜（0.45 μm）即得。

（2）1, 2, 3, 4, 6- 五没食子酰基葡萄糖与苯甲酸

色谱条件与系统适用性试验　以十八烷基硅烷键合硅胶为填充剂；以乙腈∶0.05 mol/L 磷酸水溶液（18∶82）为流动相；检测波长为 230 nm。理论板数按芍药苷计算应不低于 3000。

对照品溶液的制备　取对照品 1, 2, 3, 4, 6- 五没食子酰基葡萄糖与苯甲酸各适量，加甲醇制成每毫升各含 0.165 mg/mL、0.020 mg/mL 的混合溶液，即得。

测定法　分别精密吸取对照品溶液与供试品溶液各 10 μL，注入液相色谱仪，测定，即得。

本品按干燥品计算，含没食子酸（$C_7H_6O_5$）不得少于 0.09%，儿茶素（$C_{15}H_{14}O_6$）不得少于 0.04%，芍药内酯苷（$C_{23}H_{28}O_{11}$）不得少于 0.55%，芍药苷（$C_{23}H_{28}O_{11}$）不得少于 3.20%，苯甲酰芍药苷（$C_{30}H_{32}O_{12}$）

不得少于 0.04%，丹皮酚（$C_9H_{10}O_3$）不得少于 0.01%，1, 2, 3, 4, 6- 五没食子酰基葡萄糖（$C_{41}H_{32}O_{26}$）不得少于 0.16%，苯甲酸（$C_7H_6O_2$）不得少于 0.01%。上述 8 种成分总量不得少于 4.10%。

三、候选标准饮片均匀化、包装、贮存研究

　　本课题组对 2015 年版《中国药典》收载的药材及饮片质量评价中粉末粒度的规定进行了分析，定性定量分析所用样品粉末粒度多为过三号或四号筛（即 50 目或 65 目）。因此，本课题将白芍候选标准饮片的均匀化粒度规定为过 60 目筛。

　　白芍及炒白芍原形饮片，分别以吸尘式粉碎机粉碎，粉碎过程中应注意粉碎的时间不宜过长，应保证粉末全部通过 60 目筛。粉碎过筛后再以搅拌混合机进行充分混合，时间应控制在 30 min 以上，以确保候选标准饮片均匀一致。记录候选标准饮片均匀化技术参数（表 4-2-26、表 4-2-27）。

　　将均匀化处理后的白芍及炒白芍候选标准饮片分别进行不同包装材料（瓶装和袋装）和装量（10 g 和 200 g）的包装，考察不同包装材料和装量是否会对候选标准饮片质量产生影响，以便确定其有效期。

表 4-2-26　白芍候选标准饮片均匀化技术参数

饮片名称	白芍		
粉碎设备	吸尘式粉碎机	设备型号	DCF-400
粉碎粒度	60 目	加工人员	郭全磊
设备参数	天津市中药机械厂有限公司生产 主机功率 7.5 kW；除尘电机功率 1.5 kW 生产能力：50 ～ 200 kg/h 转速：3500 r/min；粉碎时间：10 min		
均匀化方式	搅拌混合均匀	设备型号	CH-200
设备名称	槽形混合机	加工人员	郭全磊
设备参数	天津市中药机械厂有限公司生产 主机功率 4.0 kW；工作容积：200 L 转速：24 r/min；混合时间：30 min		
包装材料	塑料瓶、塑料真空包装袋	装量规格	200 g、10 g
包装设备	真空包装机	设备型号	DZ-400
设备参数	余特包装机械有限公司生产 主机功率：750 W 真空压强：0.66 kPa；排气量：20 cm^3/h		
加工企业	北京盛世龙药业	技术人员	侯艳杰
包装工艺	瓶装：取白芍粉末，置干燥洁净容器内，按标准装瓶，即可 袋装：取白芍粉末，置干燥洁净容器内，按标准装袋，抽取真空		

表 4-2-27 炒白芍候选标准饮片均匀化技术参数

饮片名称	炒白芍		
粉碎设备	吸尘式粉碎机	设备型号	DCF-400
粉碎粒度	60 目	加工人员	郭全磊
设备参数	天津市中药机械厂有限公司生产 主机功率 7.5 kW；除尘电机功率 1.5 kW 生产能力：50～200 kg/h 转速：3500 r/min；粉碎时间：10 min		
均匀化方式	搅拌混合均匀	设备型号	CH-200
设备名称	槽形混合机	加工人员	郭全磊
设备参数	天津市中药机械厂有限公司生产 主机功率 4.0 kW；工作容积：200 L 转速：24 r/min；混合时间：30 min		
包装材料	塑料瓶、塑料真空包装袋	装量规格	200 g、10 g
包装设备	真空包装机	设备型号	DZ-400
设备参数	余特包装机械有限公司生产 主机功率：750 W 真空压强：0.66 kPa；排气量：20 cm³/h		
加工企业	北京盛世龙药业	技术人员	侯艳杰
包装工艺	瓶装：取炒白芍粉末，置干燥洁净容器内，按标准装瓶，即可 袋装：取炒白芍粉末，置干燥洁净容器内，按标准装袋，抽取真空		

四、候选标准饮片属性识别研究

以规范化炮制工艺制备的白芍及炒白芍候选标准饮片各 3 批为实验对象，对其进行外观性状、显微鉴别、薄层色谱鉴别、HPLC 特征图谱表征及主要化学成分含量等特征属性识别，并对两种候选标准饮片进行稳定性考察，为建立白芍及炒白芍候选标准饮片的属性识别技术规范提供依据。

（一）鉴别

1 外观

白芍候选标准饮片呈类白色粉末，质轻，气微，味微苦、酸。炒白芍候选标准饮片呈微黄色或淡棕黄色粉末，质轻，气微香（图 4-2-23）。

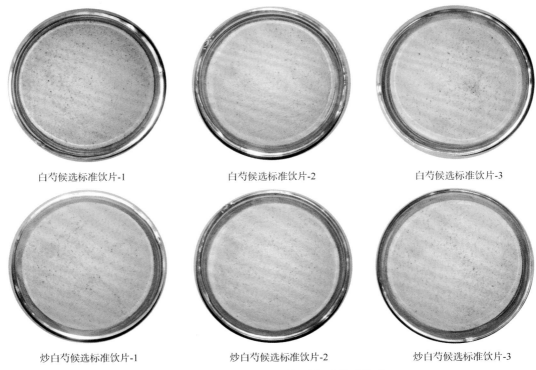

白芍候选标准饮片-1   白芍候选标准饮片-2   白芍候选标准饮片-3

炒白芍候选标准饮片-1   炒白芍候选标准饮片-2   炒白芍候选标准饮片-3

图 4-2-23   白芍及炒白芍候选标准饮片外观

2   显微鉴别

2.1   材料

BX61 型显微镜（日本奥林巴斯），DP72 型镜头（日本奥林巴斯）。水合氯醛试液；酒精灯，解剖针，镊子，载玻片，盖玻片。

2.2   方法

用解剖针挑取饮片粉末适量于载玻片上，滴加 1 ～ 2 滴水合氯醛试液混匀，在酒精灯火焰上方 1 ～ 2 cm 处加热，左右移动载玻片避免加热不均匀、试液沸腾。透化后盖上盖玻片，置于显微镜下观察。

2.3   结果

白芍候选标准饮片粉末白色或淡黄色。纤维淡黄色，直径 15 ～ 38 μm，成束时颜色加深，一个薄壁细胞中含数个草酸钙簇晶，直径 10 ～ 30 μm；具缘纹孔导管和网纹导管直径 20 ～ 60 μm，并具有较多的糊化淀粉粒团块（图 4-2-24）。

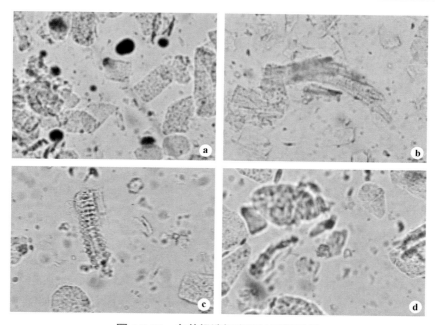

图 4-2-24　白芍候选标准饮片显微特征

a. 草酸钙簇晶；b. 纤维束；c. 导管；d. 糊化淀粉粒

炒白芍候选标准饮片粉末微黄色或淡棕黄色。纤维微黄色，直径 15 ～ 38 μm，成束时颜色加深，一个薄壁细胞中含数个草酸钙簇晶，直径 10 ～ 30 μm；具缘纹孔导管和网纹导管直径 20 ～ 60 μm，与白芍粉末显微特征相比，其糊化淀粉粒团块更多、更大，且糊化淀粉粒大量成团（图 4-2-25）。

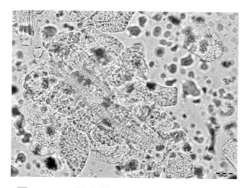

图 4-2-25　炒白芍候选标准饮片显微特征

3　TLC 鉴别

照白芍原料药材 TLC 鉴别方法进行薄层色谱检识。取本品 0.5 g，加 50% 乙醇 10 mL，振摇 5 min，滤过，滤液蒸干，残渣加乙醇 1 mL 使溶解，作为供试品溶液。3 批白芍及炒白芍候选标准饮片在与对照品相应的位置上显相同颜色的斑点（图 4-2-26、图 4-2-27）。

由白芍及炒白芍候选标准饮片的 TLC 鉴别图谱可知，白芍及炒白芍候选标准饮片均能检定出苯甲酰芍药苷与芍药苷两种共有化学成分，在与对照品相应位置上都可见相同颜色的斑点，苯甲酰芍药苷与芍药苷斑点二者无较大差异，但从其余薄层色谱条带看，白芍候选标准饮片中条带与斑点均较炒白芍候选标准饮片明显，白芍候选标准饮片中的斑点大多比炒白芍候选标准饮片中的斑点更为清晰，可利用此特征对白芍及炒白芍候选标准饮片做进一步的快速鉴别。

由白芍原料药材、白芍及炒白芍原形饮片、白芍及炒白芍候选标准饮片 TLC 图谱可知，5 种样品中均可检定出苯甲酰芍药苷与芍药苷两种共有化学成分，在与对照品相应位置上都可见相同颜色的斑点，各原形饮片与其对应的候选标准饮片薄层鉴别特征无明显差异，但白芍药材薄层图谱与白芍、炒白芍原形饮片条带相比，斑点与条带均更为明显，证明白芍原料药材中多种化学成分的含量更高，因处理加工导致损失使之发生变化，可利用此特征对白芍药材与白芍及炒白芍原形饮片进行快速鉴别。

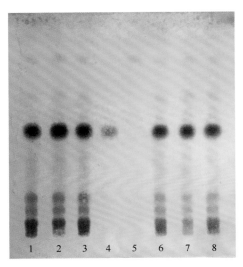 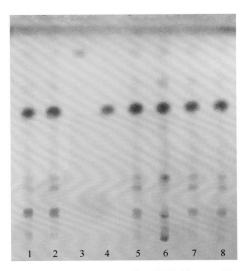

图 4-2-26　白芍与炒白芍候选标准饮片 TLC 图谱

1. 白芍候选标准饮片 -1；2. 白芍候选标准饮片 -2；3. 白芍候选标准饮片 -3；4. 芍药苷对照品；5. 苯甲酰芍药苷对照品；6. 炒白芍候选标准饮片 -1；7. 炒白芍候选标准饮片 -2；8. 炒白芍候选标准饮片 -3

图 4-2-27　白芍与炒白芍原料药材、原形饮片及候选标准饮片 TLC 图谱

1. 炒白芍候选标准饮片；2. 炒白芍原形饮片；3. 苯甲酰芍药苷对照品；4. 芍药苷对照品；5. 白芍对照药材；6. 白芍原料药材；7. 白芍候选标准饮片；8. 白芍原形饮片

4　HPLC 特征图谱

精密称取候选标准饮片粉末（过 60 目筛）1.0 g，加入 50% 乙醇 50 mL，称重。超声处理 20 min，放冷，用 50% 乙醇补足失重，摇匀，滤过，取续滤液过微孔滤膜（0.45 μm）即得供试品溶液。照白芍和炒白芍原形饮片的 HPLC 特征图谱方法，进行特征图谱表征。结果显示，白芍及炒白芍候选标准饮片检测到 12 个特征峰，并归属了 7 个特征峰（图 4-2-28 ～ 图 4-2-31）。以参照峰（S）计算各特征峰的相对保留时间，其相对保留时间应在规定值的 ±5% 之内。规定值为 0.240（峰 1）、0.561（峰 2）、0.638（峰 3）、0.685（峰 4）、0.706（峰 5）、0.869（峰 6）、0.903（峰 7）、1.000[峰 8（S）]、1.417（峰 9）、1.730（峰 10）、2.001（峰 11）、2.190（峰 12）。

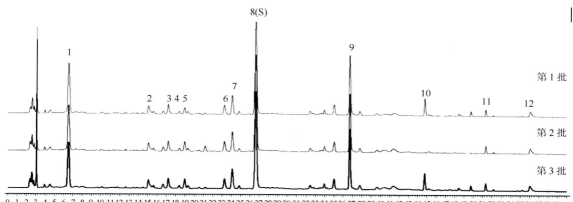

图 4-2-28　3 批白芍候选标准饮片 HPLC 特征图谱（单位：min）

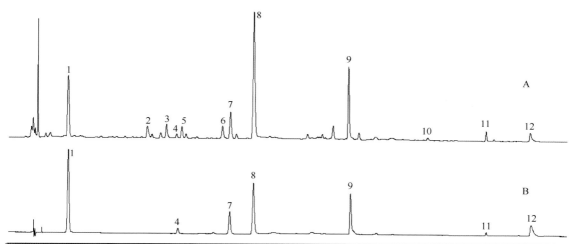

图 4-2-29　白芍候选标准饮片特征图谱色谱峰归属（单位：min）

A. 白芍候选标准饮片；B. 对照品；1. 没食子酸；4. 儿茶素；7. 芍药内酯苷；8. 芍药苷；9. 1, 2, 3, 4, 6- 五没食子酰基葡萄糖与苯甲酸；11. 苯甲酰芍药苷；12. 丹皮酚

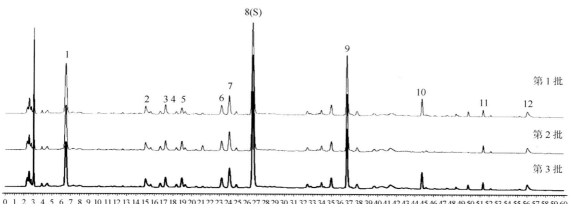

图 4-2-30　3 批炒白芍候选标准饮片 HPLC 特征图谱（单位：min）

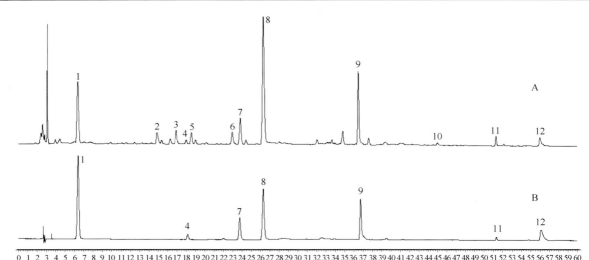

图 4-2-31　炒白芍候选标准饮片特征图谱色谱峰归属（单位：min）

A. 炒白芍候选标准饮片；B. 对照品；1. 没食子酸；4. 儿茶素；7. 芍药内酯苷；8. 芍药苷；9. 1, 2, 3, 4, 6- 五没食子酰基葡萄糖与苯甲酸；11. 苯甲酰芍药苷；12. 丹皮酚

4.1　原料药材、原形饮片及候选标准饮片特征峰的比较

以 3 批白芍候选标准饮片特征图谱生成对照特征图谱，与白芍原料药材及原形饮片的对照特征图谱进行比较。三者特征峰的个数不变，白芍原料药材与原形饮片特征图谱相似度只有 0.776，说明原料药材在炮制为饮片的过程中，其物质内涵发生了一定的改变，主要体现在色谱峰峰面积均有所下降，以及部分色谱峰的消失，可能由于白芍原料药材在长时间水煮过程中，内部对热不稳定及易溶于水的成分损失导致的。原形饮片与候选标准饮片特征图谱相似度达 0.998，说明均匀化工艺稳定，均匀化过程对白芍候选标准饮片的质量没有显著影响（图 4-2-32）。

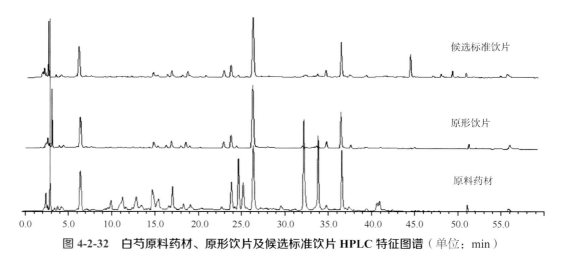

图 4-2-32　白芍原料药材、原形饮片及候选标准饮片 HPLC 特征图谱（单位：min）

将 3 批炒白芍候选标准饮片与其原形饮片对照图谱进行比较，相似度达 0.999。说明均匀化工艺稳定，炒白芍原形饮片进一步加工为候选标准饮片的过程中，其物质内涵未发生变化（图 4-2-33）。

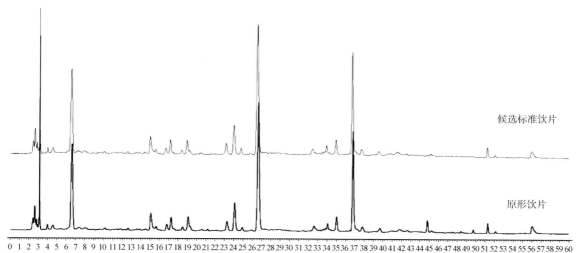

图 4-2-33　炒白芍原形饮片及候选标准饮片 HPLC 特征图谱（单位：min）

4.2　生、制白芍特征峰的比较

以已知化学成分为对照，利用中药色谱指纹图谱相似度软件系统 2010 年版生成的白芍及炒白芍候选标准饮片的特征图谱进行色谱峰比较，结果见图 4-2-34。

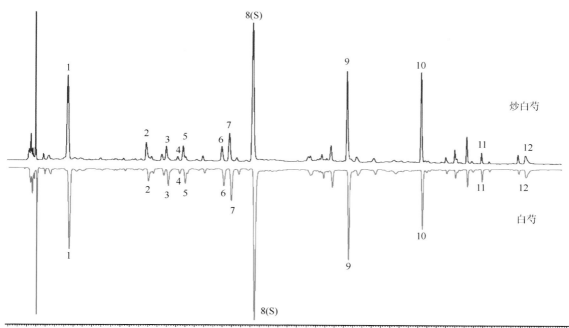

图 4-2-34　白芍及炒白芍候选标准饮片 HPLC 对照特征图谱（单位：min）

通过实验研究发现，白芍及炒白芍原形饮片的特征图谱有显著差异，没食子酸（1 号峰）和 10 号峰经炒制后色谱峰峰面积显著增加，芍药苷（8 号峰）经炒制后峰面积有所降低，可作为白芍及炒白芍候选标准饮片鉴别的特征属性。为此继续对上述炒制前后差异明显的特征性成分进行含量测定，以建立专属性的白芍及炒白芍候选标准饮片属性识别技术方案。

（二）含量测定

为建立白芍及炒白芍饮片更为完善的属性识别技术方案，根据 HPLC 特征图谱特征峰的研究结果，选取其中 8 种主要成分进行含量测定。精密称取候选标准饮片粉末（过 60 目筛）1.0 g，精密称定，精密加入 50% 乙醇 50 mL，称重。超声处理 20 min，放冷，用 50% 乙醇补足失重，摇匀，滤过，取续滤液过微孔滤膜（0.45 μm）即得供试品溶液。照白芍原形饮片主要成分含量测定方法进行含量测定。结果见表 4-2-28。

表 4-2-28　白芍及炒白芍候选标准饮片主要成分含量测定结果（%，n=2）

主要成分	白芍				炒白芍			
	1	2	3	$\bar{x}\pm s$	1	2	3	$\bar{x}\pm s$
没食子酸	0.079	0.077	0.088	0.081±0.006	0.108	0.103	0.102	0.104±0.003
儿茶素	0.048	0.046	0.044	0.046±0.002	0.044	0.041	0.040	0.042±0.002
芍药内酯苷	0.585	0.588	0.580	0.584±0.004	0.615	0.599	0.573	0.596±0.021
芍药苷	3.617	3.620	3.596	3.611±0.013	3.701	3.435	3.333	3.490±0.190
1, 2, 3, 4, 6- 五没食子酰基葡萄糖	0.145	0.133	0.148	0.141±0.008	0.164	0.190	0.183	0.179±0.013
苯甲酸	0.011	0.010	0.011	0.011±0.001	0.017	0.016	0.016	0.016±0.001
苯甲酰芍药苷	0.042	0.042	0.041	0.042±0.001	0.042	0.041	0.040	0.041±0.001
丹皮酚	0.007	0.007	0.008	0.007±0.001	0.008	0.008	0.008	0.008±0.000

结合含量测定结果，白芍炒制后不同类别化学成分呈现出不同的变化规律。芍药苷、苯甲酰芍药苷、芍药内酯苷属单萜苷类成分，在白芍饮片中含量较高，占所测成分的 93.6%，炒制后除芍药苷与芍药内酯苷含量明显降低外，苯甲酰芍药苷含量变化不明显；1, 2, 3, 4, 6- 五没食子酰基葡萄糖、苯甲酸与没食子酸属于鞣质类成分，炒制后含量有不同程度的增加，没食子酸含量的增加，可能与白芍中含有大量的可水解鞣质及带有没食子酰基的苷类成分，在炒制过程中受热分解有关，而苯甲酸含量的增加则可能主要源于苷类成分受热分解；儿茶素与丹皮酚在炒制前后含量变化均不明显。除了各成分含量的变化，所测成分间的量比关系也发生了改变，其中以鞣质类成分的变化最为显著，没食子酸、1, 2, 3, 4, 6- 五没食子酰基葡萄糖、苯甲酸与儿茶素的含量比例由 7：4：13：1 变化为 6：2：11：1，这可能是生、炒白芍饮片功效差异的关键。

（三）一般检查

1　材料

FA2204B 型电子天平（上海精密科学仪器有限公司），HH-4 数显恒温水浴锅（金坛市杰瑞尔电器有限公司），CS101-2E 电热鼓风干燥箱（重庆万达仪器有限公司），台式封闭电炉（天津市泰斯特仪器有限公司），马弗炉（龙口市电炉制造厂），称量、干燥器等玻璃仪器（北京博美玻璃有限公司），坩埚（唐山市开平盛兴化学瓷厂）。

乙醇，盐酸，硝酸银（国药集团化学试剂有限公司）。

2 水分

照 2015 年版《中国药典》通则 0832 第二法进行水分测定。取候选标准饮片 2 g，置于干燥至恒重的扁称量瓶中并铺平，开盖在 105℃下鼓风干燥 5 h，盖好瓶盖快速转移到干燥器中冷却，30 min 后精密称定。再开盖在 105℃下鼓风干燥 1 h，盖好瓶盖快速转移到干燥器中冷却，30 min 后精密称定，直至连续两次称量结果的差异不足 5 mg。根据减失水分的重量，计算水分含量（%）。将测得结果进行统计，用均值 ± 标准差分别作为水分检查的上下限。结果见表 4-2-29。

3 灰分

参照 2015 年版《中国药典》（四部）通则 2302 灰分测定法，取候选标准饮片 3 g，置于灼烧至恒重的坩埚中，放在马弗炉中 190℃缓慢加热至炭化，再将温度升高至 600℃的样品完全灰化到恒重。根据残留灰渣的重量，计算总灰分含量（%）。结果见表 4-2-29。

4 浸 出 物

参照 2015 年版《中国药典》（四部）通则 2201 浸出物测定法（热浸法），精密称取候选标准饮片约 2 g，置于 250 mL 的锥形瓶中，精密加水 100 mL，加入沸石后密塞称重，静置 1 h。接上回流冷凝管，并加热至沸腾，保持微沸 1 h，放冷。取下锥形瓶，密塞称重，加水补足失重，摇匀后用干燥的滤器过滤，精密吸取续滤液 25 mL，置于已干燥至恒重的蒸发皿中，在水浴上蒸干。将蒸干溶剂后的蒸发皿于 105℃鼓风干燥 3 h，快速转移到干燥器中冷却，30 min 后精密称定，并以干燥品计算水溶性浸出物含量（%）。结果见表 4-2-29。

依上述方法以 60% 乙醇代替水为溶剂，计算醇溶性浸出物含量（%）。将测得结果进行统计，用均值 ± 标准差分别作为白芍及炒白芍浸出物检查的上下限。结果见表 4-2-29。

表 4-2-29　白芍及炒白芍候选标准饮片一般检查结果（%）

品种	批次	水分	灰分	水溶性浸出物	醇溶性浸出物
白芍	1	10.50	3.45	29.23	23.88
	2	10.50	3.55	30.33	23.80
	3	9.20	3.31	28.82	22.39
	$\bar{x}\pm s$	10.07±0.75	3.44±0.12	29.46±0.78	23.36±0.84
炒白芍	1	7.14	3.36	27.31	20.82
	2	7.26	3.48	27.67	20.98
	3	7.64	3.29	24.75	20.04
	$\bar{x}\pm s$	7.35±0.26	3.38±0.10	26.58±1.59	20.61±0.51

（四）稳定性考察

为考察白芍及炒白芍候选标准饮片的有效期，对其进行了正常室温贮存条件下半年、一年期主要成分含量、水分和浸出物的稳定性考察。结果见图 4-2-35。

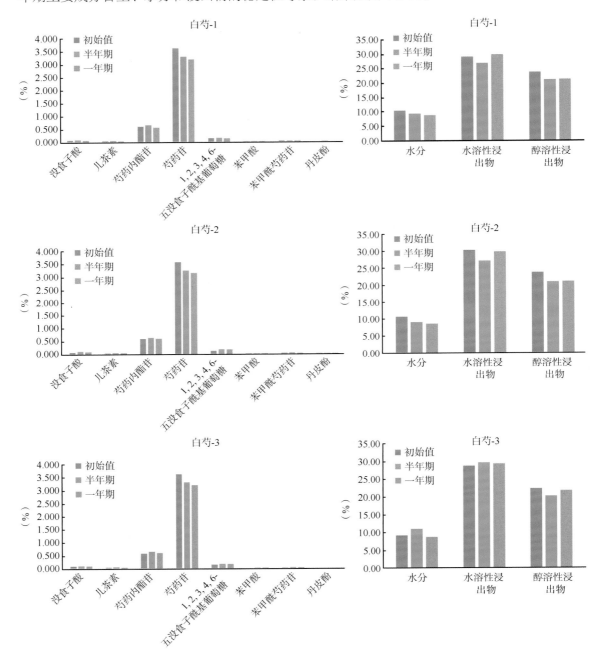

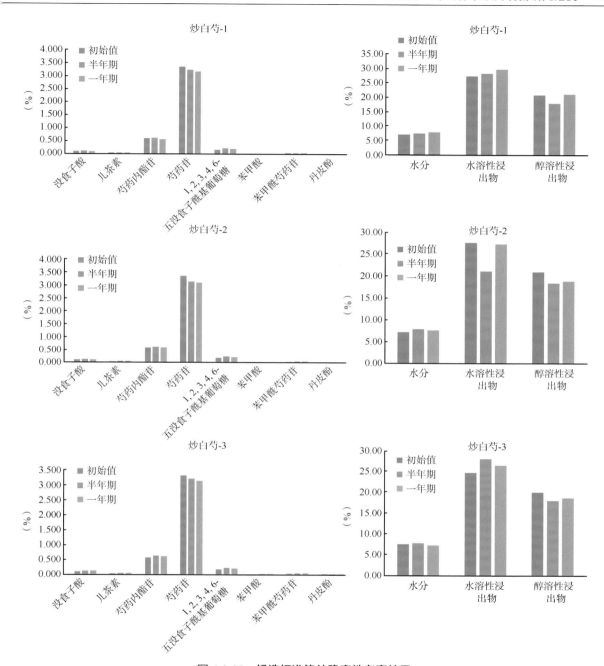

图 4-2-35　候选标准饮片稳定性考察结果

从 3 批白芍及炒白芍的主要成分含量上看，白芍和炒白芍候选标准饮片中的各类成分含量在半年和一年贮存期内除芍药苷成分稍降低之外其余 7 种化学成分变化无显著差异。大部分饮片水分、水溶性浸出物和醇溶性浸出物含量均略有波动，但波动值基本在 2015 年版《中国药典》规定范围内，表明水分和浸出物含量较为稳定。因此，白芍、炒白芍候选标准饮片在正常室温条件下贮存一年质量稳定，可以作为标准物质应用。

（五）小结

通过对白芍及炒白芍候选标准饮片属性识别技术的规范研究，初步确立了两种候选标准饮片的属性识别技术，包含性状、显微鉴别、薄层鉴别、HPLC 特征图谱、含量测定和一般检查（水分、灰分、浸出物）。与 2015 年版《中国药典》相比，白芍及炒白芍饮片分别增加了苯甲酰芍药苷的薄层色谱鉴别及 HPLC 特征图谱表征鉴别项和水溶性浸出物、醇溶性浸出物检查项；含量测定上，白芍与炒白芍饮片中均增加了没食子酸、儿茶素、芍药内酯苷、1, 2, 3, 4, 6- 五没食子酰基葡萄糖、苯甲酸、苯甲酰芍药苷、丹皮酚 7 种成分为含量测定指标，有效地弥补了现行白芍及炒白芍饮片质量标准评价体系的不足之处。

五、候选标准饮片适用性研究

本研究以今后将候选标准饮片作为一种标准物质投入使用为目的，为排除白芍和炒白芍候选标准饮片在采集加工、炮制和属性识别研究过程中的偶然性和偏差，确保其作为标准物质的可靠性和适用性，本文以规范化饮片生产企业生产的白芍饮片 10 批、炒白芍饮片 9 批为研究对象（详细信息见表 4-2-30），对所建立的候选标准饮片的初步标准进行适用性检验，从而验证其作为标准物质的可行性。

表 4-2-30　企业白芍及炒白芍饮片信息表

品种	编号	生产厂家	批号
白芍	B1	北京市双桥燕京中药饮片厂	1607042
	B2	浙江中医药大学中药饮片有限公司	161101
	B3	亳州市沪谯药业有限公司	1610250122
	B4	四川新荷花中药饮片股份有限公司	1612096
	B5	安徽协和成药业饮片有限公司	16111101
	B6	上海德华国药制品有限公司	2016042007
	B7	四川省中药饮片有限责任公司	161215
	B8	广东和翔制药有限公司	HX16A01
	B9	安徽友信药业有限公司	150701
	B10	洛阳康鑫中药饮片有限公司	160701
炒白芍	C1	北京市双桥燕京中药饮片厂	1609036
	C2	浙江中医药大学中药饮片有限公司	170101
	C3	亳州市沪谯药业有限公司	1606130212
	C4	洛阳康鑫中药饮片有限公司	170101
	C5	安徽协和成药业饮片有限公司	16041502
	C6	上海德华国药制品有限公司	2016102001
	C7	四川省中药饮片有限责任公司	160919
	C8	广东和翔制药有限公司	HX16A01
	C9	安徽友信药业有限公司	161101

1 TLC 鉴别适用性检验

以规范化生产企业生产的白芍饮片 10 批、炒白芍饮片 9 批为检验样本,对建立的白芍及炒白芍候选标准饮片的薄层鉴别标准进行适用性检验。照白芍及炒白芍候选标准饮片 TLC 鉴别法进行薄层色谱检识,结果见图 4-2-36、图 4-2-37。

以候选标准饮片为对照,企业饮片中,白芍饮片 10 批、炒白芍饮片 9 批均能检出苯甲酰芍药苷和芍药苷成分,色谱特征与候选标准饮片一致,白芍及炒白芍候选标准饮片的薄层色谱鉴别方法可行。

2 HPLC 特征图谱适用性检验

照白芍和炒白芍候选标准饮片 HPLC 特征图谱方法对企业饮片中 10 批白芍饮片、9 批炒白芍饮片进行测定,并与候选标准饮片对照图谱进行相似度分析。结果见图 4-2-38、图 4-2-39。

结果显示,市售 10 批白芍饮片特征图谱差别不大,图谱中均可见与白芍候选标准饮片中相同的 12 个特征峰,市售 10 批白芍饮片特征图谱与候选标准饮片特征图谱的相似度分别为0.967、0.970、0.978、0.843、0.971、0.973、0.916、0.989、0.989、0.925。市售 10 批白芍饮片中,大多数市售白芍饮片样品与白芍对照图谱的相似度在 0.900 以上,说明白芍候选标准饮片的特征图谱鉴别方法具有广泛的适用性,可用于市场上饮片的通用鉴别。

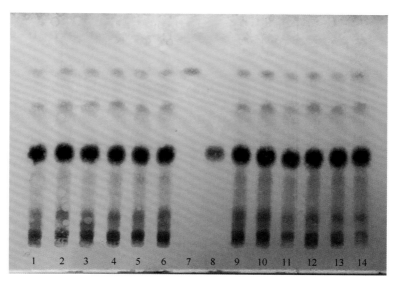

图 4-2-36 白芍候选标准饮片 TLC 适用性检验

1. 北京市双桥燕京中药饮片厂生产的饮片;2. 浙江中医药大学中药饮片有限公司生产的饮片;3. 亳州市沪谯药业有限公司生产的饮片;4. 四川新荷花中药饮片股份有限公司生产的饮片;5. 安徽协和成药业饮片有限公司生产的饮片;6. 白芍候选标准饮片 1;7. 苯甲酰芍药苷对照品;8. 芍药苷对照品;9. 白芍候选标准饮片 2;10. 上海德华国药制品有限公司生产的饮片;11. 四川省中药饮片有限责任公司生产的饮片;12. 广东和翔制药有限公司生产的饮片;13. 安徽友信药业有限公司生产的饮片;14. 洛阳康鑫中药饮片有限公司生产的饮片

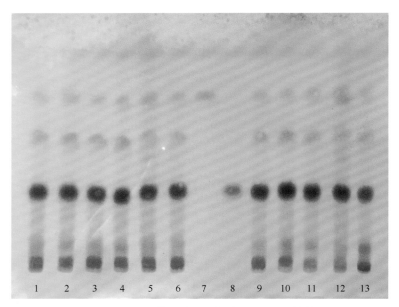

图 4-2-37　炒白芍候选标准饮片 TLC 适用性检验

1. 北京市双桥燕京中药饮片厂生产的饮片；2. 浙江中医药大学中药饮片有限公司生产的饮片；3. 亳州市沪谯药业有限公司生产的饮片；4. 洛阳康鑫中药饮片有限公司生产的饮片；5. 安徽协和成药业饮片有限公司生产的饮片；6. 炒白芍候选标准饮片 1；7. 苯甲酰芍药苷对照品；8. 芍药苷对照品；9. 炒白芍候选标准饮片 2；10. 上海德华国药制品有限公司生产的饮片；11. 四川省中药饮片有限责任公司生产的饮片；12. 广东和翔制药有限公司生产的饮片；13. 安徽友信药业有限公司生产的饮片

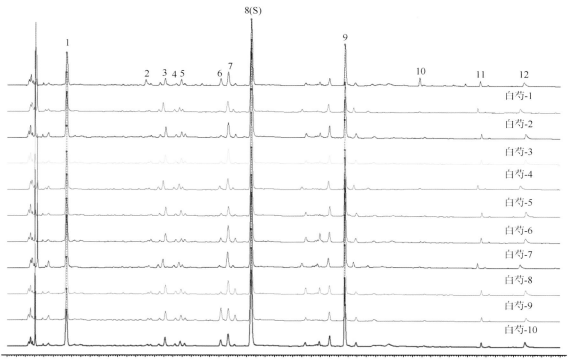

图 4-2-38　白芍特征图谱的适用性检验（单位：min）

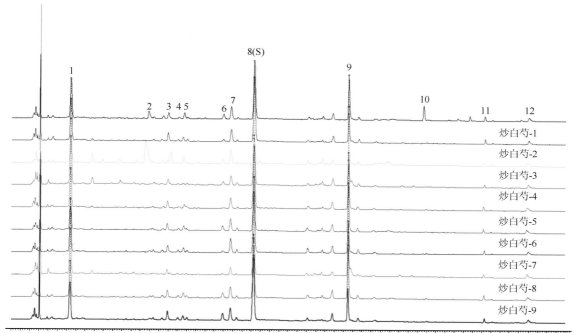

图 4-2-39　炒白芍特征图谱的适用性检验（单位：min）

之后再对市售炒白芍饮片进行相似度评价分析，发现，市售 9 批炒白芍饮片之间及同炒白芍候选标准饮片的特征图谱差别不大，市售 9 批炒白芍饮片特征图谱与候选标准饮片特征图谱的相似度分别为 0.981、0.984、0.951、0.988、0.986、0.988、0.940、0.820、0.982。市售 9 批炒白芍饮片中，其中 8 批与炒白芍对照图谱的相似度在 0.940 以上，说明炒白芍候选标准饮片的特征图谱鉴别方法可行，适用性好。

3　小结

通过对白芍及炒白芍候选标准饮片 TLC、HPLC 特征图谱的适用性检验，证实本研究所建立的 TLC、HPLC 方法能够客观、真实地体现白芍与炒白芍饮片的特征属性和质量优劣，并具有广泛的适用性，可以作为候选标准饮片的主要鉴别属性和质控标准，可应用于白芍不同饮片的鉴别和品质评价。

六、白芍及炒白芍候选标准饮片均匀化、包装及贮存技术规范

（一）白芍候选标准饮片均匀化、包装及贮存技术规范

1　概述

名称：白芍。

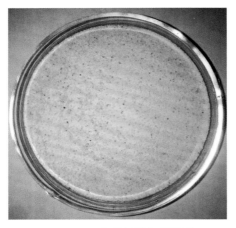

图 4-2-40　白芍候选标准饮片

外观：呈粉末状，类白色，质轻，气微，味微苦、酸（图 4-2-40）。

粒度：60 目。

均匀化方法：粉碎、搅拌混合机混匀。

2　主要设备

吸尘式粉碎机（DCF-400）、槽形混合机（CH-200）、包装机（DZ-400）。

3　均匀化操作要求及其关键参数

炒白芍原形饮片置吸尘式粉碎机中，粉碎 10 min（3500 r/min），过 60 目筛。粉末置槽形混合机中，混合 30 min（24 r/min），至候选标准饮片混合均匀。

4　包装操作要求及其关键参数

候选标准饮片分为瓶装和真空袋装两种规格，每种规格分别设置 200 g 和 10 g 两种装量。真空袋装材料为尼龙高压聚乙烯复合薄膜（GB-12025、YY-0236），200 g 瓶装材料为 PET 塑料密封罐，10 g 瓶装材料为亚克力透明包装瓶。

5　贮存操作要求及其关键参数

阴凉、通风干燥处贮存，注意霉变，保质期暂定 3 年。

6　白芍候选标准饮片质量标准

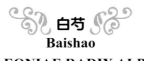

白芍
Baishao
PAEONIAE RADIX ALBA

【原料药材】　毛茛科植物芍药 *Paeonia lactiflora* Pall. 的干燥根。

【采集加工】　栽后 3～5 年即可采收，以 4 年生质量最佳，每年 7～8 月份采挖，之后将芍药根大小分开，在沸水中煮约 10 min，待芍药根表皮发白，无生心，有香气，能弯曲时迅速取出，放入水中浸泡，即刮去外皮，晒干，即可。

【炮制】　取白芍原料药材，去除杂质，大小分开，浸泡 8 h，约七成透时，取出，闷 3～8 h 至内外湿度一致，内无白心时，切薄片，60℃烘干。

【均匀化】　将白芍原形饮片置粉碎机中粉碎，过 60 目筛，搅拌混合均匀后包装。

【性状】　本品为类白色粉末，质轻，气微，味微苦、酸。

【鉴别】

（1）显微鉴别　本品白色或淡黄色。纤维淡黄色，直径 15 ～ 38 μm，成束时颜色加深，一个薄壁细胞中含数个草酸钙簇晶，直径 10 ～ 30 μm；具缘纹孔导管和网纹导管直径 20 ～ 60 μm，并具有较多的糊化淀粉粒团块。

（2）薄层鉴别　取本品 0.5 g，加 50% 乙醇 10 mL，振摇 5 min，滤过，滤液蒸干，残渣加乙醇 1 mL 使溶解，作为供试品溶液。另取芍药苷与苯甲酰芍药苷对照品，加乙醇分别制成每毫升含 1 mg 与 0.6 mg 的溶液，作为对照品溶液。照薄层色谱法（通则 0502）试验，吸取上述 3 种溶液各 10 μL，分别点于同一硅胶 G 薄层板上，以三氯甲烷 - 乙酸乙酯 - 甲醇 - 甲酸（40：5：10：0.2）为展开剂，展开，取出，晾干，喷以 5% 香草醛硫酸溶液，加热至斑点显色清晰。供试品色谱中，在与对照品色谱相应的位置上，显相同颜色的斑点。

（3）特征图谱

色谱条件与系统适用性试验　以十八烷基硅烷键合硅胶为填充剂；以乙腈为流动相 A，以 0.05 mol/L 磷酸水溶液为流动相 B，按表 4-2-31 中的规定进行梯度洗脱；检测波长为 254 nm。理论板数按芍药苷计算应不低于 3000。

表 4-2-31　白芍候选标准饮片特征图谱流动相梯度洗脱表

时间（min）	流动相 A（%）	流动相 B（%）
0 ～ 5	5 ～ 9	95 ～ 91
5 ～ 25	9 ～ 17	91 ～ 83
25 ～ 30	17 ～ 22	83 ～ 78
30 ～ 35	22	78
35 ～ 50	22 ～ 40	78 ～ 60
50 ～ 60	40	60

供试品溶液的制备　取本品 1.0 g，精密称定，精密加入 50% 乙醇 50 mL，称重。超声处理 20 min，放冷，用 50% 乙醇补足失重，摇匀，滤过，取续滤液过微孔滤膜（0.45 μm）即得。

测定法　精密吸取供试品溶液 10 μL，注入液相色谱仪，测定，即得。

供试品特征图谱中应有 12 个特征峰，以参照峰（S）计算各特征峰的相对保留时间，其相对保留时间应在规定值的 ±5% 之内。规定值为 0.240（峰 1）、0.561（峰 2）、0.638（峰 3）、0.685（峰 4）、0.706（峰 5）、0.869（峰 6）、0.903（峰 7）、1.000[峰 8（S）]、1.417（峰 9）、1.730（峰 10）、2.001（峰 11）、2.190（峰 12）。结果见图 4-2-41。

【检查】

水分　不得过 10.8%（2015 年版《中国药典》通则 0832 第二法）。

总灰分　不得过 3.6%（2015 年版《中国药典》通则 2302）。

【浸出物】　照浸出物测定法（2015 年版《中国药典》通则 2201）项下的热浸法测定，用水作溶剂，不得少于 28.7%；用 60% 乙醇作溶剂，不得少于 22.5%。

【含量测定】　照高效液相色谱法（2015 年版《中国药典》通则 0512）测定。

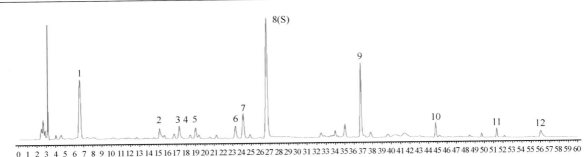

图 4-2-41　白芍候选标准饮片 HPLC 特征图谱（单位：min）

2. 没食子酸；4. 儿茶素；7. 芍药内酯苷；8. 芍药苷；9. 1, 2, 3, 4, 6- 五没食子酰基葡萄糖与苯甲酸；11. 苯甲酰芍药苷；

12. 丹皮酚

（1）没食子酸等 6 种成分的含量测定

　　色谱条件与系统适用性试验　以十八烷基硅烷键合硅胶为填充剂；以乙腈为流动相 A，以 0.05 mol/L 磷酸水溶液为流动相 B，按表 4-2-32 中的规定进行梯度洗脱；检测波长为 230 nm。理论板数按芍药苷计算应不低于 3000。

表 4-2-32　白芍候选标准饮片含量测定流动相梯度洗脱表

时间（min）	流动相 A（%）	流动相 B（%）
0～5	5～9	95～91
5～25	9～17	91～83
25～30	17～22	83～78
30～35	22	78
35～50	22～40	78～60
50～60	40	60

　　对照品溶液的制备　取对照品没食子酸、儿茶素、芍药内酯苷、芍药苷、苯甲酰芍药苷、丹皮酚各适量，加甲醇制成每毫升各含 0.040 mg/mL、0.055 mg/mL、0.590 mg/mL、1.012 mg/mL、0.030 mg/mL、0.011 mg/mL 的混合溶液，即得。

　　供试品溶液的制备　取本品 1.0 g，精密称定，精密加入 50% 乙醇 50 mL，称重。超声处理 20 min，放冷，用 50% 乙醇补足失重，摇匀，滤过，取续滤液过微孔滤膜（0.45 μm）即得。

（2）1, 2, 3, 4, 6- 五没食子酰基葡萄糖与苯甲酸的含量测定

　　色谱条件与系统适用性试验　以十八烷基硅烷键合硅胶为填充剂；以乙腈：0.05 mol/L 磷酸水溶液（18：82）作为流动相；检测波长为 230 nm。理论板数按芍药苷计算应不低于 3000。

　　对照品溶液的制备　取对照品 1, 2, 3, 4, 6- 五没食子酰基葡萄糖与苯甲酸各适量，加甲醇制成每毫升各含 0.165 mg/mL、0.020 mg/mL 的混合溶液，即得。

　　测定法　分别精密吸取对照品溶液与供试品溶液各 10 μL，注入液相色谱仪，测定，即得。

　　本品按干燥品计算，含没食子酸（$C_7H_6O_5$）不得少于 0.08%，儿茶素（$C_{15}H_{14}O_6$）不得少于 0.04%，芍药内酯苷（$C_{23}H_{28}O_{11}$）不得少于 0.58%，芍药苷（$C_{23}H_{28}O_{11}$）不得少于 3.60%，苯甲酰芍药苷（$C_{30}H_{32}O_{12}$）不得少于 0.04%，丹皮酚（$C_9H_{10}O_3$）不得少于 0.01%，1, 2, 3, 4, 6- 五没食子酰基葡萄糖（$C_{41}H_{32}O_{26}$）

不得少于 0.14%，苯甲酸（$C_7H_6O_2$）不得少于 0.01%。上述 8 种成分总量不得少于 4.50%。

（二）炒白芍候选标准饮片均匀化、包装及贮存技术规范

1　概述

名称：炒白芍。

外观：呈粉末状，微黄色或淡棕黄色，质轻，气微香（图 4-2-42）。

粒度：60 目。

均匀化方法：粉碎、搅拌混合机混匀。

2　主要设备

吸尘式粉碎机（DCF-400）、槽形混合机（CH-200）、包装机（DZ-400）。

3　均匀化操作要求及其关键参数

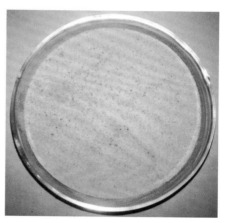

图 4-2-42　炒白芍候选标准饮片

将炒白芍原形饮片置吸尘式粉碎机中，粉碎 10 min（3500 r/min），过 60 目筛。粉末置槽形混合机中，混合 30 min（24 r/min），至候选标准饮片混合均匀。

4　包装操作要求及其关键参数

候选标准饮片分为瓶装和真空袋装两种规格，每种规格分别设置 200 g 和 10 g 两种装量。真空袋装材料为尼龙高压聚乙烯复合薄膜（GB-12025、YY-0236），200 g 瓶装材料为 PET 塑料密封罐，10 g 瓶装材料为亚克力透明包装瓶。

5　贮存操作要求及其关键参数

置于阴凉、通风干燥处，注意霉变，保质期暂定 3 年。

6　炒白芍候选标准饮片质量标准

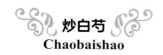

炒白芍
Chaobaishao

【原料药材】　毛茛科植物芍药 *Paeonia lactiflora* Pall. 的干燥根。

【采集加工】 栽后 3 ～ 5 年即可采收，以 4 年生质量最佳，每年 7 ～ 8 月份采挖，之后将芍药根大小分开，在沸水中煮约 10 min，待芍药根表皮发白，无生心，有香气，能弯曲时迅速取出，放入水中浸泡，即刮去外皮，晒干，即可。

【炮制】 取白芍片至已预热的燃气炒药锅内，用文火（80 ～ 120℃）炒至微黄色，取出，晾凉。即得炒白芍原形饮片。

【均匀化】 将炒白芍原形饮片粉碎，过 60 目筛，搅拌混合均匀后包装。

【性状】 本品微黄色或淡棕黄色粉末，质轻，气微香。

【鉴别】

（1）显微鉴别 本品微黄色或淡棕黄色。纤维微黄色，直径 15 ～ 38 μm，成束时颜色加深，一个薄壁细胞内含数个草酸钙簇晶，直径 10 ～ 30 μm；具缘纹孔导管和网纹导管直径 20 ～ 60 μm，并具有较多的糊化淀粉粒团块，且糊化淀粉粒大量成团。

（2）薄层鉴别 取本品 0.5 g，加 50% 乙醇 10 mL，振摇 5 min，滤过，滤液蒸干，残渣加乙醇 1 mL 使溶解，作为供试品溶液。另取芍药苷与苯甲酰芍药苷对照品，加乙醇分别制成每毫升含 1 mg 与 0.6 mg 的溶液，作为对照品溶液。照薄层色谱法（通则 0502）试验，吸取上述三种溶液各 10 μL，分别点于同一硅胶 G 薄层板上，以三氯甲烷 - 乙酸乙酯 - 甲醇 - 甲酸（40∶5∶10∶0.2）为展开剂，展开，取出，晾干，喷以 5% 香草醛硫酸溶液，加热至斑点显色清晰。供试品色谱中，在与对照品色谱相应的位置上，显相同颜色的斑点。

（3）特征图谱

色谱条件与系统适用性试验 以十八烷基硅烷键合硅胶为填充剂；以乙腈为流动相 A，以 0.05 mol/L 磷酸水溶液为流动相 B，按表 4-2-33 中的规定进行梯度洗脱；检测波长为 254 nm。理论板数按芍药苷计算应不低于 3000。

表 4-2-33 炒白芍候选标准饮片特征图谱流动相梯度洗脱表

时间（min）	流动相 A（%）	流动相 B（%）
0 ～ 5	5 ～ 9	95 ～ 91
5 ～ 25	9 ～ 17	91 ～ 83
25 ～ 30	17 ～ 22	83 ～ 78
30 ～ 35	22	78
35 ～ 50	22 ～ 40	78 ～ 60
50 ～ 60	40	60

供试品溶液的制备 取本品 1.0 g，精密称定，精密加入 50% 乙醇 50 mL，称重。超声处理 20 min，放冷，用 50% 乙醇补足失重，摇匀，滤过，取续滤液过微孔滤膜（0.22 μm）即得。

测定法 精密吸取供试品溶液 10 μL，注入液相色谱仪，测定，即得。

供试品特征图谱中应有 12 个特征峰，以参照峰（S）计算各特征峰的相对保留时间，其相对保留时间应在规定值的 ±5% 之内。规定值为 0.240（峰 1）、0.561（峰 2）、0.638（峰 3）、0.685（峰 4）、0.706（峰 5）、0.869（峰 6）、0.903（峰 7）、1.000[峰 8（S）]、1.417（峰 9）、1.730（峰 10）、2.001（峰 11）、2.190（峰 12）。结果见图 4-2-43。

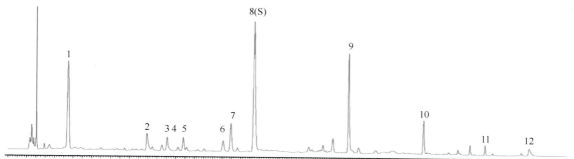

图 4-2-43 炒白芍候选标准饮片 HPLC 特征图谱（单位：min）

2. 没食子酸；4. 儿茶素；7. 芍药内酯苷；8. 芍药苷；9. 1, 2, 3, 4, 6- 五没食子酰基葡萄糖与苯甲酸；11. 苯甲酰芍药苷；

12. 丹皮酚

【检查】

水分 不得过 7.6%（2015 年版《中国药典》通则 0832 第二法）。

总灰分 不得过 3.5%（2015 年版《中国药典》通则 2302）。

【浸出物】 照浸出物测定法（2015 年版《中国药典》通则 2201）项下的热浸法测定，用水作溶剂，不得少于 25.0%；用 60% 乙醇作溶剂，不得少于 20.0%。

【含量测定】 照高效液相色谱法（2015 年版《中国药典》通则 0512）测定。

（1）没食子酸等六种成分的含量测定

色谱条件与系统适用性试验 以十八烷基硅烷键合硅胶为填充剂；以乙腈为流动相 A，以 0.05 mol/L 磷酸水溶液为流动相 B，按表 4-2-34 中的规定进行梯度洗脱；检测波长为 230 nm。理论板数按芍药苷计算应不低于 3000。

表 4-2-34 炒白芍候选标准饮片含量测定流动相梯度洗脱表

时间（min）	流动相 A（%）	流动相 B（%）
0～5	5～9	95～91
5～25	9～17	91～83
25～30	17～22	83～78
30～35	22	78
35～50	22～40	78～60
50～60	40	60

对照品溶液的制备 取对照品没食子酸、儿茶素、芍药内酯苷、芍药苷、苯甲酰芍药苷、丹皮酚各适量，加甲醇制成每毫升各含 0.040 mg/mL、0.055 mg/mL、0.590 mg/mL、1.012 mg/mL、0.030 mg/mL、0.011 mg/mL 的混合溶液，即得。

供试品溶液的制备 取本品 1.0 g，精密称定，精密加入 50% 乙醇 50 mL，称重。超声处理 20 min，放冷，用 50% 乙醇补足失重，摇匀，滤过，取续滤液过微孔滤膜（0.45 μm）即得。

（2）1, 2, 3, 4, 6- 五没食子酰基葡萄糖、苯甲酸的含量测定

色谱条件与系统适用性试验 以十八烷基硅烷键合硅胶为填充剂；以乙腈∶0.05 mol/L 磷酸水溶液（18∶82）为流动相；检测波长为 230 nm。理论板数按芍药苷计算应不低于 3000。

对照品溶液的制备　取对照品 1, 2, 3, 4, 6- 五没食子酰基葡萄糖、苯甲酸各适量，加甲醇制成每毫升各含 0.165 mg/mL、0.020 mg/mL 的混合溶液，即得。

测定法　分别精密吸取对照品溶液与供试品溶液各 10 μL，注入液相色谱仪，测定，即得。

本品按干燥品计算，含没食子酸（$C_7H_6O_5$）不得少于 0.10%，儿茶素（$C_{15}H_{14}O_6$）不得少于 0.04%，芍药内酯苷（$C_{23}H_{28}O_{11}$）不得少于 0.58%，芍药苷（$C_{23}H_{28}O_{11}$）不得少于 3.30%，苯甲酰芍药苷（$C_{30}H_{32}O_{12}$）不得少于 0.04%，丹皮酚（$C_9H_{10}O_3$）不得少于 0.01%，1, 2, 3, 4, 6- 五没食子酰基葡萄糖（$C_{41}H_{32}O_{26}$）不得少于 0.17%，苯甲酸（$C_7H_6O_2$）不得少于 0.01%。上述 8 种成分总量不得少于 4.25%。

第三节　侧柏叶及侧柏叶炭标准饮片制备

一、原料药材的采集加工技术规范研究

侧柏叶为柏科植物侧柏 *Platycladus orientalis*（L.）Franco 的干燥枝梢及叶，始载于《神农本草经》，列为上品，据《诗经》《滇南本草》等古代本草记载，侧柏又名柏、扁柏、崖柏、香柏、黄心柏、扁松、云片柏、松蟠、片松、喜柏，多以侧柏记载。宋代苏颂《本草图经》载曰："其叶皆侧向，三月开花，九月结子成熟，取采蒸曝，春播取仁用，其叶名侧柏。"宋代陆佃《埤雅》载曰："柏之指西，犹针之指南也。柏有数种，入药惟取叶扁而侧生者，故曰侧柏。"元代朱丹溪《本草衍义补遗》曰："万木皆向阳，柏独西指，受金之正气，坚劲不凋，多寿之木……"明代魏子才《六书精蕴》曰："万木皆向阳，而柏独西指，故字从白。白者，西方也。"清代黄宫绣《本草求真》载："然禀受西金，坚劲不凋。"从历代本草著作记载中关于侧柏叶名称中可见，侧柏别名众多，在植物形态方面因"柏独西指""禀受西金，坚劲不凋、一一西指也"等而得名；在药用价值方面因"柏有数种，入药惟取叶扁而侧生者，故曰侧柏"而得名。

侧柏叶作为一种重要的中药资源，历代著名本草对侧柏叶的资源分布有所记载。《名医别录》曰："柏实生泰山山谷，柏叶尤良，处处有柏，当以太山 [今山东泰山] 为佳尔。"唐代苏敬《新修本草》曰："今太山无复采子，唯出陕州宜州为胜。"这里的陕州指陕西关中平原一带，宜州指广西桂林一带。宋代苏颂《本草图经》曰："柏实以乾州者为最……其叶名侧柏，密州出者尤佳。古柏叶尤奇，益州诸葛孔明庙中有大柏木。"这里提到的密州为山东的诸城一带，益州诸葛孔明庙为四川省一代。宋代陈承《本草别说》曰："陶隐居说柏忌冢墓上者，而今乾州者皆是乾陵所出。"宋代寇宗奭《本草衍义》曰："尝官陕西每登高望之虽千万株皆一一西指。"现代《实用本草》《全国中草药汇编》《中药八百种详解》《食物本草》等对侧柏叶资源的分布记载是全国大部分地区均产。有关侧柏叶资源的分布，本草古籍记载以"太山""密州"出者为佳，但随着中药材资源普查的发展及临床用药的研究，认为我国大部分地区除青海、新疆外均有侧柏叶分布，未对其道地性有明确规定。

《全国中药炮制规范》收载侧柏叶为栽培或野生，全国大部分地区多有生产，《新编中药志》记载侧柏叶主要分布于辽宁、河北、河南、山东、山西、内蒙古、陕西、甘肃、江苏、安徽、浙江、江西、福建、台湾、湖北、湖南、广东、广西、四川、贵州、云南等地。从安徽亳州、

河北安国药材市场、山东博康中药饮片有限公司、山东百味堂中药饮片有限公司调研来看，各地侧柏叶饮片均有销售，因此认为侧柏叶全国各地产的均可。

　　根据上述考证和省时省力的原则，加之山东地区侧柏叶资源较为丰富，故本课题采用山东地区侧柏叶为原料药材。2015 年版《中国药典》一部侧柏叶项下规定"侧柏叶多在夏、秋二季采收，阴干"。结果：相同季节，不同地点采集的侧柏叶饮片质量未见明显变化规律。不同季节，相同地点采集侧柏叶存在明显的质量差异。此外，针对侧柏叶采收后阴干耗时较长的缺点，对侧柏叶不同干燥方式进行了考察，认为热风 40℃干燥可以作为侧柏叶药材较为适宜的现代干燥加工方法替代传统阴干法。

　　2015 年版《中国药典》对侧柏叶的外观描述：本品多分枝，小枝扁平。叶细小鳞片状，交互对生，贴伏于枝上，深绿色或黄绿色。质脆，易折断。气清香，味苦涩、微辛。不同干燥方法侧柏叶饮片干燥时间、干燥前后质量见表 4-3-1，侧柏叶图片见图 4-3-1。结果：40℃烘干与传统阴干的侧柏叶在外观性状上无显著差异，但晒干、50℃烘干的侧柏叶饮片颜色相对较暗，70℃、60℃烘干的饮片颜色较暗且发黄。

表 4-3-1　不同干燥方法侧柏叶饮片干燥时间、干燥前后质量

编号	干燥方式	干燥前	干燥后	干燥时间
1	阴干	200 g	124.3 g	240 h
2	晒干	200 g	111.2 g	17 h 晒 +175 h 阴
3	70℃烘干	200 g	107.1 g	4.5 h
4	60℃烘干	200 g	120.7 g	9 h
5	50℃烘干	200 g	118.1 g	24 h
6	40℃烘干	200 g	117.5 g	53.5 h

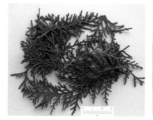
侧柏叶（鲜品）

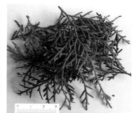
侧柏叶（阴干）

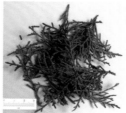
侧柏叶（晒干）

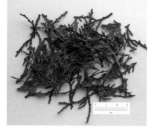
侧柏叶（70℃烘干）

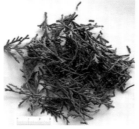
侧柏叶（60℃烘干）

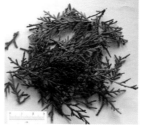
侧柏叶（50℃烘干）

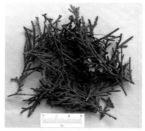
侧柏叶（40℃烘干）

图 4-3-1　不同干燥方法侧柏叶

对不同干燥方法侧柏叶进行薄层鉴别，取待测样品粉末 1 g，加 70% 甲醇 20 mL，超声处理 30 min，过滤，滤液水浴蒸干，加甲醇 2 mL 使溶解，作为供试品溶液；另取槲皮苷标准品，加乙醇配制为 0.1 mg/mL 的溶液，作为对照品溶液；照薄层色谱法（通则 0502）试验，吸取供试品溶液和对照品溶液各 3 μL，分别点于同一硅胶 G 薄层板上，以体积比为 12：1：1 的乙酸乙酯 - 甲酸 - 水为展开剂展开，取出，晾干，喷以 1% 的三氯化铝 - 乙醇溶液，100℃加热 5 min，紫外光灯 365 nm 下检视。TLC 鉴定结果见图 4-3-2，结果 6 种不同干燥方法的侧柏叶中均能检出槲皮苷，且并未见明显差异。

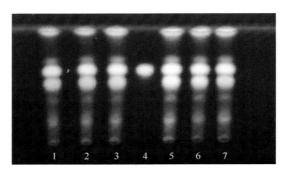

图 4-3-2　以槲皮苷为对照品的侧柏叶饮片 TLC 图谱

1. 侧柏叶（阴干）；2. 侧柏叶（晒干）；3. 侧柏叶（70℃烘干）；4. 槲皮苷对照品；5. 侧柏叶（60℃烘干）；

6. 侧柏叶（50℃烘干）；7. 侧柏叶（40℃烘干）

照 2015 年版《中国药典》一部侧柏叶项下检查项进行测定。

水分测定　照《中国药典》2015 年版四部（通则 0832）水分测定法中的第四法（甲苯法）测定 6 批侧柏叶饮片水分含量，结果见表 4-3-2。

总灰分测定　照 2015 年版《中国药典》四部（通则 2302）测定 6 批侧柏叶饮片的总灰分含量，结果见表 4-3-2。

酸不溶性灰分测定　取上项所得总灰分，照 2015 年版《中国药典》四部（通则 2302）测定 6 批侧柏叶饮片酸不溶灰分含量，结果见表 4-3-2。

照 2015 年版《中国药典》一部侧柏叶项下浸出物项下方法进行测定。结果见表 4-3-2。

表 4-3-2　不同干燥方式侧柏叶水分、总灰分、酸不溶性灰分和浸出物含量（$n=2$）

编号	干燥方式	水分（%）	总灰分（%）	酸不溶性灰分（%）	浸出物（%）
1	阴干	6.72	5.41	0.31	30.90
2	晒干	6.86	5.72	0.25	28.00
3	70℃烘干	4.40	5.81	0.48	25.68
4	60℃烘干	6.04	5.06	0.61	28.74
5	50℃烘干	4.53	7.16	0.37	26.13
6	40℃烘干	7.44	7.08	0.47	28.54

由表 4-3-2 可以看出，6 批侧柏叶饮片的水分含量在 4.40%～7.44%，均符合药典水分不得过 11.0% 的规定；总灰分在 5.06%～7.16%，均符合药典不得过 10.0% 的规定；酸不溶性灰分在 0.25%～0.61%，均符合药典不得过 3.0% 的规定；浸出物含量在 25.68%～30.90%，均符合药典不得少于 15.0% 的规定。

照 2015 年版《中国药典》一部侧柏叶项下含量测定方法对 6 批侧柏叶饮片进行槲皮苷含量测定。不同干燥方法侧柏叶中槲皮苷含量测定结果见表 4-3-3。

表 4-3-3　不同干燥方法侧柏叶中槲皮苷含量测定结果（$n=2$）

编号	干燥方式	槲皮苷含量（%）
1	阴干	0.44
2	晒干	0.37
3	70℃烘干	0.37
4	60℃烘干	0.40
5	50℃烘干	0.42
6	40℃烘干	0.43

由表 4-3-3 可以看出，不同干燥方式侧柏叶中槲皮苷含量在 0.37%～0.44%，均符合药典槲皮苷含量不得少于 0.10% 的规定。采用阴干的方式侧柏叶中槲皮苷的含量较高，但自然温度下，干燥时间较长，40℃、50℃烘干侧柏叶中槲皮苷的含量也较高，晒干方式侧柏叶中槲皮苷的含量相对较低；70℃烘干由于采用较高温度加热药材，干燥迅速，致槲皮苷含量最低。不同干燥方法所得侧柏叶中槲皮苷含量示意图见图 4-3-3，由图 4-3-3 可见，以指标性成分槲皮苷含量测定结果显示适宜干燥方法的顺序为阴干＞40℃烘干＞50℃烘干＞60℃烘干＞70℃烘干＞晒干。

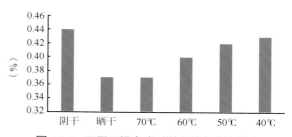

图 4-3-3　不同干燥方式对槲皮苷含量的影响

综合上述研究结果，不同干燥方法对侧柏叶质量存在一定的影响，尤其在外观性状和槲皮苷含量方面，根据上述研究结果认为阴干即传统干燥方式干燥周期长、干燥程度不易把控；40℃烘干干燥样品外观为黄绿色，色泽较为鲜艳，质脆易碎，且干燥时间较短、温度时间参数可控、药材质量较稳定；50℃、60℃、70℃烘干虽然用时较短，但干燥样品可能因为新鲜样品快速失水而导致局部温度过高，颜色较暗，且槲皮苷含量较低；晒干方式槲皮苷含量也相对较低。综合考虑侧柏叶药材干燥加工过程中的外观性状、质量稳定性、干燥成本、周期及操作难易程度，认为 40℃烘干可以作为侧柏叶药材较为适宜的现代干燥加工方法替代传统阴干法。

综上，本课题按照药典规定的传统方法进行干燥，先后采集山东济南、临沂的侧柏叶，除去木质枝及干叶等杂质，阴干。共采集 30 kg。按要求填写原料药材采集加工技术参数表，准确记录采集、加工人员信息，见表 4-3-4。

表 4-3-4　侧柏叶原料药材采集加工技术参数

药材名称	侧柏叶	原料用途	制备侧柏叶及侧柏炭饮片
基原	柏科植物侧柏 *Platycladus orientalis*（L.）Franco 的枝梢及叶		
采集地点	山东济南、临沂	采集人	石典花、张乐林等
采集时间	2015 年 8 月、10 月	生长情况	野生
采集量	每批 10 kg	鉴定人	林慧彬
鉴定单位	山东省中医药研究院	加工人	石典花、宗珊珊等
加工方法	除去木质枝及干叶等杂质，阴干		
药材照片			

1　侧柏叶原料药材的外观

侧柏叶原料药材多分枝，小枝扁平。叶细小鳞片状，交互对生，贴伏于枝上，深绿色或黄绿色。质脆，易折断。气清香，味苦涩、微辛。

2　侧柏叶原料药材的 TLC 图谱

2.1　材料

KQ-100DE 超声波清洗仪（昆山市超声仪器有限公司），HH-4 数显恒温水浴锅（金坛市杰瑞尔电器有限公司），CS101-2E 电热鼓风干燥箱（重庆万达仪器有限公司），层析缸（20 cm×10 cm）。硅胶 G 薄层板（青岛海洋公司），乙酸乙酯、甲酸乙酯、甲酸、甲醇、甲苯、三氯化铝、乙醇均为分析纯（国药集团化学试剂有限公司）。

槲皮苷、异槲皮苷和穗花双黄酮对照品（成都普瑞法科技开发有限公司，批号16022001、PRF8030703、PRF7122043）。

2.2　方法与结果

2.2.1　供试品溶液的制备

取原料药材粉末 1 g，置具塞锥形瓶内，加 70% 甲醇 20 mL，超声处理 30 min，过滤，滤液水浴蒸干，残渣加甲醇 2 mL 使溶解，作为供试品溶液。

2.2.2　对照品溶液的制备

取槲皮苷对照品，加乙醇制成 0.1 mg/mL 的溶液，作为对照品溶液。另取异槲皮苷、槲皮苷、穗花双黄酮对照品，加甲醇制成异槲皮苷 0.1 mg/mL、槲皮苷 1 mg/mL、穗花双黄酮 0.1 mg/mL 的混合对照品溶液。

2.2.3　薄层鉴别

（1）槲皮苷的检出　照薄层色谱法试验（2015 年版《中国药典》四部通则 0502），吸取供试品溶液和对照品溶液各 3 μL，分别点于同一硅胶 G 薄层板上，以乙酸乙酯 - 甲酸 - 水（12∶1∶1）为展开剂展开，取出，晾干，喷以 1% 的三氯化铝 - 乙醇溶液，置紫外光灯 365nm 下检视。薄层图谱见图 4-3-4。由图 4-3-4 可见，各批侧柏叶在槲皮苷对照品相应的位置上，均显相同颜色的荧光斑点。

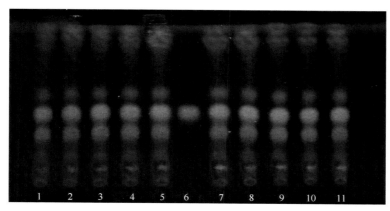

图 4-3-4　侧柏叶原料药材的 TLC 图谱（槲皮苷）

1、5. 侧柏叶（燕子山）；2、4. 侧柏叶（济南南部山区）；3. 侧柏叶（济南佛慧山）；6. 槲皮苷对照品；7. 侧柏叶（临沂东山）；8. 侧柏叶（临沂洪山）；9. 侧柏叶（临沂西北山）；10. 侧柏叶（临沂费县）；11. 侧柏叶（济南章丘）

（2）异槲皮苷、槲皮苷和穗花双黄酮的检出　照薄层色谱法（通则 0502）试验，吸取供试品溶液和对照品溶液各 3 μL，分别点于同一硅胶 G 薄层板上，以乙酸乙酯 - 甲醇 - 水（100∶17∶13）为展开剂，展至约 3 cm，取出，晾干，再以甲苯（水饱和）- 甲酸乙酯 - 甲酸（4.5∶4.5∶1）为展开剂，展开，取出，晾干，喷以 1% 三氯化铝试液，100℃加热 5 min，置紫外光灯（365 nm）下检视，薄层图谱见图 4-3-5。由图 4-3-5 可见，各批侧柏叶在异槲皮苷、槲皮苷和穗花双黄酮对照品相应的位置上，均显相同颜色的荧光斑点。

3　侧柏叶原料药材的 HPLC 特征图谱

3.1　材料

3.1.1　仪器

高效液相色谱仪（美国 Waters 公司，Waters 2695 Separations Module，2996 PAD 检测器），瑞士 METTLER XS205 DU10^{-5} 型电子天平（瑞士梅特勒 - 托利多仪器上海有限公司），LC-

350A 型超声波中药处理机（济宁市中区鲁超仪器厂）。KQ-100DE 超声波清洗仪（昆山市超声仪器有限公司），0.45 μm 微孔滤膜（天津津腾实验设备有限公司）。

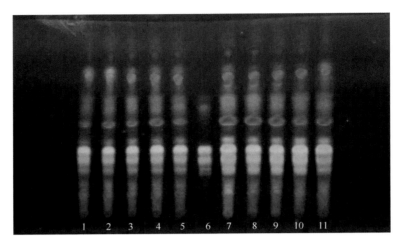

图 4-3-5　侧柏叶原料药材的 TLC 图谱（异槲皮苷、槲皮苷和穗花双黄酮）

1、5. 侧柏叶（燕子山）；2、4. 侧柏叶（济南南部山区）；3. 侧柏叶（济南佛慧山）；6. 混合对照（自上至下分别为穗花双黄酮、槲皮苷、异槲皮苷）；7. 侧柏叶（临沂东山）；8. 侧柏叶（临沂洪山）；9. 侧柏叶（临沂西北山）；10. 侧柏叶（临沂费县）；11. 侧柏叶（济南章丘）

3.1.2　试药

杨梅苷对照品（成都普瑞法科技开发有限公司，批号 PRF8031443），异槲皮苷对照品（成都普瑞法科技开发有限公司，批号 PRF8030703），槲皮苷对照品（成都普瑞法科技开发有限公司，批号 16022001），穗花双黄酮对照品（成都普瑞法科技开发有限公司，批号 PRF7122043），纯度均≥ 98%。

3.1.3　试剂

甲醇（美国 Fisher 公司）为色谱纯，磷酸、乙腈均为色谱纯，实验用水均为纯净水。

3.2　色谱条件

Waters symmetry 色谱柱（4.6 mm×250 mm，5 μm），柱温 30℃，进样体积 5 μL，流速 1.0 mL/min，检测波长为 355 nm。以乙腈（A）-0.1% 磷酸（B）为流动相，梯度洗脱：0 ～ 30 min，10% ～ 20%（A）；30 ～ 50 min，20% ～ 40%（A）；50 ～ 90 min，40% ～ 70%（A）；90 ～ 110 min，70% ～ 100%（A）。

3.3　供试品溶液的制备

精密称取侧柏叶原料药材粉末 1.0 g，置具塞锥形瓶中，加甲醇 25 mL，称重，超声处理 30 min，放冷，再称定重量，用甲醇补足失重，摇匀，滤过，取续滤液用微孔滤膜（0.45 μm）滤过，即得。

3.4 对照品溶液的制备

分别精密称取杨梅苷、槲皮苷、异槲皮苷、穗花双黄酮对照品各适量，加甲醇制成浓度分别为 0.974 mg/mL、0.100 mg/mL、1.200 mg/mL、0.133 mg/mL 的混合对照品溶液。

3.5 精密度试验

精密称取侧柏叶原料药材粉末 1.0 g，制成供试品溶液，连续进样 6 次，以槲皮苷为参照物计算相对保留时间和相对峰面积，计算 RSD 值。结果显示，各色谱峰 RSD 值小于 5.0%，表明仪器精密度良好。

3.6 稳定性试验

精密称取侧柏叶原料药材粉末 1.0 g，制成供试品溶液，分别于 0 h、2 h、4 h、6 h、12 h、24 h 进样分析，以槲皮苷为参照物计算相对保留时间和相对峰面积，计算 RSD 值。结果显示，各色谱峰 RSD 值小于 5.0%，表明供试品溶液在 24 h 内稳定。

3.7 重复性试验

精密称取侧柏叶原料药材粉末 5 份，每份 1.0 g，制成供试品溶液，分别进样分析，以槲皮苷为参照物计算相对保留时间和相对峰面积，计算 RSD 值。结果显示，各色谱峰 RSD 值小于 5.0%，表明该方法重复性良好。

3.8 特征图谱特征峰的确定

按照已建立的特征图谱测定方法，对侧柏叶原料药材 10 批进行测定。结果显示，侧柏叶特征图谱应检测到 18 个特征峰。结果见图 4-3-6。

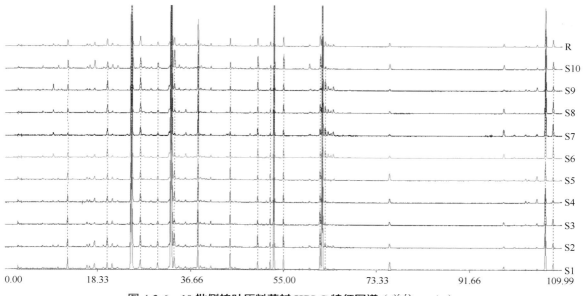

图 4-3-6　10 批侧柏叶原料药材 HPLC 特征图谱（单位：min）

S1、S5. 侧柏叶（燕子山）；S2、S4. 侧柏叶（济南部山区）；S3. 侧柏叶（济南佛慧山）；S6. 侧柏叶（临沂东山）；S7. 侧柏叶（临沂洪山）；S8. 侧柏叶（临沂西北山）；S9. 侧柏叶（临沂费县）；S10. 侧柏叶（济南章丘）；R. 对照指纹图谱

3.9 特征图谱特征峰的归属

以已知化学成分为对照，对中药指纹图谱相似度软件生成的侧柏叶药材特征图谱进行色谱峰归属，归属了 4 个特征峰，分别为杨梅苷、异槲皮苷、槲皮苷和穗花双黄酮。结果见图 4-3-7、图 4-3-8。

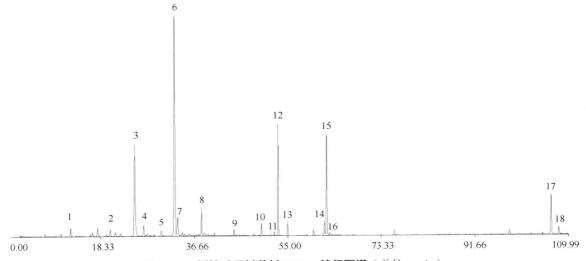

图 4-3-7 侧柏叶原料药材 HPLC 特征图谱（单位：min）

3. 杨梅苷；4. 异槲皮苷；6. 槲皮苷；12. 穗花双黄酮

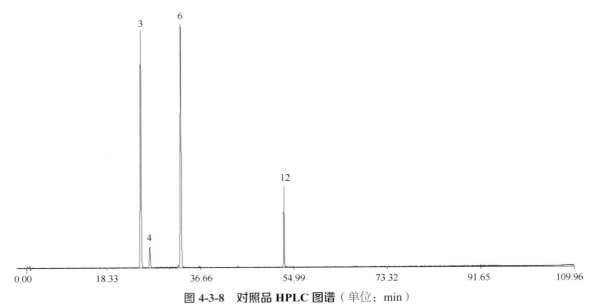

图 4-3-8 对照品 HPLC 图谱（单位：min）

3. 杨梅苷；4. 异槲皮苷；6. 槲皮苷；12. 穗花双黄酮

4 侧柏叶原料药材主要成分含量测定

4.1 材料

4.1.1 仪器

UitiMate3000 全自动高效液相色谱仪（UV 检测器），瑞士 METTLER XS205 DU10^{-5} 型电子天平（瑞士梅特勒 - 托利多仪器上海有限公司），LC-350A 型超声波中药处理机（济宁市中区鲁超仪器厂），KQ-100DE 超声波清洗仪（昆山市超声仪器有限公司），0.45 μm 微孔滤膜（天津津腾实验设备有限公司）。

4.1.2 试药

杨梅苷对照品（成都普瑞法科技开发有限公司，批号 PRF8031443），异槲皮苷对照品（成都普瑞法科技开发有限公司，批号 PRF8030703），槲皮苷对照品（成都普瑞法科技开发有限公司，批号 16022001），穗花双黄酮对照品（成都普瑞法科技开发有限公司，批号 PRF7122043），纯度均≥ 98%。

4.1.3 试剂

甲醇（美国 Fisher 公司）为色谱纯，磷酸、乙腈均为色谱纯，实验用水均为纯净水。

4.2 方法与结果

4.2.1 色谱条件

Phenomenex Gemini 色谱柱（4.6 mm×250 mm，5 μm），柱温 35℃，进样体积 10 μL，流速 1.0 mL/min，检测波长为 355 nm。以乙腈（A）-0.1% 磷酸（B）为流动相，梯度洗脱：0 ～ 20 min，17%（A）；20 ～ 60 min，17% ～ 50%（A）。此色谱条件下，各目标成分分离度良好，见图 4-3-9。

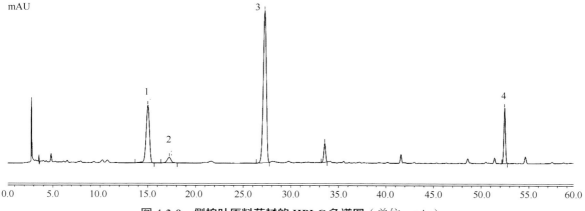

图 4-3-9 侧柏叶原料药材的 HPLC 色谱图（单位：min）

1. 杨梅苷；2. 异槲皮苷；3. 槲皮苷；4. 穗花双黄酮

4.2.2　供试品溶液的制备

精密称取侧柏叶原料药材粉末 1 g，置具塞锥形瓶中，加甲醇 25 mL，称重，超声处理 30 min，放冷，再称定重量，用甲醇补足失重，摇匀，滤过，取续滤液用微孔滤膜（0.45 μm）滤过，即得。

4.2.3　对照品溶液的制备

分别精密称取对照品杨梅苷、槲皮苷、异槲皮苷、穗花双黄酮对照品各适量，加甲醇制成浓度分别为 0.974 mg/mL、0.100 mg/mL、1.200 mg/mL、0.133 mg/mL 的混合对照品溶液。

4.2.4　线性关系考察

精密吸取混合对照品储备液 1 mL，置 10 mL 容量瓶中，用甲醇溶解，并定容至刻度，摇匀，作为混合对照品溶液；精密吸取混合对照品溶液 0 μL、2 μL、4 μL、6 μL、8 μL、10 μL、15 μL 进样分析，以进样量（ng）为横坐标 X，峰面积为纵坐标 Y，计算回归方程。结果见表 4-3-5。

表 4-3-5　侧柏叶原料药材含量测定线性关系考察结果

成分	回归方程	相关系数 r^2	线性范围（ng）
杨梅苷	$Y = 33.3940X + 0.0604$	0.9997	0 ~ 1.4610
异槲皮苷	$Y = 0.0274X + 0.0536$	0.9953	0 ~ 150.45
槲皮苷	$Y = 0.0298X - 0.0551$	0.9998	0 ~ 1800
穗花双黄酮	$Y = 4.6229X + 0.1883$	0.9999	0 ~ 50.1

4.2.5　精密度试验

取同一混合对照品溶液连续进样 5 次，记录峰面积，计算 RSD 值。结果显示，各成分 RSD 值在 0.07% ~ 0.16%，表明仪器精密度良好。结果见表 4-3-6。

表 4-3-6　侧柏叶原料药材含量测定精密度试验结果

进样编号	杨梅苷峰面积	RSD（%）	异槲皮苷峰面积	RSD（%）	槲皮苷峰面积	RSD（%）	穗花双黄酮峰面积	RSD（%）
1	22.4560		2.6105		55.5986		10.3956	
2	22.5180		2.6210		55.6158		10.4048	
3	22.5524	0.16	2.6155	0.14	55.6563	0.09	10.4019	0.07
4	22.5128		2.6142		55.6385		10.4093	
5	22.4860		2.6152		55.5332		10.3899	

4.2.6　稳定性试验

精密称取侧柏叶原料药材供试品溶液，分别于 0 h、2 h、4 h、6 h、8 h、10 h、12 h、24 h 进样 10 μL，记录峰面积，计算 RSD 值。结果显示，各成分 RSD 值在 0.48% ~ 0.62%，表明供试品溶液在 24 h 内稳定。结果见表 4-3-7。

表 4-3-7 侧柏叶原料药材含量测定稳定性试验结果

时间（h）	杨梅苷峰面积	RSD（%）	异槲皮苷峰面积	RSD（%）	槲皮苷峰面积	RSD（%）	穗花双黄酮峰面积	RSD（%）
0	22.2245		2.5725		54.5997		10.2009	
2	22.1588		2.5669		54.7232		10.2334	
4	22.3903		2.5980		55.2167		10.3285	
6	22.3586		2.5955		55.1385		10.3053	
8	22.4166	0.48	2.5860	0.56	55.275	0.59	10.3339	0.62
10	22.4636		2.5971		55.5419		10.3901	
12	22.3235		2.5981		55.1298		10.3118	
24	22.4472		2.6103		55.4477		10.3678	

4.2.7　重复性试验

精密称取侧柏叶原料药材粉末 5 份，每份 1.0 g，制成供试品溶液，分别进样分析，记录峰面积，计算各成分含量（mg/g），并计算 RSD 值。结果显示，各成分的 RSD 值分别在 1.54% ~ 1.92%，表明该方法重复性良好。结果见表 4-3-8。

表 4-3-8 侧柏叶原料药材含量测定重复性试验结果

编号	杨梅苷（mg/g）	RSD（%）	异槲皮苷（mg/g）	RSD（%）	槲皮苷（mg/g）	RSD（%）	穗花双黄酮（mg/g）	RSD（%）
1	1.7905		0.2398		4.9758		0.4783	
2	1.7398		0.2354		4.8757		0.4571	
3	1.7636	1.92	0.2397	1.54	4.9306	1.61	0.4702	1.84
4	1.6992		0.2314		4.7731		0.4746	
5	1.7528		0.2341		4.8427		0.4774	

4.2.8　加样回收率试验

精密称取已知含量侧柏叶原料药材粉末 5 份，在每份中分别加入对照品储备液（杨梅苷 0.73 mg/mL 或 0.86 mg/mL，异槲皮苷 0.116 mg/mL，槲皮苷 3.15 mg/mL、2.82 mg/mL 或 2.40 mg/mL，穗花双黄酮 0.20 mg/mL）各 1 mL，分别精密加入甲醇 21 mL，称定重量，超声处理 30 min，取出放冷，用甲醇补重，过滤，滤液过 0.45 μm 微孔滤膜，得供试品溶液。将上述供试品分别进样分析，记录峰面积，计算回收率及 RSD 值。结果见表 4-3-9。

表 4-3-9 侧柏叶原料药材含量测定加样回收率试验结果

成分	样品中含量（μg）	加入量（μg）	测得量（μg）	回收率（%）	平均回收率（%）	RSD（%）
	0.8188	0.73	1.5533	105.36		
	0.8199	0.86	1.6784	99.82		
杨梅苷	0.8183	0.86	1.7160	104.38	101.77	2.93
	0.8192	0.86	1.6848	98.41		
	0.8170	0.86	1.6368	100.90		

成分	样品中含量（μg）	加入量（μg）	测得量（μg）	回收率（%）	平均回收率（%）	RSD（%）
异槲皮苷	0.1105	0.116	0.2366	108.68		
	0.1107	0.116	0.2356	107.72		
	0.1104	0.116	0.2363	108.37	107.73	1.50
	0.1106	0.116	0.2323	104.95		
	0.1103	0.116	0.2366	108.91		
槲皮苷	2.2841	3.15	5.4300	99.28		
	2.2873	3.15	5.4403	100.10		
	2.2827	2.82	5.2731	106.04	101.75	2.74
	2.2853	2.82	5.1132	100.28		
	2.2791	2.40	4.7526	103.06		
穗花双黄酮	0.2207	0.20	0.4361	107.72		
	0.2210	0.20	0.4287	103.82		
	0.2206	0.20	0.4315	105.47	105.95	1.35
	0.2208	0.20	0.4335	106.32		
	0.2202	0.20	0.4330	106.40		

4.2.9　样品测定

精密称取侧柏叶原料药材粉末 1.0 g，制备供试品溶液，进样 10 μL，以干燥品计算各成分含量，结果见表 4-3-10。

表 4-3-10　侧柏叶原料药材主要成分含量测定结果（mg/g）

批次	杨梅苷	异槲皮苷	槲皮苷	穗花双黄酮
1	2.0958	0.2431	4.3447	0.7883
2	2.7265	0.3006	5.7439	0.8178
3	1.6162	0.2287	4.6677	0.4447
4	1.7690	0.2586	4.8920	0.7157
5	1.8384	0.2308	4.7205	0.5857
6	2.9933	0.2993	5.0009	0.6734
7	2.4089	0.2556	4.5490	0.5190
8	2.6421	0.2907	4.5089	0.6437
9	3.4756	0.3444	6.5576	0.6237
10	2.0390	0.3112	6.1294	1.0038
平均	2.3605	0.2763	5.1115	0.6816

5　侧柏叶原料药材采集加工技术规范

5.1　概述（图 4-3-10）

名称：侧柏叶。
采集时间：2015 年 8 月、10 月。
采集地点：山东济南燕子山、南部山区、临沂费县。
生长年限：未知。

5.2　基原

侧柏叶为柏科植物侧柏 *Platycladus orientalis*（L.）Franco 的干燥枝梢和叶。

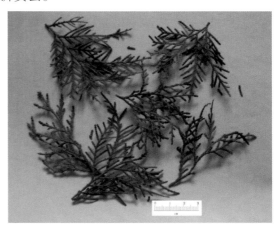

图 4-3-10　侧柏叶原料药材

5.3　原料药材产地

全国大部分地区均产。

5.4　采集及加工依据

依据《中国药典》（2015 年版）进行采集加工。

5.5　工艺流程（图 4-3-11）

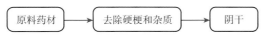

图 4-3-11　侧柏叶原料药材生产工艺流程图

5.6　加工工艺操作要求及其关键参数

夏、秋二季采收，除去木质硬梗及干叶等杂质，阴干。

5.7　贮存及注意事项

避光、置阴凉通风干燥处。

5.8　侧柏叶原料药材质量标准

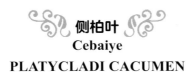

侧柏叶
Cebaiye
PLATYCLADI CACUMEN

【基原】　柏科植物侧柏 *Platycladus orientalis*（L.）Franco 的干燥枝梢和叶。
【采集加工】　多在夏、秋二季采收，阴干。

【性状】 本品多分枝，小枝扁平。叶细小鳞片状，交互对生，贴伏于枝上，深绿色或黄绿色。质脆，易折断。气清香，味苦涩、微辛。

【鉴别】

（1）显微鉴别 本品粉末黄绿色。叶上表皮细胞长方形，壁略厚。下表皮细胞类方形；气孔甚多，凹陷型，保卫细胞较大，侧面观呈哑铃状。薄壁细胞含油滴。纤维细长，直径约 18 μm。具缘纹孔导管细胞有时可见。

（2）薄层鉴别

1）取侧柏叶粉末 1 g，置具塞锥形瓶内，加 70% 甲醇 20 mL，超声处理 30 min，过滤，滤液水浴蒸干，残渣加甲醇 2 mL 使溶解，作为供试品溶液。取槲皮苷标准品，加乙醇制成 0.1 mg/mL 的溶液，作为对照品溶液。照薄层色谱法试验（2015 年版《中国药典》四部通则 0502），吸取供试品溶液和对照品溶液各 3 μL，分别点于同一硅胶 G 薄层板上，以乙酸乙酯 - 甲酸 - 水（12 : 1 : 1）为展开剂展开，取出，晾干，喷以 1% 的三氯化铝 - 乙醇溶液，置紫外光灯（365 nm）下检视。供试品色谱中，在与对照品相应的位置上，显相同颜色的荧光斑点。

2）取侧柏叶粉末 1 g，置具塞锥形瓶内，加 70% 甲醇 20 mL，超声处理 30 min，过滤，滤液水浴蒸干，残渣加甲醇 2 mL 使溶解，作为供试品溶液。取异槲皮苷、槲皮苷、穗花双黄酮对照品，加甲醇制成异槲皮苷 0.1 mg/mL、槲皮苷 1 mg/mL、穗花双黄酮 0.1 mg/mL 的混合对照品溶液。照薄层色谱法（通则 0502）试验，吸取供试品溶液和对照品溶液各 3 μL，分别点于同一硅胶 G 薄层板上，以乙酸乙酯 - 甲醇 - 水（100 : 17 : 13）为展开剂，展至约 3 cm，取出，晾干，再以甲苯（水饱和）- 甲酸乙酯 - 甲酸（4.5 : 4.5 : 1）为展开剂，展开，取出，晾干，喷以 1% 三氯化铝试液，100℃加热 5 min，置紫外光灯（365 nm）下检视，薄层图谱见图 4-3-5。由图 4-3-5 可见，各批侧柏叶在异槲皮苷、槲皮苷和穗花双黄酮对照品相应的位置上，均显相同颜色的荧光斑点。

（3）特征图谱 照高效液相色谱法（2015 年版《中国药典》通则 0512）测定。

色谱条件与系统适用性试验 以十八烷基硅烷键合硅胶为填充剂，以乙腈为流动相 A，0.1% 磷酸为流动相 B，按表 4-3-11 中的流动相梯度洗脱；流速 1 mL/min；检测波长 355 nm；柱温 30℃。

表 4-3-11 侧柏叶原料药材特征图谱流动相梯度洗脱表

时间（min）	流动相 A（%）	流动相 B（%）
0	10	90
30	20	80
50	40	60
90	70	30
110	100	0

对照品溶液的制备 精密称取杨梅苷、槲皮苷、异槲皮苷、穗花双黄酮对照品各适量，加甲醇制成浓度分别为 0.974 mg/mL、0.100 mg/mL、1.200 mg/mL、0.133 mg/mL 的混合对照品溶液。

供试品溶液的制备 取侧柏叶饮片粉末 1 g，精密称定，置具塞锥形瓶中，加甲醇 25 mL，称重，超声处理 30 min，放冷，再称定重量，用甲醇补足失重，摇匀，滤过，取续滤液用微孔滤膜（0.45 μm）滤过，即得。

测定法 分别精密吸取对照品溶液与供试品溶液各 5 μL，注入液相色谱仪，测定，即得。

本品所测得 HPLC 指纹图谱应与侧柏叶标准指纹图谱基本一致，同时应检出 18 个共有特征色谱峰。其中 3 号、4 号、6 号、12 号色谱峰应分别为杨梅苷、异槲皮苷、槲皮苷、穗花双黄酮。18 个特征峰，以 6 号槲皮苷为参照峰（S）计算各特征峰的相对保留时间，其相对保留时间应在规定值的 ±5% 之内。规定值为 0.379（峰 1）、0.616（峰 2）、0.761（峰 3）、0.815（峰 4）、0.919（峰 5）、1.000[峰 6（S）]、1.018（峰 7）、1.160（峰 8）、1.353（峰 9）、1.518（峰 10）、1.594（峰 11）、1.617（峰 12）、1.674（峰 13）、1.894（峰 14）、1.907（峰 15）、1.924（峰 16）、3.246（峰 17）、3.293（峰 18）。结果见图 4-3-12。

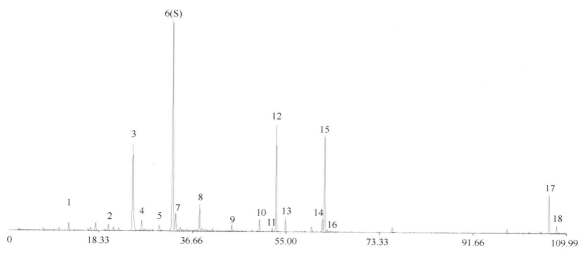

图 4-3-12　侧柏叶原料药材 HPLC 色谱图（单位：min）

【检查】

杂质　不得过 6%。

水分　不得过 11.0%。

总灰分　不得过 10.0%。

酸不溶性灰分　不得过 3.0%。

【浸出物】　照醇溶性浸出物测定法（通则 2201）项下的热浸法测定，用乙醇作溶剂，不得少于 15.0%。

【含量测定】　照高效液相色谱法（2015 年版《中国药典》通则 0512）测定。

色谱条件与系统适用性试验　以十八烷基硅烷键合硅胶为填充剂；以乙腈为流动相 A，0.1% 磷酸溶液为流动相 B，按表 4-3-12 中的流动相梯度洗脱；波长 355 nm；柱温 35℃。理论塔板数按槲皮苷峰计算不低于 8000。

表 4-3-12　侧柏叶原料药材含量测定流动相梯度洗脱表

时间（min）	流动相 A（%）	流动相 B（%）
0	17	83
20	17	83
60	50	50

对照品溶液的制备　精密称取杨梅苷、槲皮苷、异槲皮苷、穗花双黄酮对照品各适量，加甲醇制

成浓度分别为 0.974 mg/mL、0.100 mg/mL、1.200 mg/mL、0.133 mg/mL 的混合对照品溶液。

供试品溶液的制备 取侧柏叶饮片粉末 1 g，精密称定置具塞锥形瓶中，加甲醇 25 mL，称重，超声处理 30 min，放冷，再称定重量，用甲醇补足失重，摇匀，滤过，取续滤液用微孔滤膜（0.45 μm）滤过，即得。

测定法 分别精密吸取对照品溶液与供试品溶液各 10 μL，注入液相色谱仪，测定，即得。

本品按干燥品计算，含杨梅苷（$C_{21}H_{20}O_{12}$）不得少于 0.10%，异槲皮苷（$C_{21}H_{20}O_{12}$）不得少于 0.01%，槲皮苷（$C_{21}H_{20}O_{11}$）不得少于 0.10%，穗花双黄酮（$C_{30}H_{18}O_{10}$）不得少于 0.03%。

二、原形饮片炮制工艺技术规范研究

（一）侧柏叶原形饮片的炮制加工

1963 ～ 2015 年版《中国药典》均收载侧柏叶，历代炮制方法较多，有炙制、蒸制、泔制、炒制、制炭、白矾水煮制、煮制、酒制、焙制、黄精制、盐制等。

侧柏叶炮制始于宋代，炮制方法有炒黄、炒炭、酒浸、米泔浸等（表 4-3-13）。

表 4-3-13 宋代本草炮制方法汇总

本草名称	作者	处方用名	炮制方法
《太平圣惠方》	王怀隐	侧柏	微黄
		柏叶	炙微黄
《重修政和经史证类备用本草》	唐慎微	侧柏叶	1. 九蒸九曝，捣罗为末
			2. 阴干，作末
《圣济总录》	太医院	柏叶	炙黄；四斤米泔浸七日，每日换泔洗净，次一日取出，近日阴干杵为末
《小儿卫生总微论方》	佚名	侧柏	炙黄；四斤米泔浸七日，每日换泔洗净，次一日取出，近日阴干杵为末
《校注妇人良方》	陈志明	柏叶	炒
		侧柏叶	炒；礬
《类编朱氏集验医方》	朱佐	侧柏叶	多用入白礬水煮焙干
		生侧柏叶	烧灰存性
《丹溪心法》	朱震亨	侧柏叶	酒浸；炒

金元时期侧柏叶炮制方法中新出现煮法，烧灰存性的方法进一步延伸，酒浸法沿用宋代的（表 4-3-14）。

表 4-3-14 金元时期本草炮制方法汇总

本草名称	作者	处方用名	炮制方法
《儒门事亲》	张从正	侧柏叶	煮三遍
《十药神书》	葛可久	扁柏叶	烧灰存性，研极细末，用纸包，碗盖于地上一夕，出火毒
《丹溪心法》	朱震亨	侧柏	酒浸

明代本草较为丰富，侧柏叶炮制方法记载更多，方法更为复杂，出现白矾制、蒸法、酒蒸、焙法、盐水炒等新炮制方法（表 4-3-15）。

表 4-3-15 明代本草炮制方法汇总

本草名称	作者	处方用名	炮制方法
《普济方》	朱橚	侧柏叶	一两，白矾少许，汤煮过，焙干
		柏叶	蒸干；米泔浸七日，每日换泔，洗净，至次日取出，近日阴处晒干，杵成末；炙干，为末
		侧柏叶	酒蒸，焙
《秘传证治要诀及类方》	戴原礼	侧柏叶	焙为末
《奇效良方》	方贤	侧柏叶	蒸焙
《明医杂录》	王节斋	侧柏叶	炒
《医学纲目》	楼英	柏叶	捣烂焙；微炒
		侧柏	酒蒸
《本草纲目》	李时珍	柏叶	1. 凡用，捩去两畔并心枝丫，用糯泔浸七日，以酒拌蒸一伏时，每一斤用黄精自然汁十二两浸，焙，又浸又焙，待汁干用之。——敩曰
			2. 此服食治法也（指雷敩曰）。常用或生或炒，各从本方。——时珍曰
《仁术便览》	张浩	侧柏叶	焙。有阴干生用者
《寿世保元》	龚廷贤	侧柏叶	酒浸；盐水炒，焙干
《景岳全书》	张介宾	侧柏叶	蒸干；杵；炒；酒蒸
		柏叶	炒
《济阴纲目》	武之望	柏叶	1. 微炒
			2. 火烧存性
			3. 盐水炒
《先醒斋医学广笔记》	缪希雍	侧柏叶	去粗梗，阴干
《医宗必读》	李中梓	侧柏叶	烧灰存性，研细

清代在总结前人炮制方法的基础上，出现了生用，并逐渐形成了成熟的炒炭方法（表 4-3-16）。

表 4-3-16 清代本草炮制方法汇总

本草名称	作者	处方用名	炮制方法
《握灵本草》	王翃	柏叶	酒毒下血，柏叶九蒸九晒……为末蜜丸……
			月水不断，侧柏叶炙……水酒煎服
《本草汇》	郭佩兰	侧柏叶	炒
《医宗说约》	蒋仲芳	侧柏叶	白矾水煮
《外科大成》	祁坤	侧柏叶	1. 炒黄
			2. 生侧柏叶一斤，用白矾四两如铜锅内水五六碗，煎干为度，晒干，炒焦枯
			3. 酒浸，九蒸，九晒

续表

本草名称	作者	处方用名	炮制方法
《本草述》	刘若金	柏叶	微炒；九蒸九晒
		侧柏叶	烧研；采取嫩枝隔纸炒干
《本草述钩元》	杨时泰	侧柏叶	或生或炒随宜
《本草备要》	汪昂	侧柏叶	或炒或生
《药品辨义》	贾所学撰，尤乘增订	侧柏叶	阴干炒为末
《洞天奥旨》	陈世铎	侧柏叶	炒黄
《本经逢原》	张璐	柏叶	酒浸焙熟
《良朋汇集》	孙望林	侧柏叶	炒
《幼幼集成》	陈复正	侧柏叶	烧灰
《本草从新》	吴仪洛	侧柏叶	或炒，或生
《得配本草》	严西亭、施澹宁、洪缉菴	侧柏叶	生用凉，炙用温
《本草纲目拾遗》	赵学敏	侧柏叶	1. 焙
			2. 米泔水浸三日，日易水一次，晒干炒
《本草求真》	黄宫绣	侧柏叶	借炒黑以止血耳
《叶天士秘方大全》	叶天士	侧柏叶	炒
《吴鞠通医案》	吴瑭	侧柏叶	炭
《本草辑要》	林玉友	侧柏叶	或炒或生用
《温病条辨》	吴瑭	侧柏叶	炒黑
《类证治裁》	林珮琴	侧柏叶	蒸干
		柏叶	盐水炒
《增广验方新编》	鲍相璈	侧柏叶	去梗，九蒸九晒
《本草汇纂》	屠道和	侧柏叶	1. 炒黑
			2. 炒
			3. 酒浸
《医家四要》	程曦、江诚、雷大震	侧柏叶	炒用或生用

　　依据《中国药典》（2015 年版）炮制通则、《全国中药炮制规范》，同时结合企业的生产实际控制具体工艺参数炮制加工侧柏叶饮片。取 10 批侧柏叶原料药材，除去硬梗及杂质等，搓碎，全部过元胡筛，即可，得 10 批侧柏叶原形饮片。记录侧柏叶原形饮片制备工艺技术参数（表 4-3-17）。

表 4-3-17　侧柏叶原形饮片制备工艺技术参数

饮片名称	侧柏叶	生产日期	2015 年 12 月
药材基原	柏科植物侧柏 *Platycladus orientalis*（L.）Franco 的干燥枝梢及叶		
生产企业	山东博康中药饮片有限公司	GMP 认证时间	2004 年
生产技术人员	张少军、姜保生	从事具体生产年限	35 年、72 年
炮制工艺参考依据	2015 年版《中国药典》四部炮制通则、《全国中药炮制规范》		

续表

生产工艺	取侧柏叶原料药材，除去硬梗及杂质等，搓碎，全部过元胡筛，即可		
生产设备信息	元胡筛		
饮片照片	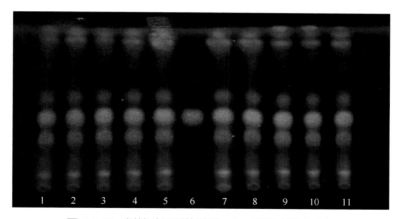		
	第1批	第2批	第3批

1　侧柏叶原形饮片的外观

侧柏叶原形饮片呈细小鳞片状，深绿色或黄绿色，质脆，易折断。气清香，味苦、涩，微辛。

2　侧柏叶原形饮片的 TLC 图谱

照侧柏叶原料药材的 TLC 图谱方法进行薄层色谱检识。10 批侧柏叶原形饮片在与对照品相同位置显相同颜色的斑点。结果见图 4-3-13、图 4-3-14。

图 4-3-13　侧柏叶原形饮片的 TLC 图谱（槲皮苷）

1. 侧柏叶（15121401）；2. 侧柏叶（15121402）；3. 侧柏叶（15121403）；4. 侧柏叶（15121404）；
5. 侧柏叶（15121405）；6. 槲皮苷对照品；7. 侧柏叶（15121406）；8. 侧柏叶（15121407）；
9. 侧柏叶（15121408）；10. 侧柏叶（15121409）；11. 侧柏叶（15121410）

3　侧柏叶原形饮片的 HPLC 特征图谱

照侧柏叶原料药材的 HPLC 特征图谱方法，进行特征图谱表征。精密称取侧柏叶原形饮片粉末 1.0 g，置具塞锥形瓶中，加甲醇 25 mL，称重，超声处理 30 min，放冷，再称定重量，用甲醇补足失重，摇匀，滤过，取续滤液用微孔滤膜（0.45 μm）滤过，即得供试品溶液。以乙腈（A）-0.1% 磷酸（B）为流动相，梯度洗脱：0～30 min，10%～20%A；30～50 min，20%～40%A；50～90 min，40%～70%A；90～110 min，70%～100%A。方法学考察参考侧柏叶原料药材。结果见图 4-3-15。结果显示，10 批侧柏叶原形饮片都有 18 个特征峰，与原料药材相同。因侧柏叶原形饮片仅对原料药材进行粉碎处理，因此侧柏叶原料药材和原形饮片基本未有差异。同时，其含量测定内容请参见侧柏叶原料药材。

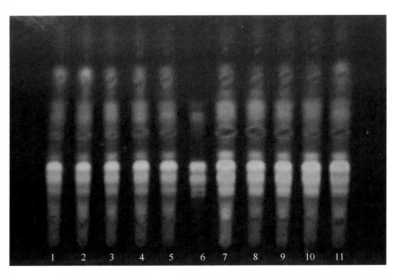

图 4-3-14　侧柏叶原形饮片的 TLC 图谱（异槲皮苷、槲皮苷和穗花双黄酮）

1. 侧柏叶（15121401）；2. 侧柏叶（15121402）；3. 侧柏叶（15121403）；4. 侧柏叶（15121404）；5. 侧柏叶（15121405）；6. 槲皮苷对照品；7. 侧柏叶（15121406）；8. 侧柏叶（15121407）；9. 侧柏叶（15121408）；10. 侧柏叶（15121409）；11. 侧柏叶（15121410）

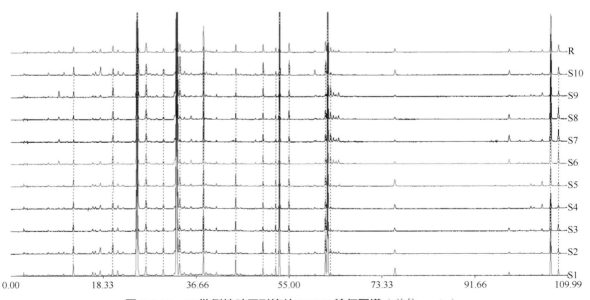

图 4-3-15　10 批侧柏叶原形饮片 HPLC 特征图谱（单位：min）

S1～S10 侧柏叶原形饮片，R 侧柏叶原形饮片 HPLC 特征图谱标准图谱

4 侧柏叶原形饮片炮制工艺技术规范

4.1 概述

品名：侧柏叶。

外观：叶细小鳞片状，深绿色或黄绿色，质脆，易折断。气清香，味苦涩、微辛（图 4-3-16）。

规格：搓碎品。

4.2 来源

本品为柏科植物侧柏 *Platycladus orientalis*（L.）Franco 的干燥枝梢和叶经炮制加工后制成的饮片。

4.3 原料药材产地

全国大部分地区均产。

4.4 生产依据

依据《中国药典》（2015 年版）炮制通则、《北京市中药饮片炮制规范》（2008 年版），结合山东省全国第一批老药工资深中药炮制专家姜保生老先生的实践经验炮制加工侧柏叶饮片。

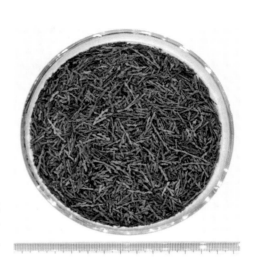

图 4-3-16 侧柏叶原形饮片

4.5 主要设备

元胡筛、中药饮片包装机。

4.6 工艺流程（图 4-3-17）

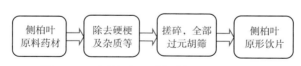

图 4-3-17 侧柏叶原形饮片炮制工艺流程图

4.7 炮制工艺操作要求及其关键参数

取侧柏叶原料药材，去除侧柏叶药材中的硬梗及杂质。将净侧柏叶药材搓碎，过元胡筛。

4.8 包装规格

侧柏叶原形饮片按照常规包装规格进行包装，即 1 kg/ 袋；包装材料为聚乙烯塑料薄膜（GB-4456、GB-12056）。

4.9　贮存及注意事项

置阴凉通风干燥处。

4.10　侧柏叶原形饮片质量标准

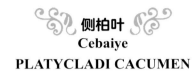

侧柏叶
Cebaiye
PLATYCLADI CACUMEN

【原料药材】　柏科植物侧柏 *Platycladus orientalis*（L.）Franco 的干燥枝梢和叶。

【炮制】　取侧柏叶原料药材，除去硬梗及杂质等，搓碎，全部过元胡筛，即可。

【性状】　叶细小鳞片状，深绿色或黄绿色。质脆，易折断。气清香，味苦涩、微辛。

【鉴别】

（1）显微鉴别　本品粉末黄绿色。叶上表皮细胞长方形，壁略厚。下表皮细胞类方形；气孔甚多，凹陷形，保卫细胞较大，侧面观呈哑铃状。薄壁细胞含油滴。纤维细长，直径约 18 μm。具缘纹孔导管细胞有时可见。

（2）薄层鉴别　取侧柏叶饮片粉末 1 g，加 70% 甲醇 20 mL，超声处理 30 min，滤过，滤液蒸干，加甲醇 2 mL 使溶解，作为供试品溶液。取异槲皮苷、槲皮苷、穗花双黄酮对照品，加甲醇制成异槲皮苷 0.1 mg/mL、槲皮苷 1 mg/mL、穗花双黄酮 0.1 mg/mL 的混合对照品溶液。照薄层色谱法（通则0502）试验，吸取供试品溶液和对照品溶液各 3 μL，分别点于同一硅胶 G 薄层板上，以乙酸乙酯 - 甲醇 - 水（100 ： 17 ： 13）为展开剂，展至约 3 cm，取出，晾干，再以甲苯（水饱和）- 甲酸乙酯 - 甲酸（4.5 ： 4.5 ： 1）为展开剂，展开，取出，晾干，喷以 1% 三氯化铝试液，100℃加热 5 min，置紫外光灯（365 nm）下检视，供试品色谱中，在与对照品相应位置上，显相同颜色的荧光斑点。

（3）特征图谱

色谱条件与系统适用性试验　以十八烷基硅烷键合硅胶为填充剂，以乙腈为流动相 A，0.1% 磷酸为流动相 B，按表 4-3-18 中的流动相梯度洗脱；流速 1 mL/min；检测波长 355 nm；柱温 30℃。

表 4-3-18　侧柏叶原形饮片特征图谱流动相梯度洗脱表

时间（min）	流动相 A（%）	流动相 B（%）
0	10	90
30	20	80
50	40	60
90	70	30
110	100	0

对照品溶液的制备　精密称取杨梅苷、槲皮苷、异槲皮苷、穗花双黄酮对照品各适量，加甲醇制成浓度分别为 0.974 mg/mL、0.100 mg/mL、1.200 mg/mL、0.133 mg/mL 的混合对照品溶液。

　　供试品溶液的制备　取侧柏叶饮片粉末 1 g，精密称定，置具塞锥形瓶中，加甲醇 25 mL，称重，超声处理 30 min，放冷，再称定重量，用甲醇补足失重，摇匀，滤过，取续滤液用微孔滤膜（0.45 μm）滤过，即得。

　　测定法　分别精密吸取对照品溶液与供试品溶液各 5 μL，注入液相色谱仪，测定，即得。

　　本品所测得 HPLC 指纹图谱应与侧柏叶标准指纹图谱基本一致，同时应检出 18 个共有特征色谱峰。其中 3 号、4 号、6 号、12 号色谱峰分别为杨梅苷、异槲皮苷、槲皮苷、穗花双黄酮。18 个特征峰，以 6 号槲皮苷为参照峰（S）计算各特征峰的相对保留时间，其相对保留时间应在规定值的 ±5% 之内。规定值为 0.379（峰 1）、0.616（峰 2）、0.761（峰 3）、0.815（峰 4）、0.919（峰 5）、1.000[峰 6（S）]、1.018（峰 7）、1.160（峰 8）、1.353（峰 9）、1.518（峰 10）、1.594（峰 11）、1.617（峰 12）、1.674（峰 13）、1.894（峰 14）、1.907（峰 15）、1.924（峰 16）、3.246（峰 17）、3.293（峰 18）。结果见图 4-3-18。

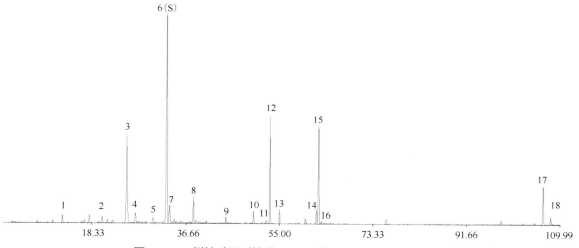

图 4-3-18　侧柏叶原形饮片 HPLC 特征图谱（单位：min）

【检查】

　　杂质　不得过 6%。

　　水分　不得过 11.0%。

　　总灰分　不得过 10.0%。

　　酸不溶性灰分　不得过 3.0%。

　　【浸出物】　照醇溶性浸出物测定法（通则 2201）项下的热浸法测定，用乙醇作溶剂，不得少于 15.0%。

　　【含量测定】　照高效液相色谱法（2015 年版《中国药典》通则 0512）测定。

　　色谱条件与系统适用性试验　以十八烷基硅烷键合硅胶为填充剂；以乙腈为流动相 A，0.1% 磷酸溶液为流动相 B，按表 4-3-19 中的流动相梯度洗脱；波长 355 nm；柱温 35℃。理论塔板数按槲皮苷峰计算不低于 8000。

表 4-3-19　侧柏叶原形饮片含量测定流动相梯度洗脱表

时间（min）	流动相 A（%）	流动相 B（%）
0	17	83
20	17	83
60	50	50

对照品溶液的制备　精密称取杨梅苷、槲皮苷、异槲皮苷、穗花双黄酮对照品各适量，加甲醇制成浓度分别为 0.974 mg/mL、0.100 mg/mL、1.200 mg/mL、0.133 mg/mL 的混合对照品溶液。

供试品溶液的制备　取侧柏叶饮片粉末 1 g，精密称定，置具塞锥形瓶中，加甲醇 25 mL，称重，超声处理 30 min，放冷，再称定重量，用甲醇补足失重，摇匀，滤过，取续滤液用微孔滤膜（0.45 μm）滤过，即得。

测定法　分别精密吸取对照品溶液与供试品溶液各 10 μL，注入液相色谱仪，测定，即得。

本品按干燥品计算，含杨梅苷（$C_{21}H_{20}O_{12}$）不得少于 0.10%，异槲皮苷（$C_{21}H_{20}O_{12}$）不得少于 0.01%，槲皮苷（$C_{21}H_{20}O_{11}$）不得少于 0.10%，穗花双黄酮（$C_{30}H_{18}O_{10}$）不得少于 0.03%。

（二）侧柏炭原形饮片的炮制加工

依据《中国药典》（2015 年版）炮制通则和《全国中药炮制规范》炮制加工侧柏叶饮片。取 10 批侧柏叶饮片，文火炒制至侧柏叶变为黑褐色，起浓烟，喷淋少许清水，出锅，摊开，晾凉，即可。侧柏炭原形饮片制备工艺技术参数见表 4-3-20。

表 4-3-20　侧柏炭原形饮片制备工艺技术参数

饮片名称	侧柏炭	生产日期	2015 年 12 月
药材基原	柏科植物侧柏 *Platycladus orientalis*（L.）Franco 的干燥枝梢及叶		
生产企业	山东博康中药饮片有限公司	GMP 认证时间	2004 年
生产技术人员	张少军、姜保生	从事具体生产年限	35 年、72 年
炮制工艺参考依据	《中国药典》（2015 年版）四部炮制通则、《全国中药炮制规范》		
生产工艺	取侧柏叶饮片，文火炒制至侧柏叶变为黑褐色，起浓烟，喷淋少许清水，出锅，摊开，晾凉，即可		
生产设备信息	设备：滚筒式炒药机 型号：CY-2 型 生产厂家：河南周口制药机械厂		
饮片照片	 第 1 批　　第 2 批　　第 3 批		

1　侧柏炭原形饮片的外观

侧柏炭原形饮片形如侧柏叶，表面黑褐色。质脆，易折断，断面焦黄色。气香，味微苦涩。

2　侧柏炭原形饮片的 TLC 图谱

2.1　材料

KQ-100DE 超声波清洗仪（昆山市超声仪器有限公司），HH-4 数显恒温水浴锅（金坛市杰瑞尔电器有限公司），CS101-2E 电热鼓风干燥箱（重庆万达仪器有限公司），层析缸（20 cm×10 cm）。硅胶 G 薄层板（青岛海洋公司），乙酸乙酯、甲酸乙酯、甲酸、甲醇、甲苯、三氯化铝（国药集团化学试剂有限公司）。

2.2　方法与结果

照侧柏叶原料药材（1）槲皮苷的 TLC 图谱方法进行薄层色谱检识。10 批侧柏炭原形饮片在对照品相应的位置上，均显相同颜色的荧光斑点。薄层图谱见图 4-3-19。

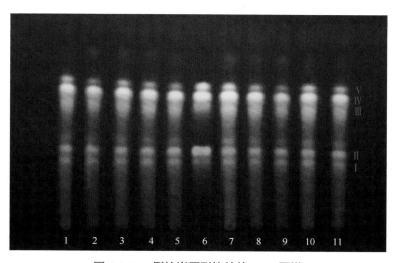

图 4-3-19　侧柏炭原形饮片的 TLC 图谱

1. 侧柏炭（临沂费县）；2、9. 侧柏炭（济南燕子山）；3、11. 侧柏炭（济南南山）；4、5、7、8. 侧柏炭（济南佛慧山）；6. 混合对照［从下至上分别是异槲皮苷（Ⅰ）、槲皮苷（Ⅱ）、穗花双黄酮（Ⅲ）、槲皮素（Ⅳ）、山柰酚（Ⅴ）］；10. 侧柏炭（临沂西北山）

3　侧柏炭原形饮片的 HPLC 特征图谱

照侧柏叶原料药材的 HPLC 特征图谱方法进行特征图谱表征。精密称取侧柏炭原形饮片粉末 1.0 g，置具塞锥形瓶中，加甲醇 25 mL，称重，超声处理 30 min，放冷，再称定重量，用甲醇补足失重，摇匀，滤过，取续滤液用微孔滤膜（0.45 μm）滤过，即得供试品溶液。以乙腈（A）-0.1% 磷酸（B）为流动相，梯度洗脱：0 ～ 30 min，10% ～ 18%A；30 ～ 50 min，18% ～ 25%A；50 ～ 100 min，25% ～ 62%A。结果显示，10 批侧柏炭原形饮片主要色谱峰峰形基本一致，因炮制程度不同略有差异，各色谱峰的峰面积存在一定的差异。结果见图 4-3-20。

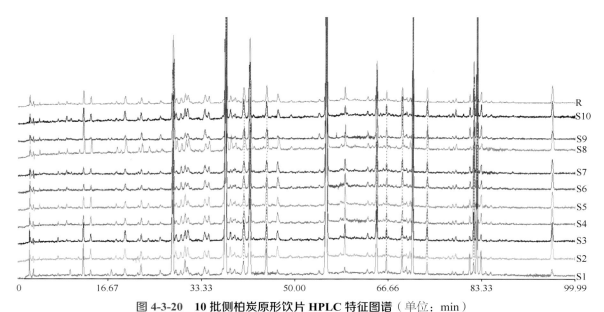

图 4-3-20　10 批侧柏炭原形饮片 HPLC 特征图谱（单位：min）

S1. 侧柏炭（临沂费县）；S2、S8. 侧柏炭（济南燕子山）；S3、S10. 侧柏炭（济南南山）；S4、S5、S6、S7. 侧柏炭（济南佛慧山）；

S9. 侧柏炭（临沂西北山）

S1-S10 侧柏炭；R 侧柏炭原形饮片 HPLC 特征图谱标准图谱

4　侧柏炭原形饮片主要成分含量测定

4.1　材料

4.1.1　仪器

UitiMate3000 全自动高效液相色谱仪（UV 检测器），瑞士 METTLER XS205 DU10^{-5} 型电子天平（瑞士梅特勒 - 托利多仪器上海有限公司），LC-350A 型超声波中药处理机（济宁市中区鲁超仪器厂），KQ-100DE 超声波清洗仪（昆山市超声仪器有限公司），0.45 μm 微孔滤膜（天津津腾实验设备有限公司）。

4.1.2　试药

槲皮苷对照品（成都普瑞法科技开发有限公司，批号 16022001），槲皮素对照品（中国药品生物制品检定所，批号 0081-9304），山奈酚对照品（上海中药标准化研究中心，批号 05-2005），穗花双黄酮对照品（成都普瑞法科技开发有限公司，批号 PRF7122043），纯度均≥ 98%。

4.1.3　试剂

甲醇（美国 Fisher 公司）为色谱纯，磷酸、乙腈均为色谱纯，实验用水均为纯净水。

4.2　方法与结果

4.2.1　色谱条件

Waters symmetry C_{18} 色谱柱（4.6 mm×250 mm，5 μm），柱温35℃，进样体积10 μL，流速1.0 mL/min，检测波长355 nm。以乙腈（A）-0.1% 磷酸（B）为流动相，梯度洗脱：0～20 min，17%A；20～60 min，17%～50%A。此色谱条件下，各目标成分分离度良好，见图 4-3-21。

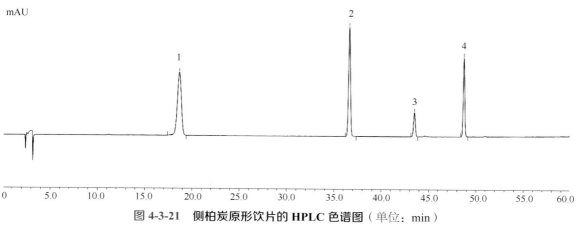

图 4-3-21　侧柏炭原形饮片的 HPLC 色谱图（单位：min）

1. 槲皮苷；2. 槲皮素；3. 山柰酚；4. 穗花双黄酮

4.2.2　供试品溶液的制备

精密称取侧柏炭粉末1 g，置具塞锥形瓶中，加甲醇25 mL，称重，超声处理30 min，放冷，再称定重量，用甲醇补足失重，摇匀，滤过，取续滤液用微孔滤膜（0.45 μm）滤过，即得。

4.2.3　对照品溶液的制备

分别精密称取对照品槲皮苷、槲皮素、山柰酚、穗花双黄酮对照品适量加甲醇制成浓度分别为0.433 mg/mL、0.200 mg/mL、0.055 mg/mL、0.104 mg/mL 的混合对照品溶液。

4.2.4　线性关系考察

精密吸取混合对照品储备液1 mL，置10 mL 容量瓶中，用甲醇溶解，并定容至刻度，摇匀，作为混合对照品溶液；精密吸取混合对照品溶液0 μL、2 μL、4 μL、6 μL、8 μL、10 μL、15 μL进样分析，以进样量（ng）为横坐标 X，峰面积为纵坐标 Y，计算回归方程。结果见表 4-3-21。

表 4-3-21 侧柏炭含量测定线性关系考察结果

成分	回归方程	相关系数 r^2	线性范围（ng）
槲皮苷	$Y = 0.0283X - 0.0242$	0.9999	$0 \sim 649.8$
槲皮素	$Y = 0.0504X - 0.0030$	1.0000	$0 \sim 300.6$
山柰酚	$Y = 0.0390X - 0.0023$	1.0000	$0 \sim 82.35$
穗花双黄酮	$Y = 0.0560X + 0.0051$	1.0000	$0 \sim 155.7$

4.2.5　精密度试验

取同一混合对照品溶液连续进样 5 次，记录峰面积，计算 RSD 值。结果显示，各成分 RSD 值在 0.11% ～ 0.85%，表明仪器精密度良好。结果见表 4-3-22。

表 4-3-22 侧柏炭含量测定精密度试验结果

进样编号	槲皮苷峰面积	RSD（%）	槲皮素峰面积	RSD（%）	山柰酚峰面积	RSD（%）	穗花双黄酮峰面积	RSD（%）
1	14.6585		11.2158		2.0057		9.0277	
2	14.5223		11.2490		1.9997		9.0783	
3	14.7029	0.71	11.2409	0.11	2.0100	0.85	9.0703	0.39
4	14.8063		11.2406		2.0391		9.1137	
5	14.7162		11.2310		1.9957		9.1138	

4.2.6　稳定性试验

精密称取侧柏炭原形饮片供试品溶液，分别于 0 h、2 h、4 h、6 h、8 h、10 h、12 h、24 h 进样 10 μL，记录峰面积，计算 RSD 值。结果显示，各成分 RSD 值在 0.58% ～ 2.51%，表明供试品溶液在 24 h 内稳定。结果见表 4-3-23。

表 4-3-23 侧柏炭含量测定稳定性试验结果

时间（h）	槲皮苷峰面积	RSD（%）	槲皮素峰面积	RSD（%）	山柰酚峰面积	RSD（%）	穗花双黄酮峰面积	RSD（%）
0	14.2423		11.0799		2.0172		9.1230	
2	14.6333		11.0839		2.0343		9.1202	
4	14.624		11.0838		2.0448		9.1469	
6	14.4828	2.51	11.1467	0.58	2.0453	0.62	9.1540	0.68
8	15.0538		11.1138		2.0420		9.0812	
10	14.1567		11.2019		2.0542		9.1443	
12	14.9861		11.2014		2.0556		9.1196	
24	15.1357		11.2449		2.0323		9.0963	

4.2.7　重复性试验

精密称取侧柏炭原形饮片粉末 5 份，每份 1.0 g，制成供试品溶液，分别进样分析，记录峰面积，计算各成分含量（mg/g），并计算 RSD 值。结果显示，各成分的 RSD 值分别在 1.54% ～ 2.60%，表明该方法重复性良好。结果见表 4-3-24。

表 4-3-24　侧柏炭含量测定重复性试验结果

编号	槲皮苷（mg/g）	RSD（%）	槲皮素（mg/g）	RSD（%）	山柰酚（mg/g）	RSD（%）	穗花双黄酮（mg/g）	RSD（%）
1	1.2469		0.5259		0.1240		0.4070	
2	1.2803		0.5317		0.1271		0.4014	
3	1.2633	1.54	0.5358	1.94	0.1285	1.79	0.4067	2.60
4	1.2286		0.5093		0.1230		0.3826	
5	1.2604		0.5291		0.1260		0.4061	

4.2.8　加样回收率试验

精密称取已知含量侧柏炭原形饮片粉末 5 份，在每份中分别加入对照品储备液（槲皮苷 0.65 mg/mL、槲皮素 0.28 mg/mL、山柰酚 0.07 mg/mL、穗花双黄酮 0.20 mg/mL）各 1 mL，分别精密加入甲醇 21 mL，称定重量，超声处理 30 min，取出放冷，用甲醇补重，过滤，滤液过 0.45 μm 微孔滤膜，得供试品溶液。将上述供试品分别进样分析，记录峰面积，计算回收率及 RSD 值。结果见表 4-3-25。

表 4-3-25　侧柏炭含量测定加样回收率试验结果

成分	样品中含量（μg）	加入量（μg）	测得量（μg）	回收率（%）	平均回收率（%）	RSD（%）
槲皮苷	0.6314	0.65	1.3219	106.24	105.29	0.65
	0.6324	0.65	1.3144	104.92		
	0.6308	0.65	1.3171	105.58		
	0.6335	0.65	1.3180	105.32		
	0.6336	0.65	1.3123	104.41		
槲皮素	0.2646	0.28	0.5368	0.9720	99.43	2.58
	0.2650	0.28	0.5500	1.0178		
	0.2644	0.28	0.5414	0.9893		
	0.2655	0.28	0.5523	1.0242		
	0.2655	0.28	0.5367	0.9683		
山柰酚	0.0632	0.07	0.1319	98.13	98.77	1.08
	0.0633	0.07	0.1326	99.07		
	0.0631	0.07	0.1333	100.23		
	0.0634	0.07	0.1327	99.02		
	0.0634	0.07	0.1316	97.40		
穗花双黄酮	0.2015	0.20	0.4140	106.24	106.25	1.30
	0.2018	0.20	0.4110	104.59		
	0.2013	0.20	0.4179	108.32		
	0.2021	0.20	0.4153	106.56		
	0.2022	0.20	0.4133	105.55		

4.2.9 样品测定

精密称取侧柏炭原形饮片粉末 1.0 g，制备供试品溶液，进样 10 μL，以干燥品计算各成分含量，结果见表 4-3-26。

表 4-3-26 侧柏炭原形饮片主要成分含量测定结果（mg/g）

批次	槲皮苷	槲皮素	山柰酚	穗花双黄酮
1	1.2381	0.8500	0.2602	0.2434
2	1.2088	0.6215	0.1194	0.2882
3	0.9903	0.6908	0.1591	0.3246
4	1.0929	0.6771	0.1570	0.2693
5	1.4489	0.6993	0.1443	0.2802
6	0.6874	0.6774	0.1706	0.2122
7	0.6820	0.6565	0.1542	0.2026
8	1.2685	0.5471	0.1312	0.4220
9	0.5859	0.6203	0.2500	0.2078
10	1.0530	0.6655	0.1998	0.2645
平均	1.0256	0.6705	0.1746	0.2715

5 侧柏炭原形饮片炮制工艺技术规范

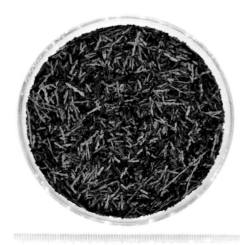

图 4-3-22 侧柏炭原形饮片

5.1 概述

品名：侧柏炭。

外观：形如侧柏叶，表面黑褐色。质脆，易折断，断面焦黄色。气香，味微苦涩（图 4-3-22）。

规格：搓碎品。

5.2 来源

本品为柏科植物侧柏 *Platycladus orientalis*（L.）Franco 的干燥枝梢和叶经炮制加工后制成的饮片。

5.3 原料药材产地

全国大部分地区均产。

5.4 生产依据

依据《中国药典》（2015 年版）炮制通则、《北京市中药饮片炮制规范》（2008 年版），结合山东省全国第一批老药工资深中药炮制专家姜保生老先生的实践经验炮制加工侧柏炭饮片。

5.5　主要设备

滚筒式炒药机、中药饮片包装机等。

5.6　工艺流程（图 4-3-23）

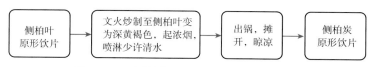

图 4-3-23　侧柏炭原形饮片炮制工艺流程图

5.7　炮制工艺操作要求及其关键参数

侧柏叶质地较酥脆，必须用文火炒制，起浓烟时要喷淋少许清水。出锅后的侧柏炭要及时摊晾。

5.8　包装规格

侧柏炭原形饮片按照常规包装规格进行包装，即 1 kg/ 袋；包装材料为聚乙烯塑料薄膜（GB-4456、GB-12056）。

5.9　贮存及注意事项

置阴凉通风干燥处。

5.10　侧柏炭原形饮片质量标准

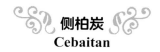

侧柏炭
Cebaitan

【原料药材】　柏科植物侧柏 *Platycladus orientalis*（L.）Franco 的干燥枝梢和叶。

【炮制】　取侧柏叶饮片，文火炒制至侧柏叶变为黑褐色，起浓烟，喷淋少许清水，出锅，摊开，晾凉，即可。

【性状】　形如侧柏叶，表面黑褐色。质脆，易折断，断面焦黄色。气香，味微苦涩。

【鉴别】

（1）薄层鉴别　取侧柏炭饮片粉末 1 g，加 70% 甲醇 20 mL，超声处理 30 min，滤过，滤液蒸干，残渣加甲醇 2 mL 使溶解，作为供试品溶液。取异槲皮苷、槲皮苷、槲皮素、山柰酚、穗花双黄酮对照品，加甲醇分别制成异槲皮苷浓度为 0.1 mg/mL、槲皮苷和槲皮素浓度为 0.5 mg/mL、山柰酚和穗花双黄酮浓度为 0.2 mg/mL 的混合对照品溶液。照薄层色谱法（通则 0502）试验，吸取供试品溶液和对照品溶液各 3 μL，分别点于同一硅胶 G 薄层板上，以乙酸乙酯 - 甲醇 - 水（100 ：17 ：13）为展开剂，展至约 3 cm，取出，晾干，再以甲苯（水饱和）- 甲酸乙酯 - 甲酸（4.5 ：4.5 ：1）为展开剂，展开，取出，晾干，喷以 1% 三氯化铝试液，100℃加热 5 min，置紫外光灯（365 nm）下检视。供试品色谱中，在与对照品色谱相应的位置上，显相同颜色的荧光斑点。

（2）特征图谱　照高效液相色谱法（2015 年版《中国药典》通则 0512）测定。

色谱条件与系统适用性试验　以十八烷基硅烷键合硅胶为填充剂，以乙腈 A-0.1% 磷酸 B 为流动相，流动相梯度洗脱如表 4-3-27 所示。流速 1 mL/min；检测波长 355 nm；进样量 5 μL；柱温 30℃。

表 4-3-27　侧柏炭原形饮片特征图谱流动相梯度洗脱表

时间（min）	流动相 A（%）	流动相 B（%）
0 ～ 30	10 ～ 18	90 ～ 82
30 ～ 50	18 ～ 25	82 ～ 75
50 ～ 100	25 ～ 62	75 ～ 38

对照品溶液的制备　精密称取异槲皮苷、槲皮苷、槲皮素、山柰酚、穗花双黄酮对照品各适量，加甲醇制成浓度分别为 5.8 μg/mL、72.2 μg/mL、33.4 μg/mL、18.3 μg/mL、17.3 μg/mL 的混合对照品溶液。

供试品溶液的制备　取侧柏炭饮片粉末 1 g，精密称定，置具塞锥形瓶中，加甲醇 25 mL，称重，超声处理 30 min，放冷，再称定重量，用甲醇补足失重，摇匀，滤过，取续滤液用微孔滤膜（0.45 μm）滤过，即得。

测定法　分别精密吸取对照品溶液与供试品溶液各 5 μL，注入液相色谱仪，测定，即得。

本品所测得 HPLC 特征图谱应与侧柏炭原形饮片特征图谱基本一致，同时应检出 3 个共有特征色谱峰。其中 1 号、2 号、3 号色谱峰分别对应槲皮苷、槲皮素、山柰酚。以峰 1 为基峰（S），并计算各特征峰的相对保留时间，其相对保留时间应在规定值的 ±5% 之内。规定值为 1.000[峰 1（S）]、1.069（峰 2）、1.515（峰 3）。结果见图 4-3-24。

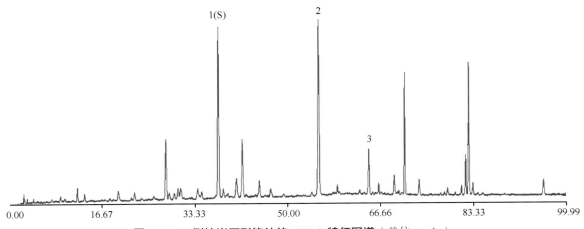

图 4-3-24　侧柏炭原形饮片的 HPLC 特征图谱（单位：min）

1. 槲皮苷；2. 槲皮素；3. 山柰酚

【**浸出物**】　照醇溶性浸出物测定法（通则 2201）项下的热浸法测定，用乙醇作溶剂，不得少于 15.0%。

【**含量测定**】　照高效液相色谱法（通则 0512）测定。

色谱条件与系统适用性实验　以十八烷基硅烷键合硅胶为填充剂；以乙腈（A）-0.1% 磷酸溶液（B）为流动相；梯度洗脱如表 4-3-28 所示。波长 355 nm；柱温 35℃。理论塔板数按槲皮苷峰计算不低于 9000。

表 4-3-28　侧柏炭原形饮片含量测定流动相梯度洗脱表

时间（min）	流动相 A（%）	流动相 B（%）
0～20	17	83
20～60	17～50	83～50

对照品溶液的制备　精密称取槲皮苷、槲皮素、山柰酚、穗花双黄酮对照品各适量，加甲醇制成浓度分别为 0.433 mg/mL、0.200 mg/mL、0.055 mg/mL、0.104 mg/mL 的混合对照品溶液。

供试品溶液的制备　取侧柏炭饮片粉末 1 g，精密称定，置具塞锥形瓶中，加甲醇 25 mL，称重，超声处理 30 min，放冷，再称定重量，用甲醇补足失重，摇匀，滤过，取续滤液用微孔滤膜（0.45 μm）滤过，即得。

测定法　分别精密吸取对照品溶液与供试品溶液各 10 μL，注入液相色谱仪，测定，即得。

本品按干燥品计算，含槲皮苷（$C_{21}H_{20}O_{11}$）不得少于 0.05%，槲皮素（$C_{15}H_{10}O_7$）不得少于 0.03%，山柰酚（$C_{15}H_{10}O_6$）和穗花双黄酮（$C_{30}H_{18}O_{10}$）均不得少于 0.01%。

三、候选标准饮片均匀化、包装、贮存研究

中药饮片作为中医临床处方用药或中药制剂生产的原料药，因为其性状和含量均一性的缺陷使其无法作为标准物质使用。标准饮片必须体现整体性侧柏叶质量控制和专属性鉴别评价的优点，这就必须要对原形饮片进行均匀化处理以达到稳定、均一的要求。对各 10 批侧柏叶及侧柏炭原形饮片分别进行粉碎和均匀化处理。

根据侧柏叶易粉碎的特性，尤其是炒炭后更易于粉碎的特性，确定侧柏叶、侧柏炭均匀化的方法是普通粉碎法，然后过筛进行均匀化。根据侧柏叶饮片的质地较脆的特性，结合 2015 年版《中国药典》一部侧柏叶项下相关要求，分别将侧柏叶、侧柏炭饮片粉碎成 20 目、40 目、65 目和 80 目，并对四种不同粒度的侧柏叶、侧柏炭饮片的浸出物、槲皮苷、槲皮素（炭）含量进行比较研究，结果不同目数侧柏叶和侧柏炭饮片各检测指标差异不大，但考虑到样品的均匀性和操作的难易程度，确定的均匀化的侧柏叶和侧柏炭饮片均为过 40 目并且混合均匀的粉末。记录候选标准饮片均匀化技术参数，见表 4-3-29。

表 4-3-29　侧柏叶及侧柏炭候选标准饮片均匀化技术参数

饮片名称	侧柏叶、侧柏炭		
粉碎设备	高速多功能粉碎机	设备型号	BJ-500A 型
设备参数	德清拜杰电器有限公司生产 功率：1800 W 转速：25 000 r/min；粉碎时间：3 min		
均匀化方式	过筛混合均匀	设备名称	40 目筛
设备参数	上虞市金鼎标准筛具厂		
包装材料	药用塑料包装袋	装量规格	200 g、10 g

包装设备	包装机	设备型号	DZ-600/2s
设备参数	诸城市正泰机械有限公司生产 包装能力：180 ～ 300 次 / 时 电源：380 V/50 Hz		
加工企业	山东博康中药饮片有限公司	技术人员	贾传才
包装工艺	取均匀化粉末，置干燥洁净容器内，称重，按标准装袋，即可		

四、候选标准饮片属性识别研究

以规范化炮制工艺制备的侧柏叶及侧柏炭候选标准饮片各 10 批为实验对象，对其进行外观性状描述、显微特征检查、薄层色谱检查及 HPLC 特征图谱表征、主要化学成分含量等特征属性识别，并对两种候选标准饮片进行稳定性考察，为建立侧柏叶及侧柏炭标准饮片的属性识别技术规范提供依据。

2015 年版《中国药典》一部侧柏叶项下侧柏叶饮片标准中【性状】、【鉴别】、【检查】（水分）、【浸出物】、【含量测定】均同药材；侧柏炭饮片除【浸出物】同药材外，仅收载了【鉴别】项，其余标准均缺失。通过研究发现，侧柏叶饮片标准中 TLC 鉴别较为烦琐、复杂，耗时较长，须改进；含量测定项指标较少；无特征图谱鉴别项。侧柏炭饮片质控标准不健全，须补充完善，且建立的标准应体现出生、制饮片的专属性及"炒炭存性"的特征性。

（一）鉴别

1　外观

侧柏叶候选标准饮片呈黄绿色粉末。气清香，味苦涩、微辛。侧柏炭候选标准饮片呈黑褐色粉末。气香，味微苦涩（图 4-3-25）。

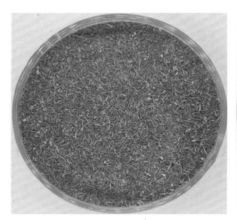 

侧柏叶候选标准饮片　　　　　　　　侧柏炭候选标准饮片

图 4-3-25　侧柏叶及侧柏炭候选标准饮片外观

2　TLC 鉴别

照侧柏叶和侧柏炭原形饮片 TLC 图谱鉴别方法进行薄层色谱检识。取侧柏叶候选标准饮片 1.0 g，加 70% 甲醇 20 mL，超声处理 30 min，滤过，滤液蒸干，残渣加甲醇 2 mL 使溶解，作为供试品溶液。3 批侧柏叶及侧柏炭候选标准饮片在与对照品相同位置显相同颜色的斑点。结果见图 4-3-26、图 4-3-27。

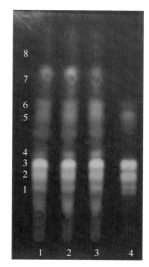

图 4-3-26　侧柏叶候选标准饮片 TLC 图谱（365 nm）

1 ～ 3. 侧柏叶均匀化饮片 1 ～ 3 批；4. 混合对照（自下至上分别为异槲皮苷、槲皮苷、穗花双黄酮）

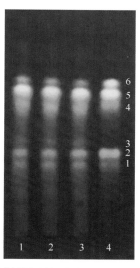

图 4-3-27　侧柏炭候选标准饮片 TLC 图谱（365 nm）

1 ～ 3. 侧柏炭候选标准饮片 1 ～ 3 批；4. 混合对照（自下至上分别为异槲皮苷、槲皮苷、穗花双黄酮、槲皮素、山柰酚）

侧柏叶及侧柏炭薄层色谱鉴别综合分析提示，在侧柏叶候选标准饮片薄层色谱图中显示 8 条色带，侧柏炭候选标准饮片薄层色谱图中显示 6 条色带，如图 4-3-28；结果显示，侧柏叶及侧柏炭在薄层色谱图中存在明显差异，生品和炭品所含成分数量的含量有所不同，侧柏叶生品中 1、8、9 号三个斑点较明显，炒炭后该三个斑点消失，新产生 7 号山柰酚斑点。已制定的薄层色谱法可以用于侧柏叶及侧柏炭的鉴别。

3　HPLC 特征图谱

精密称取候选标准饮片各 1.0 g，置具塞锥形瓶中，加甲醇 25 mL，称重，超声处理 30 min，放冷，再称定重量，用甲醇补足失重，摇匀，滤过，取续滤液用微孔滤膜（0.45 μm）滤过，即得供试品溶液。以乙腈（A）-0.1% 磷酸（B）为流动

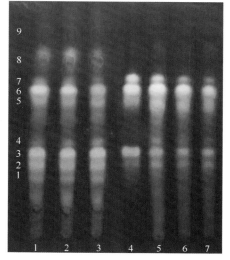

图 4-3-28　侧柏叶、侧柏炭候选标准饮片薄层色谱图对比

1 ～ 3. 侧柏叶均匀化饮片 1 ～ 3 批；5 ～ 7. 侧柏炭候选标准饮片 1 ～ 3 批；4. 混合对照（自下至上分别为异槲皮苷、槲皮苷、穗花双黄酮、槲皮素、山柰酚）

相，梯度洗脱：0 ～ 30 min，10% ～ 18%A；30 ～ 50 min，18% ～ 25%A；50 ～ 100 min，25% ～ 62%A。照侧柏炭原形饮片 HPLC 特征图谱方法对侧柏叶及侧柏炭候选标准饮片各3 批进行测定。结果显示，侧柏叶候选标准饮片特征图谱应检测到 18 个特征峰，侧柏炭饮片特征图谱应检测到 6 个特征峰。其中，色谱峰杨梅苷、槲皮苷、穗花双黄酮及扁柏双黄酮为生品和炭品的共有峰，但炒炭后上述 4 个色谱峰的峰面积明显降低，认为应是炒炭加热过程中导致黄酮苷类成分杨梅苷、槲皮苷发生了脱糖的裂解反应，而双黄酮类成分穗花双黄酮和扁柏双黄酮发生了断键裂解。色谱峰槲皮素、山柰酚是侧柏炭饮片的特征峰，是鉴别侧柏叶生、炭饮片的特征峰。结果见图 4-3-29 ～图 4-3-31。

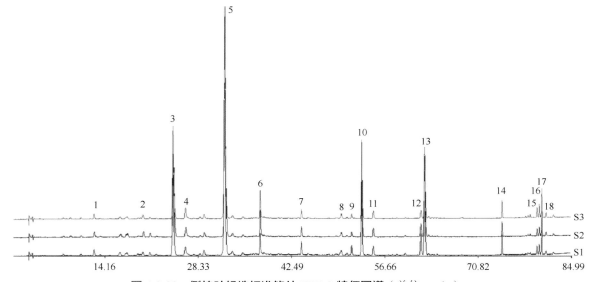

图 4-3-29   侧柏叶候选标准饮片 HPLC 特征图谱（单位：min）

3. 杨梅苷；4. 异槲皮苷；5. 槲皮苷；10. 穗花双黄酮；13. 扁柏双黄酮

S1-S3 3 批侧柏叶候选标准饮片

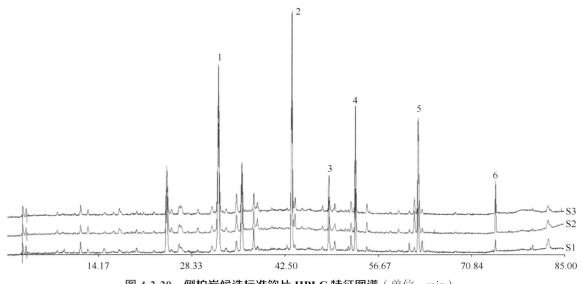

图 4-3-30   侧柏炭候选标准饮片 HPLC 特征图谱（单位：min）

1. 槲皮苷；2. 槲皮素；3. 山柰酚；4. 穗花双黄酮；5. 扁柏双黄酮

S1-S3 3 批侧柏炭候选标准饮片

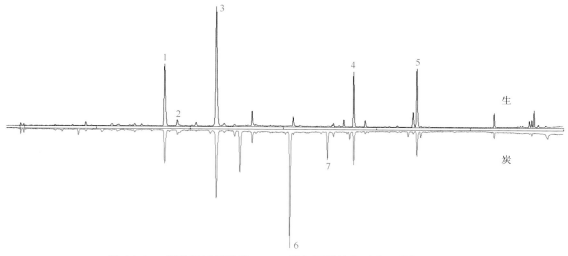

图 4-3-31 侧柏叶及侧柏炭 HPLC 特征图谱镜像对比（单位：min）

1. 杨梅苷；2. 异槲皮苷；3. 槲皮苷；4. 穗花双黄酮；5. 扁柏双黄酮；6. 槲皮素；7. 山柰酚

3.1 原料药材、原形饮片及候选标准饮片特征峰的比较

将原料药材及原形饮片特征图谱分别合成共有特征图谱，与侧柏叶标准特征图谱进行比较，特征峰的个数不变，侧柏叶原料药材特征图谱与原形饮片特征图谱相似度达 0.970，原料药材特征图谱与候选标准饮片特征图谱相似度达 0.952。表明候选标准饮片在加工的过程当中，其物质内涵未发生明显变化。结果见图 4-3-32。

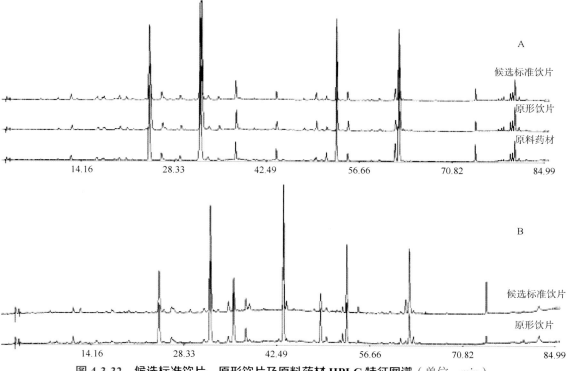

图 4-3-32 候选标准饮片、原形饮片及原料药材 HPLC 特征图谱（单位：min）

A. 侧柏叶；B. 侧柏炭

3.2 生、制侧柏叶特征峰的比较

特征图谱不仅可以从整体上反映侧柏叶与侧柏炭饮片的化学特征，而且还能反映饮片炮制工艺的稳定性，是侧柏叶饮片品质评价和真伪鉴别的有效手段，同时也是侧柏叶生品和炭品鉴别的主要方法。通过对侧柏叶和侧柏炭饮片的特征图谱的研究，侧柏叶候选标准饮片在本文建立的测定方法下，应具有 18 个特征峰；侧柏炭饮片应具有 6 个特征峰，如图 4-3-29、图 4-3-30 所示。

（二）含量测定

为建立侧柏叶及侧柏炭饮片更为完善的属性识别技术方案，根据 HPLC 特征图谱特征峰的研究结果，选取其中主要成分进行含量测定。照侧柏叶和侧柏叶原形饮片主要成分含量测定法，精密称取候选标准饮片 1 g，置具塞锥形瓶中，加甲醇 25 mL，称重，超声处理 30 min，放冷，再称定重量，用甲醇补足失重，摇匀，滤过，取续滤液用微孔滤膜（0.45 μm）滤过，即得供试品溶液。以乙腈（A）-0.1% 磷酸（B）为流动相，梯度洗脱：0 ～ 20 min，17%A；20 ～ 60 min，17% ～ 50%A。方法学考察参考侧柏叶原料药材及侧柏炭原形饮片。进样 10 μL，以干燥品计算各成分含量，结果见表 4-3-30。

表 4-3-30　侧柏叶及侧柏炭候选标准饮片含量测定结果（mg/g，n=3）

品种	批次	杨梅苷	异槲皮苷	槲皮苷	槲皮素	山柰酚	穗花双黄酮
侧柏叶	1	2.0958	0.2431	4.3447	-	-	0.7883
	2	2.7265	0.3006	5.7439	-	-	0.8178
	3	1.6162	0.2287	4.6677	-	-	0.4447
	4	1.7690	0.2586	4.8920	-	-	0.7157
	5	1.8384	0.2308	4.7205	-	-	0.5857
	6	2.9933	0.2993	5.0009	-	-	0.6734
	7	2.4089	0.2556	4.5490	-	-	0.5190
	8	2.6421	0.2907	4.5089	-	-	0.6437
	9	3.4756	0.3444	6.5576	-	-	0.6237
	10	2.0390	0.3112	6.1294	-	-	1.0038
	平均	2.3605	0.2763	5.1115			0.6816
侧柏炭	1	-	-	1.2381	0.8500	0.2602	0.2434
	2	-	-	1.2088	0.6215	0.1194	0.2882
	3	-	-	0.9903	0.6908	0.1591	0.3246
	4	-	-	1.0929	0.6771	0.1570	0.2693
	5	-	-	1.4489	0.6993	0.1443	0.2802
	6	-	-	0.6874	0.6774	0.1706	0.2122
	7	-	-	0.6820	0.6565	0.1542	0.2026
	8	-	-	1.2685	0.5471	0.1312	0.4220
	9	-	-	0.5859	0.6203	0.2500	0.2078
	10	-	-	1.0530	0.6655	0.1998	0.2645
	平均			1.0256	0.6705	0.1746	0.2715

在 HPLC 特征图谱研究的基础上，本文以杨梅苷、异槲皮苷、槲皮苷、槲皮素、山柰酚、穗花双黄酮 6 种化学成分为对照，分别建立了侧柏叶及侧柏炭饮片的 HPLC 含量测定方法。侧柏叶饮片中测定杨梅苷、异槲皮苷、槲皮苷及穗花双黄酮含量，而侧柏炭饮片中则是测定槲皮苷、槲皮素、山柰酚及穗花双黄酮含量，主要是基于前期研究发现槲皮素和山柰酚为侧柏叶炒炭后新产生成分，能够作为侧柏炭的主要表征成分。从测定结果可以看出，侧柏叶炒炭后槲皮苷和穗花双黄酮成分的含量明显降低，推测是炒炭过程使得两者产生了裂解。

（三）一般检查

1　材料

FA2204B 型电子天平（上海精密科学仪器有限公司），HH-4 数显恒温水浴锅（金坛市杰瑞尔电器有限公司），CS101-2E 电热鼓风干燥箱（重庆万达仪器有限公司），台式封闭电炉（天津市泰斯特仪器有限公司），马弗炉（龙口市电炉制造厂）。

乙醇，盐酸，硝酸银（国药集团化学试剂有限公司）。

2　水分

参照 2015 年版《中国药典》（四部）通则 0832 水分测定法第二法（烘干法），取候选标准饮片 2 g，置于干燥至恒重的扁称量瓶中并铺平，开盖在 105℃下鼓风干燥 5 h，盖好瓶盖快速转移到干燥器中冷却，30 min 后精密称定。再开盖在 105℃下鼓风干燥 1 h，盖好瓶盖快速转移到干燥器中冷却，30 min 后精密称定，直至连续两次称量结果的差异不足 5 mg。根据减失水分的重量，计算水分含量（%）。

3　灰分

参照 2015 年版《中国药典》（四部）通则 2302 灰分测定法，取各样品约 3 g（过 40 目筛），精密称定，放置电阻炉中逐步升温 100℃—200℃—300℃—400℃—600℃，其中 200℃时停留 2 h，600℃炽灼 8 h，进行第一次称重；逐渐升温至 600℃后炽灼 4 h，进行第二次称重；不合格者再逐渐升温至 600℃后炽灼 4 h，称重，至恒重。根据残渣重量，计算供试品中灰分的含量（%）。

参照 2015 年版《中国药典》（四部）通则 2302 灰分测定法，取上项所得的灰分，在坩埚中小心加入稀盐酸约 10 mL，用表面皿覆盖坩埚，置水浴上加热 10 min，表面皿用热水 5 mL 冲洗，洗液并入坩埚中，用无灰滤纸滤过，坩埚内的残渣用水洗于滤纸上，并用水洗涤至洗液不显氯化物反应为止（硝酸银溶液检测），滤渣连同滤纸移至同一坩埚中，水浴蒸干后，放置电阻炉中逐步升温 100℃—200℃—300℃—400℃—600℃，其中 200℃时停留 2 h，600℃炽灼 8 h，进行第一次称重；逐渐升温至 600℃后炽灼 4 h，进行第二次称重；不合格者再逐渐升温至 600℃后炽灼 4 h，称重，至恒重。根据残渣重量，计算供试品中酸不溶性灰分的含量（%）。

4 浸出物

参照 2015 年版《中国药典》（四部）通则 2201 浸出物测定法（热浸法），取候选标准饮片约 2 g，精密称定，置 250 mL 的锥形瓶中，精密加 60% 乙醇 100 mL，加入沸石后密塞称定，静置 1 h，连接回流冷凝管，并加热至沸腾，保持微沸 1 h，放冷。取下锥形瓶，密塞称定，用水补足失重，摇匀后用干燥的滤器过滤，精密吸取续滤液 25 mL，置已干燥至恒重的蒸发皿中，在水浴上蒸干。将蒸干溶剂后的蒸发皿于 105℃鼓风干燥 3 h，快速转移到干燥器中冷却，30 min 后精密称定，并以干燥品计算醇溶性浸出物的含量（%）。

（四）稳定性考察

为考察侧柏叶及侧柏炭候选标准饮片的有效期，对其进行了室温贮存条件下一年期主要成分含量、水分及浸出物的稳定性考察。

从质量稳定性考察结果看，一年内侧柏叶、侧柏炭候选标准饮片的主要成分含量、水分及浸出物均无显著性差异，因此认为侧柏叶、侧柏炭候选标准饮片室温下贮存至少一年质量稳定，可作为标准物质应用。

（五）小结

通过对侧柏叶和侧柏炭候选标准饮片的属性识别的研究，初步确立了这两种标准饮片的属性识别技术，包含显微鉴别、薄层色谱鉴别、HPLC 特征图谱表征、水分检查、灰分检查、浸出物检查及主要成分的含量测定。与 2015 年版《中国药典》相比，侧柏叶饮片改进了薄层色谱鉴别条件，建立了异槲皮苷、槲皮苷和穗花双黄酮多成分的薄层鉴别标准，增加了 HPLC 特征图谱表征及同时测定槲皮苷、杨梅苷、异槲皮苷、穗花双黄酮等 34 种主要成分的含量测定方法；首次建立了异槲皮苷、槲皮苷、穗花双黄酮、槲皮素、山奈酚多成分薄层鉴别、HPLC 指纹图谱和槲皮苷、槲皮素、山奈酚和穗花双黄酮 4 种成分含量测定等侧柏炭饮片的专属质量标准。以上属性特征在识别侧柏叶和侧柏炭饮片时更具有整体性、专属性，能有效地弥补现行质量标准的不足。

五、候选标准饮片适用性研究

本研究以今后将候选标准饮片作为一种标准物质投入使用为目的，为排除侧柏叶和侧柏炭候选标准饮片在采集加工、炮制和属性识别过程中的偶然性与误差，本文以市售的侧柏叶饮片 10 批及侧柏炭饮片 12 批为研究对象（详细信息见表 4-3-31），对所建立的候选标准饮片的初步标准进行适用性检验，从而验证其作为标准物质的可行性。

表 4-3-31　市售侧柏叶和侧柏炭饮片信息表

品种	编号	生产厂家	批号
侧柏叶	1	山东燕子山	S1
	2	济南南部山区	S2
	3	济南佛慧山	S3
	4	山东建联盛嘉中药饮片公司中药饮片厂	20141001
	5	湖北金贵中药饮片有限公司	A160501
	6	亳州市豪门中药饮片有限公司	160501
	7	亳州市永刚饮片厂有限公司	161215
	8	山东晟银多宝中药饮片科技有限公司	20160101
	9	亳州市永刚饮片厂有限公司	161028
	10	湖北金贵中药饮片有限公司	A160801
	11	山东建联盛嘉中药饮片公司中药饮片厂	160801
	12	湖北金贵中药饮片有限公司	A161001
	13	山东百味堂中药饮片有限公司	161101
侧柏炭	1	山东燕子山	S1
	2	济南南部山区	S2
	3	济南佛慧山	S3
	4	枣庄市中医医院	—
	5	鉴证贸易	2017030201
	6	济南市中医医院	—
	7	安徽捷众生物化学有限公司	1603064
	8	亳州成源中药饮片有限公司	20160901
	9	福康药业	—
	10	山东百味堂中药饮片有限公司	170402
	11	安徽广印堂中药股份有限公司	160511
	12	常富药业	2017040203
	13	安国弘发中药饮片公司	130902
	14	浙江中医药大学中药饮片有限公司	170501
	15	河北祁新中药颗粒饮片有限公司	20121201

1　TLC 鉴别适用性检验

照侧柏叶及侧柏炭候选标准饮片 TLC 鉴别法进行薄层色谱检识，以候选标准饮片为对照，市售侧柏叶 10 批及侧柏炭饮片 12 批在与对照品相同位置显相同颜色的斑点。结果见图 4-3-33、图 4-3-34。

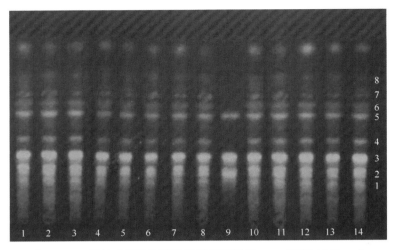

图 4-3-33　侧柏叶候选标准饮片及市场样品 TLC 图谱（365nm）

1～3.侧柏叶候选标准饮片 1～3 批；4～8、10～14.10 批侧柏叶市场样品；9.混合对照（自下至上分别为异槲皮苷、
槲皮苷、穗花双黄酮）

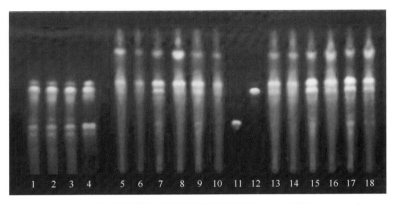

图 4-3-34　侧柏炭候选标准饮片及市场样品 TLC 图谱（365nm）

1～3.侧柏炭候选标准饮片 1～3 批；5～10、13～18.12 批侧柏炭市场样品；4.混合对照（自下至上分别为异槲皮苷、
槲皮苷、穗花双黄酮、槲皮素、山柰酚）；11.槲皮苷；12.槲皮素

　　以市售侧柏叶 10 批及侧柏炭饮片 12 批为实验对象，对建立的侧柏叶及侧柏炭候选标准饮片的薄层鉴别标准进行适用性检验，市售侧柏叶及侧柏炭饮片分别与候选标准饮片的薄层色谱特征一致，侧柏叶和侧柏炭候选标准饮片的薄层色谱鉴别方法可行。

2　HPLC 特征图谱适用性检验

　　照侧柏叶和侧柏炭候选标准饮片 HPLC 特征图谱方法对市售侧柏叶 10 批及侧柏炭饮片 12 批进行测定。结果见图 4-3-35、图 4-3-36。

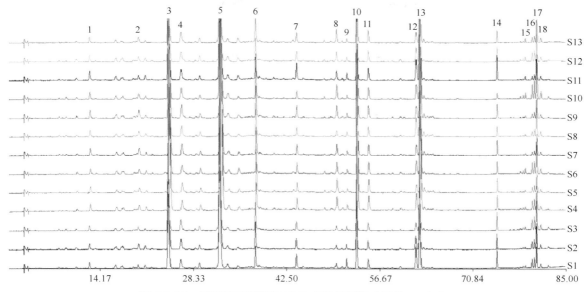

图 4-3-35　侧柏叶市场样品 HPLC 特征图谱（单位：min）

3. 杨梅苷；4. 异槲皮苷；5. 槲皮苷；10. 穗花双黄酮；13. 扁柏双黄酮

S1-S13 13 批侧柏叶市场样品

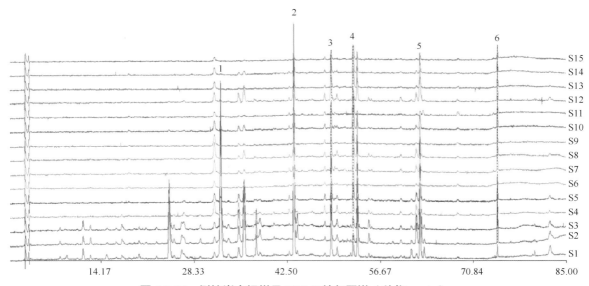

图 4-3-36　侧柏炭市场样品 HPLC 特征图谱（单位：min）

1. 槲皮苷；2. 槲皮素；3. 山柰酚；4. 穗花双黄酮；5. 扁柏双黄酮

S1-S15 10 批侧柏炭市场样品

　　以市售侧柏叶 10 批及侧柏炭饮片 12 批为实验对象，对建立的侧柏叶及侧柏炭候选标准饮片的 HPLC 特征图谱标准进行适用性检验。市售侧柏叶饮片特征图谱差别不大，图谱中可见与侧柏叶候选标准饮片相同的 18 个特征峰，市售 10 批侧柏叶饮片特征图谱与候选标准饮片特征图谱的相似度分别为 0.994、0.990、0.993、0.997、0.993、0.998、0.992、0.998、0.998、0.998。市售 12 批侧柏炭饮片之间及同侧柏炭候选标准饮片的特征图谱差别较大，可能与原料药材间的差异和炒制程度不同有关，但各图谱中均可见槲皮苷、槲皮素及山柰酚，且峰面积基本一致。市售 12 批侧柏炭饮片特征图谱与候选标准饮片特征图谱的相似度分别为 0.907、0.900、0.726、0.754、0.874、0.630、0.793、0.493、0.897、0.679、0.816、0.360。色谱峰槲皮素作为生、炭品鉴别的特征峰。所建立的侧柏叶和侧柏炭候选标准饮片的特征图谱鉴别方法可行。

3　小结

侧柏叶候选标准饮片与市售饮片在 TLC 鉴别和 HPLC 特征图谱表征上有高度一致性，侧柏炭候选标准饮片与市售饮片在 TLC 鉴别上一致性差异较大，主要是由于炒炭程度不同，侧柏炭饮片特征图谱表征结果略有差异，为确保侧柏炭候选标准饮片的稳定性，应注意对其炒制程度进行规范。TLC 鉴别与 HPLC 特征图谱是侧柏叶及侧柏炭候选标准饮片的重要定性鉴别方法，通过候选标准饮片标准的适用性检验，认为候选标准饮片的属性识别方案具有一定适用性。

六、侧柏叶及侧柏炭候选标准饮片均匀化、包装及贮存技术规范

（一）侧柏叶候选标准饮片均匀化、包装及贮存技术规范

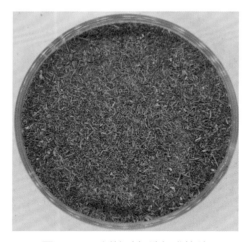

图 4-3-37　侧柏叶候选标准饮片

1　概述

名称：侧柏叶。

外观：粉末状，黄绿色。气清香，味苦涩、微辛（图 4-3-37）。

粒度：40 目。

均匀化方法：粉碎，混合均匀。

2　主要设备

粉碎机、分样筛、包装机。

3　均匀化操作要求及其关键参数

将侧柏叶原形饮片直接用粉碎机粉碎，注意不要连续粉碎，防止粉碎机温度过高。将粉碎的侧柏叶粉末过 40 目样品筛，未过筛的再继续粉碎，直至所有样品均通过 40 目筛。将所得侧柏叶均匀化饮片再过 40 目筛 2 次，以混合均匀。

4　包装操作要求及其关键参数

候选标准饮片采用瓶装规格，设置 250 g/ 瓶和 10 g/ 瓶两种装量。瓶装材料为 PET 塑料密封罐，透明玻璃包装瓶。

5　贮存操作要求及其关键参数

阴凉、通风干燥处贮存。保质期暂定 1 年。

6　侧柏叶候选标准饮片质量标准

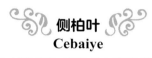

侧柏叶
Cebaiye
PLATYCLADI CACUMEN

【原料药材】　柏科植物侧柏 *Platycladus orientalis*（L.）Franco 的干燥枝梢和叶。

【采集加工】　多在夏、秋二季采收，阴干。

【炮制】　取侧柏叶原料药材，除去硬梗及杂质等，搓碎，全部过元胡筛，即可。

【均匀化】　将侧柏叶饮片粉碎，过 40 目筛，混合均匀后包装。

【性状】　黄绿色粉末。气清香，味苦涩、微辛。

【鉴别】

（1）显微鉴别　本品粉末黄绿色。叶上表皮细胞长方形，壁略厚。下表皮细胞类方形；气孔甚多，凹陷形，保卫细胞较大，侧面观呈哑铃状。薄壁细胞含油滴。纤维细长，直径约 18 μm。具缘纹孔导管细胞有时可见。

（2）薄层鉴别　取侧柏叶饮片粉末 1 g，加 70% 甲醇 20 mL，超声处理 30 min，滤过，滤液蒸干，加甲醇 2 mL 使溶解，作为供试品溶液。取异槲皮苷、槲皮苷、穗花双黄酮对照品，加甲醇制成异槲皮苷 0.1 mg/mL、槲皮苷 1 mg/mL、穗花双黄酮 0.1 mg/mL 的混合对照品溶液。照薄层色谱法（通则 0502）试验，吸取供试品溶液和对照品溶液各 3 μL，分别点于同一硅胶 G 薄层板上，以乙酸乙酯 - 甲醇 - 水（100 ： 17 ： 13）为展开剂，展至约 3 cm，取出，晾干，再以甲苯（水饱和）- 甲酸乙酯 - 甲酸（4.5 ： 4.5 ： 1）为展开剂，展开，取出，晾干，喷以 1% 三氯化铝试液，100℃加热 5 min，置紫外光灯（365 nm）下检视，供试品色谱中，在与对照品色谱相应的位置上，显相同颜色的荧光斑点。

（3）特征图谱　照高效液相色谱法（2015 年版《中国药典》通则 0512）测定。

色谱条件与系统适用性试验　以十八烷基硅烷键合硅胶为填充剂，以乙腈为流动相 A，0.1% 磷酸为流动相 B，按表 4-3-32 中的流动相梯度洗脱；流速 1 mL/min；检测波长 355 nm；柱温 30℃。

表 4-3-32　侧柏叶候选标准饮片特征图谱流动相梯度洗脱表

时间（min）	流动相 A（%）	流动相 B（%）
0	10	90
30	20	80
50	40	60
90	70	30
110	100	0

　　对照品溶液的制备　精密称取杨梅苷、槲皮苷、异槲皮苷、穗花双黄酮对照品各适量，加甲醇制成浓度分别为 0.974 mg/mL、0.100 mg/mL、1.200 mg/mL、0.133 mg/mL 的混合对照品溶液。

　　供试品溶液的制备　取侧柏叶饮片粉末 1 g，精密称定，置具塞锥形瓶中，加甲醇 25 mL，称重，超声处理 30 min，放冷，再称定重量，用甲醇补足失重，摇匀，滤过，取续滤液用微孔滤膜（0.45 μm）滤过，即得。

　　测定法　分别精密吸取对照品溶液与供试品溶液各 5 μL，注入液相色谱仪，测定，即得。

　　本品所测得 HPLC 指纹图谱应与侧柏叶标准指纹图谱基本一致，同时应检出 18 个共有特征色谱峰。其中 3 号、4 号、6 号、12 号色谱峰应分别为杨梅苷、异槲皮苷、槲皮苷、穗花双黄酮。18 个特征峰，以 6 号槲皮苷为参照峰（S）计算各特征峰的相对保留时间，其相对保留时间应在规定值的 ±5% 之内。规定值为 0.379（峰 1）、0.616（峰 2）、0.761（峰 3）、0.815（峰 4）、0.919（峰 5）、1.000[峰 6（S）]、1.018（峰 7）、1.160（峰 8）、1.353（峰 9）、1.518（峰 10）、1.594（峰 11）、1.617（峰 12）、1.674（峰 13）、1.894（峰 14）、1.907（峰 15）、1.924（峰 16）、3.246（峰 17）、3.293（峰 18）。结果见图 4-3-38。

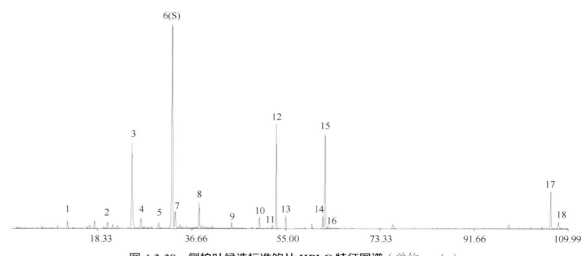

图 4-3-38　侧柏叶候选标准饮片 HPLC 特征图谱（单位：min）

3. 杨梅苷；4. 异槲皮苷；6. 槲皮苷；12. 穗花双黄酮

【检查】

　　水分　不得过 11.0%（2015 年版《中国药典》通则 0832 第二法）。

总灰分 不得过 10.0%（2015 年版《中国药典》通则 2302）。

酸不溶性灰分 不得过 3.0%（2015 年版《中国药典》通则 2302）。

【浸出物】 照醇溶性浸出物测定法（通则 2201）项下的热浸法测定，用乙醇作溶剂，不得少于 15.0%。

【含量测定】 照高效液相色谱法（通则 0512）测定。

色谱条件与系统适用性试验 以十八烷基硅烷键合硅胶为填充剂；以乙腈为流动相 A，0.1% 磷酸溶液为流动相 B，按表 4-3-33 中流动相梯度洗脱；波长 355 nm；柱温 35℃。理论塔板数按槲皮苷峰计算不低于 8000。

表 4-3-33 侧柏叶候选标准饮片含量测定流动相梯度洗脱表

时间（min）	流动相 A（%）	流动相 B（%）
0	17	83
20	17	83
60	50	50

对照品溶液的制备 精密称取杨梅苷、槲皮苷、异槲皮苷、穗花双黄酮对照品各适量，加甲醇制成浓度分别为 0.974 mg/mL、0.100 mg/mL、1.200 mg/mL、0.133 mg/mL 的混合对照品溶液。

供试品溶液的制备 取侧柏叶饮片粉末 1 g，精密称定置具塞锥形瓶中，加甲醇 25 mL，称重，超声处理 30 min，放冷，再称定重量，用甲醇补足失重，摇匀，滤过，取续滤液用微孔滤膜（0.45 μm）滤过，即得。

测定法 分别精密吸取对照品溶液与供试品溶液各 10 μL，注入液相色谱仪，测定，即得。

本品按干燥品计算，含杨梅苷（$C_{21}H_{20}O_{12}$）不得少于 0.10%，异槲皮苷（$C_{21}H_{20}O_{12}$）不得少于 0.01%，槲皮苷（$C_{21}H_{20}O_{11}$）不得少于 0.10%，穗花双黄酮（$C_{30}H_{18}O_{10}$）不得少于 0.03%。

（二）侧柏炭候选标准饮片均匀化、包装及贮存技术规范

1 概述

名称：侧柏炭。

外观：粉末状，黑褐色。气香，味微苦涩（图 4-3-39）。

粒度：40 目。

均匀化方法：粉碎，混合均匀。

2 主要设备

粉碎机、分样筛、包装机。

图 4-3-39 侧柏炭候选标准饮片

3　均匀化操作要求及其关键参数

侧柏炭原形饮片直接用粉碎机粉碎，注意不要连续粉碎，防止粉碎机温度过高。将粉碎的侧柏炭粉末过 40 目样品筛，未过筛的再继续粉碎，直至所有样品均通过 40 目筛。将所得侧柏炭均匀化饮片再过 40 目筛 2 次，以混合均匀。

4　包装操作要求及其关键参数

候选标准饮片为瓶装，规格设置为 250 g/ 瓶和 10 g/ 瓶。瓶装材料为 PET 塑料密封罐，透明玻璃包装瓶。

5　贮存操作要求及其关键参数

置阴凉通风干燥处。保质期暂定 1 年。

6　侧柏炭候选标准饮片质量标准

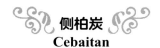

侧柏炭
Cebaitan

【原料药材】　柏科植物侧柏 *Platycladus orientalis*（L.）Franco 的干燥枝梢和叶。

【采集加工】　多在夏、秋二季采收，阴干。

【炮制】　取侧柏叶饮片，文火炒制至侧柏叶变为黑褐色，起浓烟，喷淋少许清水，出锅，摊开，晾凉即可。

【均匀化】　将侧柏炭饮片粉碎，过 40 目筛，混合均匀后包装。

【性状】　深褐色粉末。气香，味微苦涩。

【鉴别】

（1）薄层鉴别　取侧柏炭饮片粉末 1 g，加 70% 甲醇 20 mL，超声处理 30 min，滤过，滤液蒸干，残渣加甲醇 2 mL 使溶解，作为供试品溶液。取异槲皮苷、槲皮苷、槲皮素、山柰酚、穗花双黄酮对照品，加甲醇分别制成异槲皮苷浓度为 0.1 mg/mL、槲皮苷和槲皮素浓度为 0.5 mg/mL、山柰酚和穗花双黄酮浓度为 0.2 mg/mL 的混合对照品溶液。照薄层色谱法（通则 0502）试验，吸取供试品溶液和对照品溶液各 3 μL，分别点于同一硅胶 G 薄层板上，以乙酸乙酯 - 甲醇 - 水（100 : 17 : 13）为展开剂，展至约 3 cm，取出，晾干，再以甲苯（水饱和）- 甲酸乙酯 - 甲酸（4.5 : 4.5 : 1）为展开剂，展开，取出，晾干，喷以 1% 三氯化铝试液，100℃ 加热 5 min，置紫外光灯（365 nm）下检视。供试品色谱中，在与对照品色谱相应的位置上，显相同颜色的荧光斑点。

（2）特征图谱　照高效液相色谱法（2015 年版《中国药典》通则 0512）测定。

色谱条件与系统适用性试验　以十八烷基硅烷键合硅胶为填充剂，以乙腈 A-0.1% 磷酸 B 为流动相，按照表 4-3-34 中的规定进行梯度洗脱；流速 1 mL/min；检测波长 355 nm；进样量 5 μL；柱温 30℃。

表 4-3-34　侧柏炭候选标准饮片特征图谱流动相梯度洗脱表

时间（min）	流动相 A（%）	流动相 B（%）
0～30	10～18	90～82
30～50	18～25	82～75
50～100	25～62	75～38

对照品溶液的制备　精密称取异槲皮苷、槲皮苷、槲皮素、山柰酚、穗花双黄酮对照品各适量，加甲醇制成浓度分别为 5.8 μg/mL、72.2 μg/mL、33.4 μg/mL、18.3 μg/mL、17.3 μg/mL 的混合对照品溶液。

供试品溶液的制备　取侧柏炭饮片粉末 1 g，精密称定，置具塞锥形瓶中，加甲醇 25 mL，称重，超声处理 30 min，放冷，再称定重量，用甲醇补足失重，摇匀，滤过，取续滤液用微孔滤膜（0.45 μm）滤过，即得。

测定法　分别精密吸取对照品溶液与供试品溶液各 5 μL，注入液相色谱仪，测定，即得。

本品所测得 HPLC 特征图谱应与侧柏炭候选标准饮片特征图谱基本一致，同时应检出 3 个共有特征色谱峰。其中 1、2、3 号色谱峰分别对应槲皮苷、槲皮素、山柰酚。以峰 1 为基峰，并计算各特征峰的相对保留时间，其相对保留时间应在规定值的 ±5% 之内。规定值为 1.000[峰 1（S）]、1.479（峰 2）、1.765（峰 3）。结果见图 4-3-40。

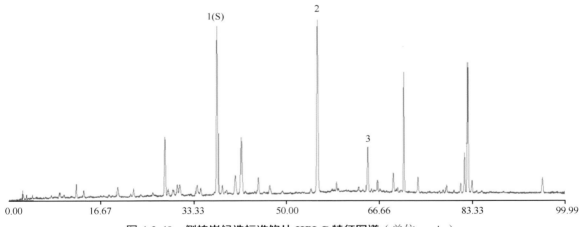

图 4-3-40　侧柏炭候选标准饮片 HPLC 特征图谱（单位：min）

1. 槲皮苷；2. 槲皮素；3. 山柰酚

【浸出物】　照醇溶性浸出物测定法（通则 2201）项下的热浸法测定，用乙醇作溶剂，不得少于 15.0%。

【含量测定】　照高效液相色谱法（通则 0512）测定。

色谱条件与系统适用性试验　以十八烷基硅烷键合硅胶为填充剂；以乙腈（A）-0.1% 磷酸溶液（B）为流动相；按照表 4-3-35 中的规定进行梯度洗脱。波长 355 nm；柱温 35℃。理论塔板数按槲皮苷峰计算不低于 9000。

表 4-3-35　侧柏炭候选标准饮片含量测定流动相梯度洗脱表

时间（min）	流动相 A（%）	流动相 B（%）
0～20	17	83
20～60	17～50	83～50

对照品溶液的制备　精密称取槲皮苷、槲皮素、山柰酚、穗花双黄酮对照品各适量，加甲醇制成浓度分别为 0.433 mg/mL、0.200 mg/mL、0.055 mg/mL、0.104 mg/mL 的混合对照品溶液。

供试品溶液的制备　取侧柏炭饮片粉末 1 g，精密称定，置具塞锥形瓶中，加甲醇 25 mL，称重，超声处理 30 min，放冷，再称定重量，用甲醇补足失重，摇匀，滤过，取续滤液用微孔滤膜（0.45 μm）滤过，即得。

测定法　分别精密吸取对照品溶液与供试品溶液各 10 μL，注入液相色谱仪，测定，即得。

本品按干燥品计算，含槲皮苷（$C_{21}H_{20}O_{11}$）不得少于 0.05%，槲皮素（$C_{15}H_{10}O_7$）不得少于 0.03%，山柰酚（$C_{15}H_{10}O_6$）和穗花双黄酮（$C_{30}H_{18}O_{10}$）均不得少于 0.01%。

第四节　女贞子及酒女贞子标准饮片制备

一、原料药材的采集加工技术规范研究

女贞子为木犀科女贞属植物女贞 *Ligustrum lucidum* Ait. 的干燥成熟果实，分布范围广，主产于江苏、浙江、湖南、福建、广西、四川、湖北、江西等地。长江以南为其道地产区之一。冬季果实成熟时采收，除去枝叶，稍蒸或置沸水中略烫后，干燥；或直接干燥。查阅《历代中药炮制资料辑要》中收录女贞子的历代炮制方法可知，自宋代《疮疡经验全书》开始有女贞子炮制方法的记载，明、清两代女贞子炮制方法得到了进一步的发展，有酒蒸、拌黑豆蒸和酒蜜共蒸等方法，其中以酒蒸法居多，详见表 4-4-1。

表 4-4-1　女贞子历代炮制方法

朝代	炮制方法	文献出处
宋代	饭上蒸	《疮疡经验全书》
明代	酒浸去风血补益	《本草品汇精要》
	冬至采收，衣皮将布袋捼净，酒浸一宿，日爆待干研末为丸，用旱莲草熬膏合妙，捣碎渍酒，同生地黄投罐煮良	《本草蒙荃》
	去粗皮内更有细皮，察白色，酒拌黑豆，同蒸九次	《炮炙大法》
	酒拌，九蒸九晒，净末	
	1. 去皮，每斗用马料黑豆一斗，拣净淘洗，晒干，同蒸透，九蒸九晒	《先醒斋医学广笔记》
	2. 酒拌，九蒸九晒	
	酒浸蒸晒	《本草通玄》
	陈酒共蜜，拌蒸七次，晒七日	《审视瑶函》

续表

朝代	炮制方法	文献出处
清代	九蒸九晒（汤下）	《握灵本草》
	酒浸，蒸透，晒干	《本草汇》
	如法去皮 1. 一斗如法去皮，每斗用马料黑豆一斗拣净淘洗晒干，同蒸透九蒸九晒 2. 酒拌九蒸九晒	《本草述》
	酒浸一宿蒸熟 1. 去皮，老酒浸一宿，每斗用马料斗一斗，淘净晒干，同蒸透，九蒸九晒 2. 九拌九蒸九晒 3. 酒浸一宿蒸熟 4. 酒浸一宿晒干	《本草述钩元》
	冬至日揉，不拘多少，阴干、蜜酒拌蒸，过一夜，粗袋擦去皮，晒干为末	《医方集解》
	酒蒸用	《本草备要》
	酒蒸用	《药品辨义》
	李时珍曰：凡使女贞实去梗叶，酒浸一日夜，布袋擦去皮，晒干为细末，待旱莲草出，多取数担捣汁，熬浓和丸，每夜酒送百丸、不旬日膂力加倍，老者不夜起，又能变白发为黑色，强腰膝，起气	《修事指南》
	酒浸蒸	《本草备用》
	酒蒸	《本草从新》
	蜜酒拌蒸过一夜，粗袋擦去皮，晒干为末，瓦瓶收贮	《成方切用》
	以白芥车前水浸干用。《医铃》	《本草纲目拾遗》
	酒蒸用	《本草辑要》
	去梗叶，酒浸一日夜，袋擦去皮，蒸透晒干用	《本草害利》
	酒浸蒸润晒干	《本草汇纂》
	酒蒸	《医家四要》

针对女贞子采收时间的研究有较多报道，大多依据其所含化学成分的含量高低，确定其适宜的采收时间，但若以某一类成分（黄酮、多糖、三萜等）为指标进行考察，往往得到不同的结果，若将上述类别的主要成分含量进行综合分析，则以每年10月份黄酮、三萜类成分较高，此时女贞子品质较好。因女贞子主要产于长江流域及南方各地，如河南、安徽、陕西、甘肃等地，故课题组选择安徽省亳州市作为女贞子采集地点，于10月份果实成熟时采收3批原料药材，除去枝叶，干燥。共采集30 kg。按要求填写原料药材采集加工技术参数表，准确记录采集、加工人员信息，见表4-4-2。

表 4-4-2　女贞子原料药材采集加工技术参数

药材名称	女贞子	原料用途	炮制女贞子及酒女贞子饮片
基原	木犀科女贞属植物女贞 *Ligustrum lucidum* Ait. 的干燥成熟果实		
采集地点	安徽省亳州市	采集人	宋向阳

续表

采集时间	2015 年 10 月	生长年限	1 年
采集量	每批 10 kg	采集批次	3 批
鉴定人	吴从艾	鉴定人职称	生产技术负责人
鉴定人单位	北京盛世龙药业	加工人	宋向阳
加工方法	除去枝叶，稍蒸或置沸水中略烫后，干燥；或直接干燥		
药材照片			

1 女贞子原料药材的外观

女贞子原料药材呈卵形、椭圆形或肾形，长 6 ～ 8.5 mm，直径 3.5 ～ 5.5 mm。表面黑紫色或灰黑色，皱缩不平，皮软而薄，气微，味甘，微苦涩。

2 女贞子原料药材的 TLC 图谱

2.1 材料

KQ-100DE 超声波清洗仪（昆山市超声仪器有限公司），HH-4 数显恒温水浴锅（金坛市杰瑞尔电器有限公司），CS101-2E 电热鼓风干燥箱（重庆万达仪器有限公司），层析缸（20 cm×10 cm）。硅胶 G 薄层板（青岛海洋公司），氯仿、甲醇（国药集团化学试剂有限公司），碘蒸气显色。

对照品特女贞苷（中国药品生物制品检定研究院，批号 111926-201102）、红景天苷（中国药品生物制品检定研究院，批号 110818-201005）、酪醇（中国药品生物制品检定研究院，批号 111676-200602）、羟基酪醇（成都曼斯特生物科技有限公司，批号 MUST-16061503），女贞子对照药材（中国食品药品检定研究院）。

2.2 方法与结果

2.2.1 供试品溶液的制备

取原料药材粉末 0.5 g，加甲醇 10 mL，超声处理 20 min，滤过，取续滤液作为供试品溶液。

2.2.2　对照品溶液的制备

取女贞子对照药材 0.5 g，照供试品溶液制备方法制备成对照药材溶液。另取羟基酪醇、红景天苷、酪醇、特女贞苷对照品，加甲醇制成每毫升含 1 mg 的对照品溶液。

2.2.3　薄层鉴别

照薄层色谱法（通则 0502）试验，吸取上述三种溶液各 10 μL，分别点于同一硅胶 G 薄层板上，以氯仿 - 甲醇（4：1）为展开剂，展开，取出，晾干，碘熏至斑点清晰。供试品色谱中，在与对照品色谱相应的位置上，显相同颜色的斑点，结果见图 4-4-1。

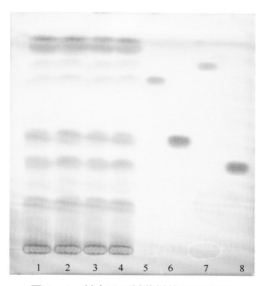

图 4-4-1　女贞子原料药材的 TLC 图谱

1. 对照药材；2 ～ 4. 女贞子药材；5. 羟基酪醇；6. 红景天苷；7. 酪醇；8. 特女贞苷

3　女贞子原料药材的 HPLC 特征图谱

3.1　材料

3.1.1　仪器

高效液相色谱仪（美国 Waters 公司，Waters 2695 Separations Module，2996 PAD 检测器），FA2204B 型电子天平（上海精密科学仪器有限公司），XS105 型电子天平（瑞士梅特勒 - 托利多仪器有限公司），KQ-100DE 超声波清洗仪（昆山市超声仪器有限公司），0.45 μm 微孔滤膜（天津津腾实验设备有限公司）。

3.1.2　试药

特女贞苷（中国药品生物制品检定研究院，批号 111926-201102）、红景天苷（中国药品生物制品检定研究院，批号 110818-201005）、酪醇（中国药品生物制品检定研究院，批号 111676-200602）、羟基酪醇（成都曼斯特生物科技有限公司，批号 MUST-16061503）、橄榄苦苷（成都曼斯特生物科技有限公司，批号 MUST-16052512），上述对照品所标示纯度均≥ 98%。

3.1.3 试剂

水为娃哈哈纯净水，乙腈、甲醇（美国 Fisher 公司）为色谱纯，磷酸（国药集团化学试剂有限公司）等试剂均为分析纯。

3.2 色谱条件

Agilent Eclipse XDB-C$_{18}$ 色谱柱（4.6 mm×250 mm，5 μm），柱温 35 ℃，进样体积10 μL，流速 1.0 mL/min，检测波长 270 nm。以乙腈（A）-0.1 % 磷酸溶液（B）为流动相，梯度洗脱：0 ～ 10 min，5% ～ 12%A；10 ～ 32 min，12% ～ 17%A；32 ～ 50 min，17% ～23%A；50 ～ 70 min，23% ～ 29%A；70 ～ 75 min，29% ～ 32%A。

3.3 供试品溶液的制备

取本品粉末（60 目筛）0.5 g，精密称定，精密加入 50% 甲醇溶液 10 mL，称定重量，超声（250 W、40 kHz）提取 30 min，放冷，再称定重量，用 50% 甲醇溶液补足失重，摇匀，滤过，取续滤液，过微孔滤膜（0.45 μm），即得。

3.4 对照品溶液的制备

分别精密称取羟基酪醇、红景天苷、酪醇、特女贞苷、橄榄苦苷对照品各适量，精密称定，加甲醇制成每毫升含羟基酪醇 0.799 mg、红景天苷 4.191 mg、酪醇 1.003 mg、特女贞苷36.051 mg、橄榄苦苷 1.556 mg 的对照品溶液，即得。

3.5 精密度试验

精密称取女贞子原料药材粉末（过 60 目筛）0.5 g，制成供试品溶液，连续进样 6 次，以特女贞苷峰为参照物，计算各色谱峰的相对保留时间和相对峰面积的 RSD 值。结果显示，各色谱峰的 RSD 值均小于 2.42%，表明仪器的精密度良好。

3.6 稳定性试验

精密称取女贞子原料药材粉末（过 60 目筛）0.5 g，制成供试品溶液，分别于 0 h、2 h、4 h、6 h、12 h、24 h 进样分析，以特女贞苷峰为参照峰，计算各色谱峰的相对保留时间和相对峰面积的 RSD 值。结果显示，各色谱峰的 RSD 值均小于 2.95%，符合特征图谱研究的技术要求，表明供试品溶液在 24 h 内稳定。

3.7 重复性试验

精密称取女贞子原料药材粉末（过 60 目筛）6 份，每份 0.5 g，制成供试品溶液，分别进样分析，以特女贞苷峰为参照物，计算各色谱峰的相对保留时间和相对峰面积的 RSD 值。结果显示，各色谱峰的 RSD 值均小于 4.21%，表明该方法的重复性良好。

3.8 特征图谱特征峰的确定

按照已建立的特征图谱测定方法，对女贞子原料药材 3 批进行测定。结果显示，女贞子特征图谱应检测到 10 个特征峰。结果见图 4-4-2。

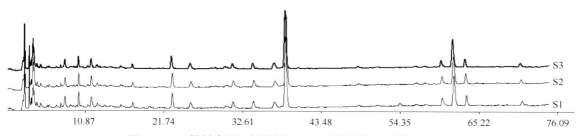

图 4-4-2　3 批女贞子原料药材 HPLC 特征图谱（单位：min）

S1-S3 3 批女贞子原料药材

3.9 特征图谱特征峰的归属

以已知化学成分为对照，对中药指纹图谱相似度软件生成的女贞子药材特征图谱进行色谱峰归属，归属了 5 个特征峰，分别为羟基酪醇、红景天苷、酪醇、特女贞苷和橄榄苦苷。结果见图 4-4-3。

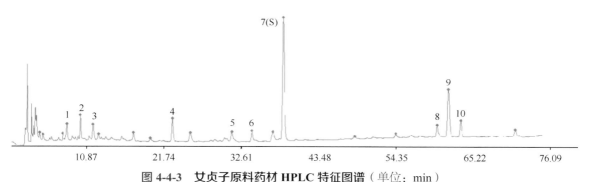

图 4-4-3　女贞子原料药材 HPLC 特征图谱（单位：min）

1. 羟基酪醇；2. 红景天苷；3. 酪醇；7. 特女贞苷；10. 橄榄苦苷

4 女贞子原料药材主要成分含量测定

根据 HPLC 特征图谱特征峰的研究结果，选取其中 5 种主要成分进行含量测定。

4.1 材料

4.1.1 仪器

高效液相色谱仪（美国 Waters 公司，Waters 2695 Separations Module，2996 PAD 检测器），FA2204B 型电子天平（上海精密科学仪器有限公司），XS105 型电子天平（瑞士梅特勒 - 托利多仪器有限公司）。

4.1.2　试药

特女贞苷（中国药品生物制品检定研究院，批号 111926-201102）、红景天苷（中国药品生物制品检定研究院，批号 110818-201005）、酪醇（中国药品生物制品检定研究院，批号 111676-200602）、羟基酪醇（成都曼斯特生物科技有限公司，批号 MUST-16061503）、橄榄苦苷（成都曼斯特生物科技有限公司，批号 MUST-16052512），上述对照品所标示纯度均 ≥ 98%。

4.1.3　试剂

水为娃哈哈纯净水，乙腈、甲醇（美国 Fisher 公司）为色谱纯。

4.2　方法与结果

4.2.1　色谱条件

Agilent Eclipse XDB-C$_{18}$ 色谱柱（4.6 mm×250 mm，5 μm），柱温 35℃，进样体积 10 μL，流速 1.0 mL/min，检测波长 224 nm。以乙腈（A）- 水溶液（B）为流动相，梯度洗脱：0 ~ 10 min，5% ~ 15%A；10 ~ 15 min，15% ~ 20%A；15 ~ 18 min，20% ~ 22%A；18 ~ 20 min，22% ~ 23%A；20 ~ 27 min，23% ~ 24%A；27 ~ 35 min，24% ~ 30%A。此色谱条件下，各目标成分分离度良好，见图 4-4-4。

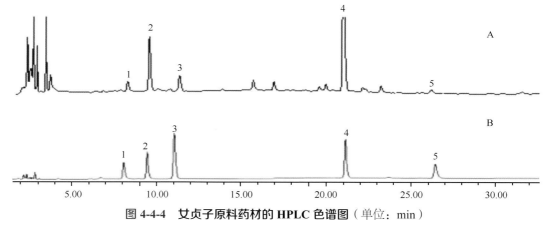

图 4-4-4　女贞子原料药材的 HPLC 色谱图（单位：min）

A. 女贞子原料药材；B. 混合对照品；1. 羟基酪醇；2. 红景天苷；3. 酪醇；4. 特女贞苷；5. 橄榄苦苷

4.2.2　供试品溶液的制备

精密称取样品 0.5 g，精密加入 80% 甲醇溶液 10 mL，称定重量，超声（250 W、40 kHz）提取 20 min，取出，放至室温，再称定重量，用 80% 甲醇溶液补足失重，滤过，取续滤液过微孔滤膜（0.45 μm）即得。

4.2.3　对照品溶液的制备

分别精密称取羟基酪醇、红景天苷、酪醇、特女贞苷、橄榄苦苷对照品各适量，精密称定，加甲醇制成每毫升含羟基酪醇 0.799 mg、红景天苷 4.191 mg、酪醇 1.003 mg、特女贞苷

36.051 mg、橄榄苦苷 1.556 mg 的对照品溶液，即得。

4.2.4　线性关系考察

以对照品溶液为母液，用甲醇稀释至母液浓度的 1、1/2、1/4、1/8、1/16，对各个浓度的对照品溶液进样分析，以进样量（μg）为横坐标 X，峰面积为纵坐标 Y，计算回归方程。结果见表 4-4-3。

表 4-4-3　女贞子原料药材含量测定线性关系考察结果

成分	回归方程	相关系数 r^2	线性范围（μg）
羟基酪醇	$Y = 2\,182\,193.398X - 25\,522.208\,33$	0.9999	0.050 ～ 0.799
红景天苷	$Y = 1\,444\,479.265X + 67\,014.166\,67$	0.9998	0.262 ～ 4.191
酪醇	$Y = 30\,620\,670.47X + 60\,800.041\,67$	0.9991	0.063 ～ 1.003
特女贞苷	$Y = 1\,165\,688.256X + 3\,308.916\,667$	0.9995	2.253 ～ 36.051
橄榄苦苷	$Y = 1\,168\,465.893X - 52\,977.000$	0.9994	0.097 ～ 1.556

4.2.5　精密度试验

取同一混合对照品溶液连续进样 6 次，记录峰面积，计算 RSD 值。结果显示，各成分 RSD 值在 0.426% ～ 1.777%，表明仪器精密度良好。结果见表 4-4-4。

表 4-4-4　女贞子原料药材含量测定精密度试验结果

成分	1	2	3	4	5	6	RSD（%）
羟基酪醇	0.402	0.405	0.411	0.405	0.402	0.406	0.800
红景天苷	0.426	0.432	0.446	0.429	0.425	0.430	1.777
酪醇	0.600	0.601	0.605	0.599	0.597	0.601	0.426
特女贞苷	1.000	1.000	1.000	1.000	1.000	1.000	0.000
橄榄苦苷	0.516	0.518	0.524	0.521	0.518	0.522	0.594

4.2.6　稳定性试验

精密称取女贞子原料药材粉末 0.5 g，制成供试品溶液，分别于 0 h、2 h、4 h、6 h、12 h、24 h 进样分析，记录峰面积，计算 RSD 值。结果显示，各成分 RSD 值在 1.504% ～ 2.853%，表明供试品溶液在 24 h 内稳定。结果见表 4-4-5。

表 4-4-5　女贞子原料药材含量测定稳定性试验结果

成分	0 h	2 h	4 h	6 h	12 h	24 h	RSD（%）
羟基酪醇	0.083	0.083	0.081	0.080	0.078	0.079	2.404
红景天苷	0.323	0.324	0.318	0.311	0.324	0.321	1.504
酪醇	0.134	0.132	0.126	0.126	0.125	0.128	2.853
特女贞苷	1.000	1.000	1.000	1.000	1.000	1.000	0.000
橄榄苦苷	0.032	0.032	0.033	0.031	0.032	0.032	2.605

4.2.7　重复性试验

精密称取女贞子原料药材粉末 5 份，每份 0.5 g，制成供试品溶液，分别进样分析，记录峰面积，计算各成分含量（mg/g），并计算 RSD 值。结果显示，各成分的 RSD 值分别在 1.612% ～ 3.719%，表明该方法重复性良好。结果见表 4-4-6。

表 4-4-6　女贞子原料药材含量测定重复性试验结果

成分	1	2	3	4	5	RSD（%）
羟基酪醇	0.083	0.080	0.082	0.076	0.083	3.719
红景天苷	0.327	0.331	0.328	0.315	0.317	2.209
酪醇	0.129	0.134	0.129	0.128	0.131	1.612
特女贞苷	1.000	1.000	1.000	1.000	1.000	0.000
橄榄苦苷	0.037	0.035	0.036	0.035	0.036	2.017

4.2.8　加样回收率试验

精密称取已知含量女贞子原料药材粉末 9 份，并随机分成三组，每组 3 份。三组依次分别精密加入低、中、高浓度的对照品溶液，使加入量分别为样品中含量的 0.8、1.0、1.2 倍，制成供试品。将上述供试品分别进样分析，记录峰面积，计算回收率及 RSD 值。结果见表 4-4-7。

表 4-4-7　女贞子原料药材含量测定加样回收率试验结果

成分	样品中含量（μg）	加入量（μg）	测得量（μg）	回收率（%）	平均回收率（%）	RSD（%）
羟基酪醇	196.08	154.94	356.21	103.35	100.45	2.51
	196.23	154.94	356.61	103.51		
	196.15	154.94	354.47	102.18		
	196.54	193.68	385.84	97.74		
	196.70	193.68	387.53	98.53		
	196.54	193.68	389.94	99.85		
	196.39	232.41	420.19	96.29		
	196.31	232.41	432.36	101.57		
	196.46	232.41	431.34	101.06		
红景天苷	1146.60	906.34	2017.44	96.08	99.11	2.74
	1147.50	906.34	2043.25	98.83		
	1147.05	906.34	2030.60	97.49		
	1149.32	1132.93	2336.91	104.82		
	1150.22	1132.93	2296.33	101.16		
	1149.32	1132.93	2291.92	100.85		
	1148.41	1359.52	2470.91	97.28		
	1147.96	1359.52	2479.83	97.97		
	1148.86	1359.52	2474.60	97.52		

续表

成分	样品中含量（μg）	加入量（μg）	测得量（μg）	回收率（%）	平均回收率（%）	RSD（%）
酪醇	172.55	136.30	310.83	101.45		
	172.68	136.30	311.80	102.07		
	172.61	136.30	315.50	104.83		
	172.96	170.38	337.82	96.77		
	173.09	170.38	340.61	98.32	100.04	3.53
	172.96	170.38	335.05	95.14		
	172.82	204.45	386.34	104.44		
	172.75	204.45	379.18	100.97		
	172.89	204.45	370.04	96.43		
特女贞苷	3770.97	2980.94	6649.11	96.55		
	3773.95	2980.94	6613.65	95.26		
	3772.46	2980.94	6605.51	95.04		
	3779.91	3726.17	7379.05	96.59		
	3782.89	3726.17	7532.07	100.62	96.90	1.71
	3779.91	3726.17	7424.60	97.81		
	3776.93	4471.40	8122.17	97.18		
	3775.44	4471.40	8116.04	97.07		
	3778.42	4471.40	8071.14	96.00		
橄榄苦苷	93.10	73.63	164.06	96.37		
	93.18	73.63	165.84	98.68		
	93.14	73.63	168.00	101.66		
	93.32	92.04	185.63	100.28		
	93.40	92.04	183.97	98.40	100.32	2.20
	93.32	92.04	185.71	100.37		
	93.25	110.45	206.08	102.15		
	93.21	110.45	207.58	103.54		
	93.29	110.45	205.34	101.45		

4.2.9　样品测定

精密称取女贞子原料药材粉末 0.5 g，制备供试品溶液，进样 10 μL，以干燥品计算各成分含量，结果见表 4-4-8。

表 4-4-8　女贞子原料药材主要成分含量测定结果（mg/g）

批次	羟基酪醇	红景天苷	酪醇	特女贞苷	橄榄苦苷
1	0.122	1.036	0.336	16.506	0.732
2	0.108	1.048	0.269	15.943	0.749
3	0.120	1.059	0.272	15.493	0.718
$\bar{x} \pm s$	0.12±0.01	1.05±0.01	0.29±0.03	15.98±0.41	0.73±0.01

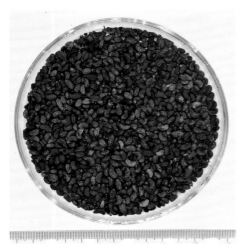

图 4-4-5　女贞子原料药材

5　女贞子原料药材采集加工技术规范

5.1　概述（图 4-4-5）

名称：女贞子。
采集时间：第 1、2、3 批，2015 年 10 月。
采集地点：安徽省亳州市。
生长年限：1 年。

5.2　基原

女贞子为木犀科女贞属植物女贞 *Ligustrum lucidum* Ait. 的干燥成熟果实。

5.3　原料药材产地

女贞子资源丰富，分布范围广，主产于江苏、浙江、湖南、福建、广西、四川、湖北、江西等地。长江以南为其道地产区之一。

5.4　采集及加工依据

依据《中国药典》（2015 年版）进行采集加工。

5.5　工艺流程（图 4-4-6）

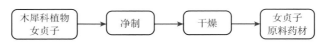

图 4-4-6　女贞子原料药材生产工艺流程图

5.6　加工工艺操作要求及其关键参数

木犀科植物女贞子 10 月份采集 1 年生成熟果实，除去枝叶，干燥，即得。

5.7　贮存及注意事项

阴凉干燥处保存，注意走油，霉变。

5.8　女贞子原料药材质量标准

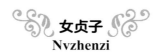

女贞子
Nvzhenzi
LIGUSTRI LUCIDI FRUCTUS

【基原】　木犀科女贞属植物女贞 *Ligustrum lucidum* Ait. 的干燥成熟果实。

【采集加工】　按照 2015 年版《中国药典》执行，冬季果实成熟时采收，除去枝叶，稍蒸或至沸水中略烫后，干燥或直接干燥。

【性状】　本品呈卵形、椭圆形或肾形，长 6 ～ 8.5 mm，直径 3.5 ～ 5.5 mm。表面黑紫色或灰黑色，皱缩不平，皮软而薄，气微，味甘，微苦涩。

【鉴别】

（1）显微鉴别　本品粉末灰棕色或灰黑色。果皮表皮细胞（外果皮）断面观略呈扁圆形，外壁及侧壁呈圆拱形增厚，腔内含黄棕色物。内果皮纤维无色或淡黄色，上下数层纵横交错排列，直径 9 ～ 35 μm。种皮细胞散有类圆形分泌细胞，淡棕色，直径 40 ～ 88 μm，内含黄棕色分泌物及油滴。

（2）薄层鉴别　分别称取 3 批女贞子粉末及女贞子对照药材各 0.5 g，加甲醇 10 mL，超声处理 20 min，滤过，取续滤液作为供试品溶液。再以甲醇配制相应浓度的羟基酪醇、红景天苷、酪醇、特女贞苷对照品溶液，照薄层色谱法，点样于硅胶 G 薄层板上，以氯仿 - 甲醇（4：1）为展开剂，碘熏至斑点清晰，3 批女贞子原料药材及对照药材应与对照品在相应位置上，显相同颜色的斑点。

（3）特征图谱　照高效液相色谱法（2015 年版《中国药典》通则 0512）测定。

色谱条件与系统适用性试验　以十八烷基硅烷键合硅胶为填充剂；以乙腈为流动相 A，以 0.1% 磷酸溶液为流动相 B，按照表 4-4-9 中的规定进行梯度洗脱；检测波长为 270 nm。

表 4-4-9　女贞子原料药材特征图谱流动相梯度洗脱表

时间（min）	流动相 A（%）	流动相 B（%）
0 ～ 10	5 ～ 12	95 ～ 88
10 ～ 32	12 ～ 17	88 ～ 83
32 ～ 50	17 ～ 23	83 ～ 77
50 ～ 70	23 ～ 29	77 ～ 71
70 ～ 75	29 ～ 32	71 ～ 68

供试品溶液的制备　取本品粉末（60 目筛）0.5 g，精密称定，精密加入 50% 甲醇溶液 10 mL，称定重量，超声（250 W、40 kHz）提取 30 min，放冷，再称定重量，用 50% 甲醇溶液补足失重，摇匀，滤过，取续滤液，过微孔滤膜（0.45 μm），即得。

测定法　精密吸取供试品溶液 10 μL，注入液相色谱仪，测定，即得。

女贞子原料药材特征图谱应检测到 10 个特征峰。以 7 号峰（S 峰）为参照峰，依据 2015 年版《中国药典》关于中药特征图谱的规定，计算各特征峰与 S 峰的相对保留时间，其相对保留时间应在规定值的 ±5% 之内。规定值为 0.212（峰 1）、0.260（峰 2）、0.305（峰 3）、0.593（峰 4）、0.812（峰 5）、0.885（峰 6）、1.000[峰 7（S）]、1.555（峰 8）、1.598（峰 9）、1.642（峰 10）。结果见图 4-4-7。

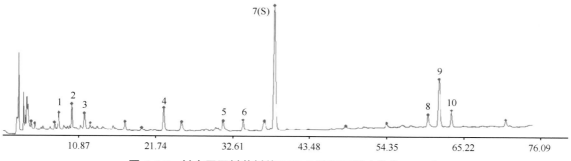

图 4-4-7　女贞子原料药材的 HPLC 特征图谱（单位：min）

【检查】

水分 不得过 7.5%（2015 年版《中国药典》通则 0832 第二法）。

总灰分 不得过 4.5%（2015 年版《中国药典》通则 2302）。

【浸出物】 照浸出物测定法（2015 年版《中国药典》通则 2201）项下的热浸法测定，用水作溶剂，不得少于 30.0%；用 30% 乙醇作溶剂，不得少于 31.1%。

【含量测定】 照高效液相色谱法（2015 年版《中国药典》通则 0512）测定。

色谱条件与系统适用性试验 以十八烷基硅烷键合硅胶为填充剂；以乙腈（B）- 水（C）为流动相，按表 4-4-10 中的规定进行梯度洗脱；检测波长为 224 nm。

表 4-4-10 女贞子原料药材含量测定流动相梯度洗脱表

时间（min）	流动相 B（%）	流动相 C（%）
0 ～ 10	5 ～ 15	95 ～ 85
10 ～ 15	15 ～ 20	85 ～ 80
15 ～ 18	20 ～ 22	80 ～ 78
18 ～ 20	22 ～ 23	78 ～ 77
20 ～ 27	23 ～ 24	77 ～ 76
27 ～ 35	24 ～ 30	76 ～ 70

对照品溶液的制备 取羟基酪醇、红景天苷、酪醇、特女贞苷、橄榄苦苷对照品各适量，精密称定，加甲醇制成每毫升含羟基酪醇 0.799 mg、红景天苷 4.191 mg、酪醇 1.003 mg、特女贞苷 36.051 mg、橄榄苦苷 1.556 mg 的溶液，即得。

供试品溶液的制备 取本品粉末（过 60 目筛）约 0.5 g，精密称定，置具塞锥形瓶中，精密加入 80% 甲醇溶液 10 mL，称定重量，超声（250 W、40 kHz）提取 20 min，取出，放至室温，再称定重量，用 80% 甲醇溶液补足失重，摇匀，滤过，取续滤液，过微孔滤膜（0.45 μm），即得。

测定法 分别精密吸取对照溶液与供试品溶液各 10 μL，注入液相色谱仪，测定，即得。

本品按干燥品计算，含羟基酪醇（$C_8H_{10}O_3$）不得少于 0.01%，红景天苷（$C_{14}H_{20}O_7$）不得少于 0.10%，酪醇（$C_8H_{10}O_2$）不得少于 0.02%，特女贞苷（$C_{31}H_{42}O_{17}$）不得少于 1.55%，橄榄苦苷（$C_{25}H_{32}O_{13}$）不得少于 0.07%。

二、原形饮片炮制工艺技术规范研究

（一）女贞子原形饮片的炮制加工

依据《中国药典》（2015 年版）炮制通则和《北京市中药饮片炮制规范》（2008 年版）炮制加工女贞子饮片。取 3 批女贞子药材，去净杂质，洗净，干燥。记录女贞子原形饮片制备工艺技术参数（表 4-4-11）。

表 4-4-11　女贞子原形饮片制备工艺技术参数

饮片名称	女贞子	生产日期	2016 年 7 月
药材基原	木犀科女贞属植物女贞 *Ligustrum lucidum* Ait. 的干燥成熟果实		
生产企业	北京盛世龙药业	GMP 认证时间	2010 年 10 月
生产技术人员	刘宝亮、吴从艾	从事具体生产年限	10 年、37 年
炮制工艺参考依据	《中国药典》（2015 年版）炮制通则、《北京市中药饮片炮制规范》（2008 年版）		
生产工艺	取女贞子原料药材，洗净，去净杂质，置沸水中略烫，干燥或直接干燥		
生产设备信息	滚筒式洗药机（XYJ-700） 功率：2.2 kW 水泵流量：8 m³/h 厂家：上海凯旋中药机械制造有限公司	气流网带干燥机（QG-XPDX） 功率：10.5 kW 热源：蒸汽 干燥面积：40 m² 厂家：天津市鑫霞烘干设备制造有限公司	
饮片照片	第 1 批　　　　第 2 批　　　　第 3 批		

1　女贞子原形饮片的外观

女贞子原形饮片呈卵形、椭圆形或肾形，长 6 ～ 8.5 mm，直径 3.5 ～ 5.5 mm。表面黑紫色或灰黑色，皱缩不平，皮软而薄，气微，味甘，微苦涩。

2　女贞子原形饮片的 TLC 图谱

照女贞子原料药材的 TLC 图谱方法进行薄层色谱检识。3 批女贞子原形饮片在与对照品相同位置显相同颜色的斑点。结果见图 4-4-8。

3　女贞子原形饮片的 HPLC 特征图谱

照女贞子原料药材的 HPLC 特征图谱方法，进行特征图谱表征。精密称取女贞子原形饮片粉末（过 60 目筛）0.5 g，加入 50% 甲醇溶液 10 mL，称定重量，超声（250 W、40 kHz）提取 30 min，放冷，再称定重量，用 50% 甲醇溶液补足失重，摇匀，滤过，取续滤液过微孔滤膜（0.45 μm），即得。以乙腈

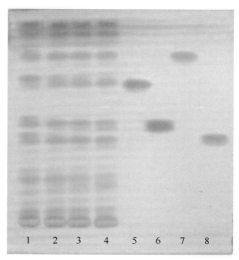

图 4-4-8　女贞子原形饮片的 TLC 图谱

1. 对照药材；2 ～ 4. 女贞子原形饮片；5. 羟基酪醇；

6. 红景天苷；7. 酪醇；8. 特女贞苷

（A）-0.1% 磷酸溶液（B）为流动相，梯度洗脱：0～10 min，5%～12%A；10～32 min，12%～17%A；32～50 min，17%～23%A；50～70 min，23%～29%A；70～75 min，29%～32%A。方法学考察参考女贞子原料药材。结果见图4-4-9，结果显示，3批女贞子原形饮片都有10个特征峰，与原料药材相同。以已知化学成分为对照，对中药指纹图谱相似度软件生成的女贞子药材特征图谱进行色谱峰归属，归属了5个特征峰，分别为羟基酪醇、红景天苷、酪醇、特女贞苷和橄榄苦苷。结果见图4-4-10。

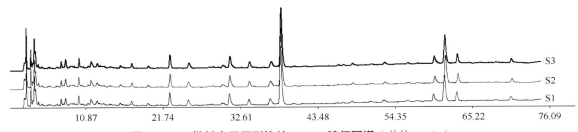

图4-4-9　3批女贞子原形饮片HPLC特征图谱（单位：min）

S1-S3 3批女贞子原形饮片

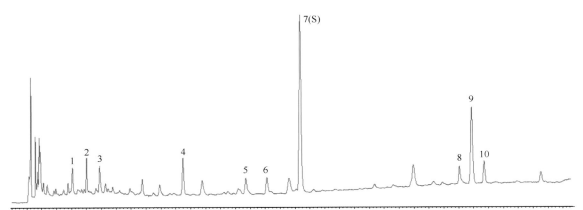

图4-4-10　女贞子原形饮片HPLC特征图谱（单位：min）

1.羟基酪醇；2.红景天苷；3.酪醇；7.特女贞苷；10.橄榄苦苷

4　女贞子原形饮片主要成分含量测定

照女贞子原料药材主要成分含量测定方法进行含量测定。精密称取女贞子原形饮片粉末0.5 g，加80%甲醇溶液10 mL，称定重量，超声（250 W、40 kHz）提取20 min，取出，放至室温，再称定重量，用80%甲醇溶液补足失重，滤过，取续滤液过0.45 μm微孔滤膜，即得。以乙腈（A）-水溶液（B）为流动相，梯度洗脱：0～10 min，5%～15%A；10～15 min，15%～20%A；15～18 min，20%～22%A；18～20 min，22%～23%A；20～27 min，23%～24%A；27～35 min，24%～30%A。方法学考察参考女贞子原料药材。结果见表4-4-12。

表 4-4-12 女贞子原形饮片主要成分含量测定结果（mg/g）

批次	羟基酪醇	红景天苷	酪醇	特女贞苷	橄榄苦苷
1	0.114	1.024	0.273	16.090	0.719
2	0.116	1.044	0.275	15.321	0.702
3	0.118	1.033	0.274	16.237	0.705
$\bar{x} \pm s$	0.12±0.00	1.03±0.01	0.27±0.00	15.88±0.40	0.71±0.01

5 女贞子原形饮片炮制工艺技术规范

5.1 概述

品名：女贞子。

外观：呈卵形、椭圆形或肾形，表面黑褐色或灰黑色。常附有白色粉霜。皱缩不平，基部有果梗痕或具宿萼及短梗（图 4-4-11）。

规格：颗粒（长 6 ～ 8.5 mm，直径 3.5 ～ 5.5 mm）。

5.2 来源

本品为木犀科女贞属植物女贞 *Ligustrum lucidum* Ait. 的干燥成熟果实炮制加工后制成的饮片。

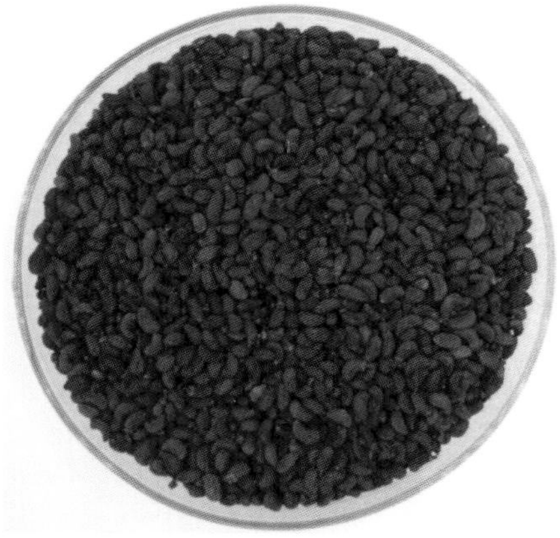

5.3 原料药材产地

主产于陕西、甘肃及长江以南各地。

5.4 生产依据

依据《中国药典》（2015 年版）炮制通则和《北京市中药饮片炮制规范》（2008 年版）炮制加工女贞子饮片。

图 4-4-11 女贞子原形饮片

5.5 主要设备

滚筒洗药机、气流网带干燥机、中药饮片包装机。

5.6 工艺流程（图 4-4-12）

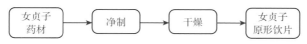

图 4-4-12 女贞子原形饮片炮制工艺流程图

5.7 炮制工艺操作要求及其关键参数

取女贞子原料药材，洗净，去净杂质，置沸水中略烫，干燥或直接干燥，即可。

5.8　包装规格

女贞子原形饮片按照常规包装规格进行包装，即 1 kg/ 袋；包装材料为聚乙烯塑料薄膜（GB-4456、GB-12056）。

5.9　贮存及注意事项

干燥通风处贮存，注意霉变。

5.10　女贞子原形饮片质量标准

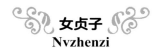

女贞子

Nvzhenzi

LIGUSTRI LUCIDI FRUCTUS

【原料药材】　木犀科女贞属植物女贞 *Ligustrum lucidum* Ait. 的干燥成熟果实。

【炮制】　取女贞子药材，洗净，去除杂质，稍蒸或至沸水中略烫后，干燥。将女贞子饮片粉碎过三号筛，搅拌混合均匀后包装。

【性状】　灰棕色或灰黑色粉末，气微，味甘、微苦涩。

【鉴别】

（1）显微鉴别　本品粉末灰棕色或灰黑色。果皮表皮细胞（外果皮）断面观略呈扁圆形，外壁及侧壁呈圆拱形增厚，腔内含黄棕色物。内果皮纤维无色或淡黄色，上下数层纵横交错排列，直径 9 ～ 35 μm。种皮细胞散有类圆形分泌细胞，淡棕色，直径 40 ～ 88 μm，内含黄棕色分泌物及油滴。

（2）薄层鉴别　分别以大极性成分羟基酪醇、红景天苷、酪醇、特女贞苷为对照，对女贞子饮片进行鉴别。

分别称取 3 批女贞子饮片及女贞子对照药材各 0.5 g，加甲醇 10 mL，超声处理 20 min，滤过，取续滤液作为供试品溶液。再以甲醇配制相应浓度的羟基酪醇、红景天苷、酪醇、特女贞苷对照品溶液，照薄层色谱法，点样于硅胶 G 薄层板上，以氯仿 - 甲醇（4：1）为展开剂，碘熏至斑点清晰，3 批女贞子饮片及对照药材应与对照品在相应位置上显相同颜色的斑点。

（3）特征图谱　照高效液相色谱法（2015 年版《中国药典》通则 0512）测定。

色谱条件与系统适用性试验　以十八烷基硅烷键合硅胶为填充剂；以乙腈为流动相 B，以 0.1% 磷酸溶液为流动相 D，按照表 4-4-13 中的规定进行梯度洗脱；检测波长为 270 nm。

表 4-4-13　女贞子原形饮片特征图谱流动相梯度洗脱表

时间（min）	流动相 B（%）	流动相 D（%）
0 ～ 10	5 ～ 12	95 ～ 88
10 ～ 32	12 ～ 17	88 ～ 83
32 ～ 50	17 ～ 23	83 ～ 77
50 ～ 70	23 ～ 29	77 ～ 71
70 ～ 75	29 ～ 32	71 ～ 68

供试品溶液的制备　取本品 0.5 g，精密称定，精密加入 50% 甲醇溶液 10 mL，称定重量，超声（250 W、40 kHz）提取 30 min，放冷，再称定重量，用 50% 甲醇溶液补足失重，摇匀，滤过，取续滤液，过 0.45 μm 微孔滤膜，即得。

测定法　精密吸取供试品溶液 10 μL，注入液相色谱仪，测定，即得。

女贞子原形饮片特征图谱应检测到 10 个特征峰。与参照物相对应的峰为 S 峰，依据 2015 年版《中国药典》关于中药特征图谱的规定，计算各特征峰与 S 峰的相对保留时间，其相对保留时间应在规定值的 ±5% 之内。女贞子原形饮片 10 个特征峰的相对保留时间分别为 0.21（峰 1）、0.26（峰 2）、0.31（峰 3）、0.59（峰 4）、0.81（峰 5）、0.89（峰 6）、1.00[峰 7（S）]、1.56（峰 8）、1.60（峰 9）、1.64（峰 10）。结果见图 4-4-13。

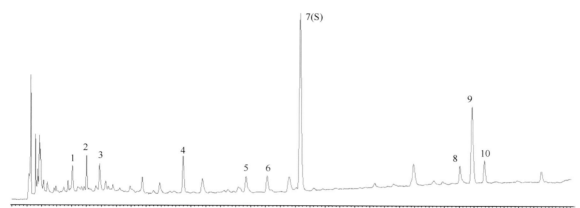

图 4-4-13　女贞子原形饮片 HPLC 特征图谱（单位：min）

【检查】

水分　不得过 7.5%（2015 年版《中国药典》通则 0832 第二法）。

总灰分　不得过 4.5%（2015 年版《中国药典》通则 2302）。

【浸出物】　照浸出物测定法（2015 年版《中国药典》通则 2201）项下的热浸法测定，用水作溶剂，不得少于 30.0%；用 30% 乙醇作溶剂，不得少于 31.1%。

【含量测定】　照高效液相色谱法（2015 年版《中国药典》通则 0512）测定。

色谱条件与系统适用性试验　以十八烷基硅烷键合硅胶为填充剂；以乙腈（B）- 水（C）为流动相，按表 4-4-14 中的规定进行梯度洗脱；检测波长为 224 nm。

表 4-4-14　女贞子原形饮片含量测定流动相梯度洗脱表

时间（min）	流动相 B（%）	流动相 C（%）
0～10	5～15	95～85
10～15	15～20	85～80
15～18	20～22	80～78
18～20	22～23	78～77
20～27	23～24	77～76
27～35	24～30	76～70

对照品溶液的制备 取羟基酪醇、红景天苷、酪醇、特女贞苷、橄榄苦苷对照品各适量，精密称定，加甲醇制成每毫升含羟基酪醇 0.799 mg、红景天苷 4.191 mg、酪醇 1.003 mg、特女贞苷 36.051 mg、橄榄苦苷 1.556 mg 的溶液，即得。

供试品溶液的制备 取本品（过三号筛）约 0.5 g，精密称定，置具塞锥形瓶中，精密加入 80% 甲醇溶液 10 mL，称定重量，超声（250 W、40 kHz）提取 20 min，取出，放至室温，再称定重量，用 80% 甲醇溶液补足失重，摇匀，滤过，取续滤液，过微孔滤膜（0.45 μm），即得。

测定法 分别精密吸取对照品溶液与供试品溶液各 10 μL，注入液相色谱仪，测定，即得。

本品按干燥品计算，含羟基酪醇（$C_8H_{10}O_3$）不得少于 0.01%，红景天苷（$C_{14}H_{20}O_7$）不得少于 0.10%，酪醇（$C_8H_{10}O_2$）不得少于 0.03%，特女贞苷（$C_{31}H_{42}O_{17}$）不得少于 1.50%，橄榄苦苷（$C_{25}H_{32}O_{13}$）不得少于 0.07%。

（二）酒女贞子原形饮片的炮制加工

依据《中国药典》（2015 年版）炮制通则和《北京市中药饮片炮制规范》（2008 年版）炮制加工女贞子饮片。取 3 批女贞子饮片，去除杂质，洗净，加黄酒拌匀，闷润 3 h 左右，置密封蒸罐内蒸 15 ~ 24 h，至色泽黑润时取出晾干，得 3 批酒女贞子原形饮片。记录酒女贞子原形饮片制备工艺技术参数（表 4-4-15）。

表 4-4-15 酒女贞子原形饮片制备工艺技术参数

饮片名称	酒女贞子	生产日期	2016 年 7 月
药材基原	木犀科女贞属植物女贞 Ligustrum lucidum Ait. 的干燥成熟果实		
生产企业	北京盛世龙药业	GMP 认证时间	2010 年 10 月
生产技术人员	刘宝亮、吴从艾	从事具体生产年限	10 年、37 年
炮制工艺参考依据	《中国药典》（2015 年版）炮制通则、《北京市中药饮片炮制规范》（2008 年版）		
生产工艺	取女贞子饮片，加黄酒拌匀，闷润 3 h 左右，置密封蒸罐内蒸 15 ~ 24 h，至色泽黑润时取出晾干，即可		
生产设备信息	设备：回转式蒸煮罐 型号：HQG-2 型 功率：5.5 kW 蒸汽量：400 kg/h 罐内压力：–0.08 ~ 0.3 mPa		
饮片照片	第 1 批　　第 2 批　　第 3 批		

1　酒女贞子原形饮片的外观

酒女贞子原形饮片形如女贞子，表面黑褐色或灰黑色，常附有白色粉霜。微有酒香气。

2　酒女贞子原形饮片的 TLC 图谱

2.1　材料

KQ-100DE 超声波清洗仪（昆山市超声仪器有限公司），HH-4 数显恒温水浴锅（金坛市杰瑞尔电器有限公司），CS101-2E 电热鼓风干燥箱（重庆万达仪器有限公司），层析缸（20 cm×10 cm）。硅胶 G 薄层板（青岛海洋公司），氯仿、甲醇（国药集团化学试剂有限公司），碘蒸气显色。

对照品特女贞苷（中国药品生物制品检定研究院，批号 111926-201102）、红景天苷（中国药品生物制品检定研究院，批号 110818-201005）、酪醇（中国药品生物制品检定研究院，批号 111676-200602）、羟基酪醇（成都曼斯特生物科技有限公司，批号 MUST-16061503），女贞子对照药材（中国食品药品检定研究院）。

2.2　方法与结果

2.2.1　供试品溶液的制备

取酒女贞子原形饮片粉末 0.5 g，加甲醇 10 mL，超声处理 20 min，滤过，取续滤液，作为供试品溶液。

2.2.2　对照品溶液的制备

取女贞子对照药材 0.5 g，照供试品溶液制备方法制备成对照药材溶液。另取羟基酪醇、红景天苷、酪醇、特女贞苷对照品，加甲醇制成每毫升含 1 mg 的对照品溶液。

2.2.3　薄层鉴别

照薄层色谱法（通则 0502）试验，吸取上述三种溶液各 10 μL，分别点于同一硅胶 G 薄层板上，以氯仿-甲醇（4∶1）为展开剂，展开，取出，晾干，碘熏至斑点清晰。供试品色谱中，在与对照品色谱相应的位置上，显相同颜色的斑点，结果见图 4-4-14。

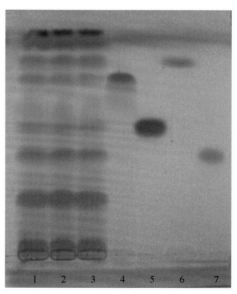

图 4-4-14　酒女贞子原形饮片的 TLC 图谱

1 ～ 3. 酒女贞子原形饮片；4. 羟基酪醇；5. 红景天苷；6. 酪醇；7. 特女贞苷

3　酒女贞子原形饮片的 HPLC 特征图谱

照女贞子原料药材的 HPLC 特征图谱方法进行特征图谱表征。精密称取女贞子原形饮片粉末（过 60 目筛）0.5 g，加入 50% 甲醇溶液 10 mL，称定重量，超声（250 W、40 kHz）提取 30 min，放冷，再称定重量，用 50% 甲醇溶液补足失重，摇匀，滤过，取续滤液，过微孔滤膜（0.45 μm），即得。以乙腈（A）-0.1% 磷酸溶液（B）为流动相，梯度洗脱：0～10 min，5%～12%A；10～32 min，12%～17%A；32～50 min，17%～23%A；50～70 min，23%～29%A；70～75 min，29%～32%A。方法学考察参考女贞子原料药材。结果见图 4-4-15，结果显示，3 批酒女贞子原形饮片都有 11 个特征峰。以已知化学成分为对照，对中药指纹图谱相似度软件生成的女贞子药材特征图谱进行色谱峰归属，归属了 6 个特征峰，分别为 5-羟基糠醛、羟基酪醇、红景天苷、酪醇、特女贞苷和橄榄苦苷。结果见图 4-4-16。

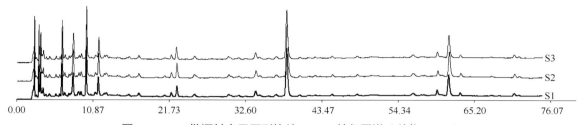

图 4-4-15　3 批酒女贞子原形饮片 HPLC 特征图谱（单位：min）

S1-S3 3 批酒女贞子原形饮片

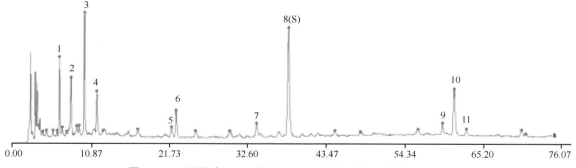

图 4-4-16　酒女贞子原形饮片 HPLC 特征图谱（单位：min）

1. 5-羟基糠醛；2. 羟基酪醇；3. 红景天苷；4. 酪醇；8. 特女贞苷；11. 橄榄苦苷

4　酒女贞子原形饮片主要成分含量测定

照女贞子原料药材主要成分含量测定方法进行含量测定。精密称取酒女贞子原形饮片粉末 0.5 g，加 80% 甲醇溶液 10 mL，称定重量，超声（250 W、40 kHz）提取 20 min，取出，放至室温，再称定重量，用 80% 甲醇溶液补足失重，滤过，取续滤液过 0.45 μm 微孔滤膜，即得。以乙腈（A）- 水溶液（B）为流动相，梯度洗脱：0～10 min，5%～15%A；10～15 min，15%～20%A；15～18 min，20%～22%A；18～20 min，22%～23%A；20～27 min，23%～24%A；27～35 min，24%～30%A。方法学考察参考女贞子原料药材。结果见表 4-4-16。

表 4-4-16　酒女贞子原形饮片主要成分含量测定结果（mg/g）

批次	5-羟基糠醛	羟基酪醇	红景天苷	酪醇	特女贞苷	橄榄苦苷
1	0.094	0.665	5.070	1.092	14.861	0.382
2	0.087	0.656	5.150	1.016	15.537	0.375

续表

批次	5-羟基糠醛	羟基酪醇	红景天苷	酪醇	特女贞苷	橄榄苦苷
3	0.087	0.654	5.145	1.048	16.120	0.381
$\bar{x}\pm s$	0.09±0.00	0.66±0.00	5.12±0.04	1.05±0.03	15.51±0.51	0.38±0.00

5 酒女贞子原形饮片炮制工艺技术规范

5.1 概述

品名：酒女贞子。

外观：卵形、椭圆形或肾形，表面黑褐色或灰黑色。常附有白色粉霜。皱缩不平，基部有果梗痕或具宿萼及短梗（图4-4-17）。

规格：颗粒（长6～8.5 mm，直径3.5～5.5 mm）。

5.2 来源

本品为木犀科女贞属植物女贞 *Ligustrum lucidum* Ait. 的干燥成熟果实炮制加工后制成的饮片。

5.3 原料药材产地

主产于陕西、甘肃及长江以南各地。

5.4 生产依据

依据《中国药典》（2015年版）炮制通则和《北京市中药饮片炮制规范》（2008年版）炮制加工酒女贞子饮片。

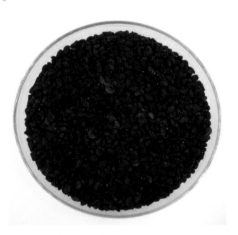

图 4-4-17 酒女贞子原形饮片

5.5 主要设备

滚筒燃气炒药机、中药饮片包装机。

5.6 工艺流程（图4-4-18）

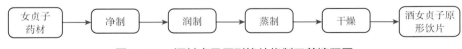

图 4-4-18 酒女贞子原形饮片炮制工艺流程图

5.7 炮制工艺操作要求及其关键参数

取女贞子，洗净去杂，加黄酒拌匀，闷润3 h左右，置密封蒸罐内蒸15～24 h，至色泽黑润时取出晾干。将酒女贞子原形饮片粉碎过三号筛，搅拌混合均匀后包装，得酒女贞子原形饮片。

5.8　包装规格

酒女贞子原形饮片按照常规包装规格进行包装，即 1 kg/ 袋；包装材料为聚乙烯塑料薄膜（GB-4456、GB-12056）。

5.9　贮存及注意事项

干燥通风处贮存，注意霉变。

5.10　酒女贞子原形饮片质量标准

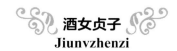

酒女贞子
Jiunvzhenzi

【原料药材】　木犀科女贞属植物女贞 *Ligustrum lucidum* Ait. 的干燥成熟果实。

【炮制】　取女贞子药材，洗净去杂，加黄酒拌匀，闷润 3 h 左右，置密封蒸罐内蒸 15 ～ 24 h，至色泽黑润时取出晾干。将酒女贞子饮片粉碎过三号筛，搅拌混合均匀后包装。

【性状】　形如女贞子，表面黑褐色或灰黑色，常附有白色粉霜。微有酒香气。

【鉴别】

（1）显微鉴别　本品粉末灰棕色或灰黑色。果皮表皮细胞（外果皮）断面观略呈扁圆形，外壁及侧壁呈圆拱形增厚，腔内含黄棕色物。内果皮纤维无色或淡黄色，上下数层纵横交错排列，直径 9 ～ 35 μm。种皮细胞散有类圆形分泌细胞，淡棕色，直径 40 ～ 88 μm，内含黄棕色分泌物及油滴。

（2）薄层鉴别　分别以大极性成分羟基酪醇、红景天苷、酪醇、特女贞苷为对照，对女贞子饮片进行鉴别。

分别称取 3 批酒女贞子原形饮片及女贞子对照药材各 0.5 g，加甲醇 10 mL，超声处理 20 min，滤过，取续滤液作为供试品溶液。再以甲醇配制相应浓度的羟基酪醇、红景天苷、酪醇、特女贞苷对照品溶液，照薄层色谱法，点样于硅胶 G 薄层板上，以氯仿 - 甲醇（4 ：1）为展开剂，碘熏至斑点清晰，3 批酒女贞子原形饮片及对照药材应与对照品在相应位置上显相同颜色的斑点。

（3）特征图谱　照高效液相色谱法（2015 年版《中国药典》通则 0512）测定。

色谱条件与系统适用性试验　以十八烷基硅烷键合硅胶为填充剂；以乙腈为流动相 B，以 0.1% 磷酸溶液为流动相 D，按照表 4-4-17 中的规定进行梯度洗脱；检测波长为 270 nm。

表 4-4-17　酒女贞子原形饮片特征图谱流动相梯度洗脱表

时间（min）	流动相 B（%）	流动相 D（%）
0 ～ 10	5 ～ 12	95 ～ 88
10 ～ 32	12 ～ 17	88 ～ 83
32 ～ 50	17 ～ 23	83 ～ 77
50 ～ 70	23 ～ 29	77 ～ 71
70 ～ 75	29 ～ 32	71 ～ 68

供试品溶液的制备　取本品 0.5 g，精密称定，精密加入 50% 甲醇溶液 10 mL，称定重量，超声

（250 W、40 kHz）提取 30 min，放冷，再称定重量，用 50% 甲醇溶液补足失重，摇匀，滤过，取续滤液，过 0.45 μm 微孔滤膜，即得。

测定法　精密吸取供试品溶液 10 μL，注入液相色谱仪，测定，即得。

酒女贞子原形饮片特征图谱应检测到 11 个特征峰。以 8 号峰（S 峰）为参照峰，计算各特征峰与 S 峰的相对保留时间，其相对保留时间应在规定值的 ±5% 之内。规定值为 0.170（峰 1）、0.212（峰 2）、0.260（峰 3）、0.305（峰 4）、0.576（峰 5）、0.594（峰 6）、0.966（峰 7）、1.000[峰 8（S）]、1.560（峰 9）、1.602（峰 10）、1.646（峰 11）。结果见图 4-4-19。

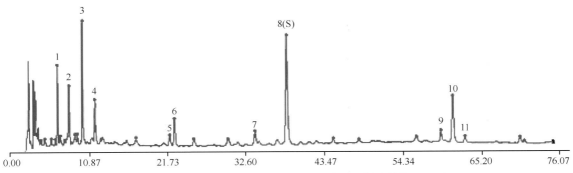

图 4-4-19　酒女贞子原形饮片的 HPLC 特征图谱（单位：min）

【检查】

水分　不得过 8.0%（2015 年版《中国药典》通则 0832 第二法）。

总灰分　不得过 4.0%（2015 年版《中国药典》通则 2302）。

【浸出物】　照浸出物测定法（2015 年版《中国药典》通则 2201）项下的热浸法测定，用水作溶剂，不得少于 30.0%；用 30% 乙醇作溶剂，不得少于 31.1%。

【含量测定】　照高效液相色谱法（2015 年版《中国药典》通则 0512）测定。

色谱条件与系统适用性试验　以十八烷基硅烷键合硅胶为填充剂；以乙腈（B）- 水（C）为流动相，按表 4-4-18 中的规定进行梯度洗脱；检测波长为 224 nm。

表 4-4-18　酒女贞子原形饮片含量测定流动相梯度洗脱表

时间（min）	流动相 B（%）	流动相 C（%）
0～10	5～15	95～85
10～15	15～20	85～80
15～18	20～22	80～78
18～20	22～23	78～77
20～27	23～24	77～76
27～35	24～30	76～70

对照品溶液的制备　取 5- 羟基糠醛、羟基酪醇、红景天苷、酪醇、特女贞苷、橄榄苦苷对照品各适量，精密称定，加甲醇制成每毫升含 5- 羟基糠醛 0.254 mg、羟基酪醇 0.799 mg、红景天苷 4.191 mg、

酪醇 1.003 mg、特女贞苷 36.051 mg、橄榄苦苷 1.556 mg 的溶液，即得。

供试品溶液的制备 取本品（过三号筛）约 0.5 g，精密称定，置具塞锥形瓶中，精密加入 80% 甲醇溶液 10 mL，称定重量，超声（250 W、40 kHz）提取 20 min，取出，放至室温，再称定重量，用 80% 甲醇溶液补足失重，摇匀，滤过，取续滤液，过 0.45 μm 微孔滤膜，即得。

测定法 分别精密吸取对照品溶液与供试品溶液各 10 μL，注入液相色谱仪，测定，即得。

本品按干燥品计算，含 5- 羟基糠醛（$C_6H_6O_3$）不得少于 0.02%，羟基酪醇（$C_8H_{10}O_3$）不得少于 0.06%，红景天苷（$C_{14}H_{20}O_7$）不得少于 0.50%，酪醇（$C_8H_{10}O_2$）不得少于 0.10%，特女贞苷（$C_{31}H_{42}O_{17}$）不得少于 1.50%，橄榄苦苷（$C_{25}H_{32}O_{13}$）不得少于 0.04%。

三、候选标准饮片均匀化、包装、贮存研究

中药饮片作为中医临床处方用药或中药制剂生产的原料药，因为其性状和含量均一性的缺陷使其无法作为标准物质使用。标准饮片必须体现整体性质量控制和专属性鉴别评价的优点，这就必须要对原形饮片进行均匀化处理以达到稳定、均一的要求。对 3 批女贞子及 3 批酒女贞子原形饮片分别进行粉碎和均匀化处理，将均匀化后的女贞子及酒女贞子饮片分别进行不同包装材料（瓶装和袋装）和装量（10 g 和 200 g）的包装，得 3 批女贞子候选标准饮片和 3 批酒女贞子候选标准饮片。记录候选标准饮片均匀化技术参数（表 4-4-19）。

表 4-4-19 女贞子及酒女贞子候选标准饮片均匀化技术参数

饮片名称	女贞子、酒女贞子		
粉碎设备	吸尘式粉碎机	设备型号	DCF-400
粉碎粒度	60 目	加工人员	郭全磊
设备参数	天津市中药机械厂有限公司生产 主机功率 7.5 kW；除尘电机功率 1.5 kW 生产能力：50 ～ 200 kg/h 转速：3500 r/min；粉碎时间：10 min		
均匀化方式	搅拌混合均匀	设备型号	VHT-300
设备名称	槽形混合机	加工人员	张本力
设备参数	天津市中药机械厂有限公司生产 主机功率 4.0 kW；工作容积：200 L 转速：24 r/min；混合时间：30 min		
贮存条件	干燥通风处，注意霉变		

候选标准饮片均匀化过程中应注意粉碎的时间不宜过长，避免设备长时间高速运转产热影响其质量。粉碎后应使粉末全部通过 60 目筛，如有未达到粒度要求的样品，应继续粉碎至规定粒度。为保证候选标准饮片的均匀性，过筛后应以混合搅拌机进行充分的混合，时间应控制在 30 min 以上，以确保候选标准饮片均匀一致。

四、候选标准饮片属性识别研究

以规范化炮制工艺制备的女贞子及酒女贞子候选标准饮片各 3 批为实验对象，对其进行外观性状描述、显微特征检查、薄层色谱检查及 HPLC 特征图谱表征、主要化学成分含量等特征属性识别，并对两种候选标准饮片进行稳定性考察，为建立女贞子及酒女贞子标准饮片的属性识别技术规范提供依据。

（一）鉴别

1　外观

女贞子候选标准饮片呈粉末状，灰棕色或灰黑色，气微，味甘、微苦涩。酒女贞子候选标准饮片呈粉末状，黑褐色，有酒香气（图 4-4-20）。

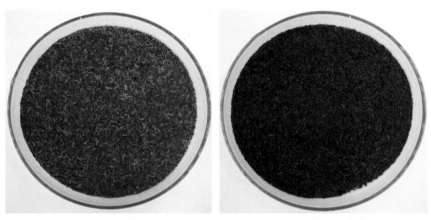

女贞子候选标准饮片　　　　　　　　　　酒女贞子候选标准饮片

图 4-4-20　女贞子及酒女贞子候选标准饮片外观

2　显微鉴别

2.1　材料

BX61 型显微镜（日本奥林巴斯），DP72 型镜头（日本奥林巴斯）。水合氯醛试液，酒精灯，解剖针，镊子，载玻片，盖玻片。

2.2　方法

用解剖针挑取女贞子、酒女贞子候选标准饮片适量于载玻片上，滴加 1～2 滴水合氯醛试液混匀，在酒精灯火焰上方 1～2 cm 处加热，左右移动载玻片避免加热不均匀、试液沸腾。透化后盖上盖玻片，置于显微镜下观察。

2.3 结果

女贞子候选标准饮片制片后，镜下可见纤维、种皮细胞和散落的淀粉粒，胞腔内含有黄棕色分泌物及油滴（图 4-4-21）。

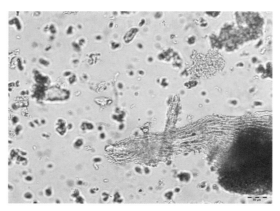

图 4-4-21 女贞子候选标准饮片显微特征

酒女贞子候选标准饮片制片后，镜下也可见纤维和种皮细胞，内果皮纤维无色或淡黄色，上下数层纵横交错排列。种皮细胞内散有类圆形分泌细胞，深棕色，内含黄棕色分泌物及油滴。旁边也有散落的薄壁细胞、淀粉粒存在（图 4-4-22）。

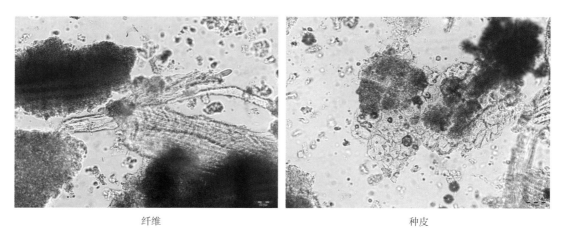

纤维　　　　　　　　　　　　　　　　　种皮

图 4-4-22 酒女贞子候选标准饮片显微特征

3 TLC 鉴别

照女贞子和酒女贞子原形饮片 TLC 图谱鉴别方法进行薄层色谱检识。称取 3 批女贞子候选标准饮片粉末及女贞子对照药材各 0.5 g，加甲醇 10 mL，超声处理 20 min，滤过，取续滤液作为供试品溶液。再以甲醇配制相应浓度的羟基酪醇、红景天苷、酪醇、特女贞苷对照品溶液，照薄层色谱法，点样于硅胶 G 薄层板上，以氯仿 - 甲醇（4：1）为展开剂，碘熏至斑点清晰，3 批女贞子候选标准饮片在与对照品相同位置显相同颜色的斑点。结果见图 4-4-23。

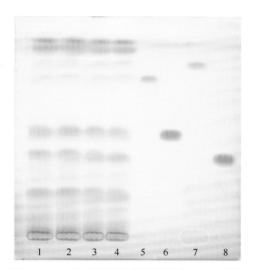

图 4-4-23　女贞子候选标准饮片的 TLC 图谱

1. 对照药材；2～4. 女贞子候选标准饮片；5. 羟基酪醇；6. 红景天苷；7. 酪醇；8. 特女贞苷

　　称取 3 批酒女贞子候选标准饮片粉末及女贞子对照药材 0.5 g，加甲醇 10 mL，超声处理 20 min，滤过，取续滤液作为供试品溶液。再以甲醇配制相应浓度的羟基酪醇、红景天苷、酪醇、特女贞苷对照品溶液，照薄层色谱法，点样于硅胶 G 薄层板上，以氯仿 - 甲醇（4：1）为展开剂，碘熏至斑点清晰。3 批酒女贞子候选标准饮片在与对照品相同位置显相同颜色的斑点。结果见图 4-4-24。

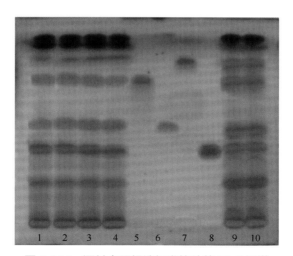

图 4-4-24　酒女贞子候选标准饮片的 TLC 图谱

1. 女贞子对照药材；2. 女贞子原料药材；3. 女贞子原形饮片；4. 女贞子候选标准饮片；5. 羟基酪醇；6. 红景天苷；7. 酪醇；8. 特女贞苷；9. 酒女贞子原形饮片；10. 酒女贞子候选标准饮片

4　HPLC 特征图谱

精密称取女贞子及酒女贞子候选标准饮片粉末各 0.5 g，加入 50% 甲醇溶液 10 mL，称定重量，超声（250 W、40 kHz）提取 30 min，放冷，再称定重量，用 50% 甲醇溶液补足失重，摇匀，滤过，取续滤液过微孔滤膜（0.45 μm），即得。以乙腈（A）-0.1% 磷酸溶液（B）为流动相，梯度洗脱：0 ～ 10 min，5% ～ 12%A；10 ～ 32 min，12% ～ 17%A；32 ～ 50 min，17% ～ 23%A；50 ～ 70 min，23% ～ 29%A；70 ～ 75 min，29% ～ 32%A。照女贞子和酒女贞子原形饮片 HPLC 特征图谱方法对女贞子和酒女贞子候选标准饮片各 3 批进行测定。结果显示，3 批女贞子候选标准饮片及 3 批酒女贞子候选标准饮片的特征图谱相似度较好，说明其饮片生产工艺和候选标准饮片的均匀化工艺稳定可靠。女贞子候选标准饮片特征图谱应检测到 10 个特征峰，酒女贞子饮片特征图谱应检测到 11 个特征峰。其中，色谱峰红景天苷、酪醇、羟基酪醇、特女贞苷、橄榄苦苷为生品和制品的共有峰。结果见图 4-4-25、图 4-4-26。

4.1　原料药材、原形饮片及候选标准饮片特征峰的比较

将女贞子原料药材对照特征图谱、原形饮片对照特征图谱及候选标准饮片对照特征图谱进行比较，特征峰的个数不变，女贞子原料药材与原形饮片特征图谱相似度达 0.991，原料药材与候选标准饮片特征图谱相似度达 0.983。结果见图 4-4-27。将酒女贞子原形饮片对照特征图谱与其候选标准饮片特征图谱进行比较，相似度达 0.995。表明候选标准饮片在炮制加工过程当中，其物质内涵未发生明显变化。结果见图 4-4-28。

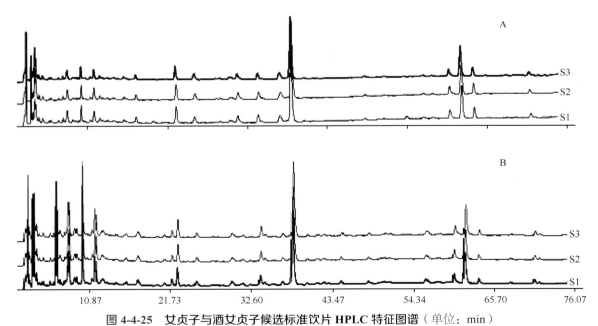

图 4-4-25　女贞子与酒女贞子候选标准饮片 HPLC 特征图谱（单位：min）

A. 女贞子候选标准饮片；B. 酒女贞子候选标准饮片

S1-S3 批号

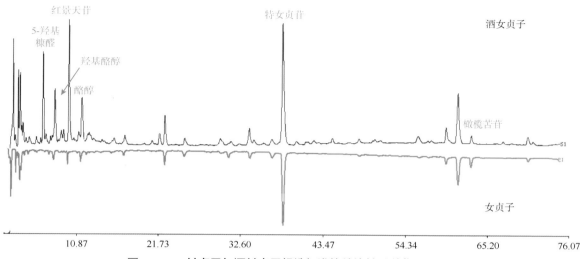

图 4-4-26 女贞子与酒女贞子候选标准饮片比较（单位：min）

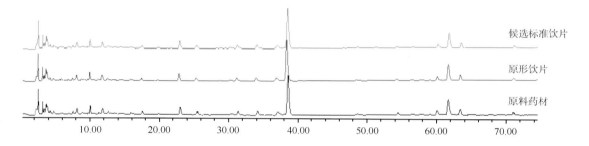

图 4-4-27 女贞子候选标准饮片、原形饮片及原料药材 HPLC 特征图谱（单位：min）

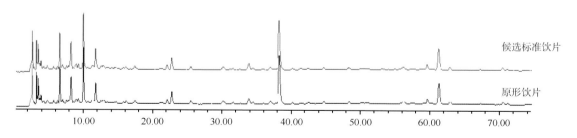

图 4-4-28 酒女贞子候选标准饮片、原形饮片 HPLC 特征图谱（单位：min）

4.2 生、制女贞子特征峰的比较

特征图谱不仅可以从整体上反映女贞子与酒女贞子饮片的化学特征，而且还能反映饮片炮制工艺的稳定性，是女贞子饮片品质评价和真伪鉴别的有效手段，同时也是女贞子生品和制品鉴别的主要方法。通过对女贞子和酒女贞子饮片的特征图谱研究，女贞子候选标准饮片在本文建立的测定方法下，应具有 10 个特征峰；酒女贞子饮片应具有 11 个特征峰。

（二）含量测定

为建立女贞子及酒女贞子饮片更为完善的属性识别技术方案，根据 HPLC 特征图谱特征峰的研究结果，选取其中 6 种主要成分进行含量测定。精密称取女贞子候选标准饮片粉末 0.5 g，加 80% 甲醇溶液 10 mL，称定重量，超声（250 W、40 kHz）提取 20 min，取出，放至室温，再称定重量，用 80% 甲醇溶液补足失重，滤过，取续滤液过 0.45 μm 微孔滤膜，即得。以乙腈（A）- 水溶液（B）为流动相，梯度洗脱：0 ～ 10 min，5% ～ 15%A；10 ～ 15 min，15% ～ 20%A；15 ～ 18 min，20% ～ 22%A；18 ～ 20 min，22% ～ 23%A；20 ～ 27 min，23% ～ 24%A；27 ～ 35 min，24% ～ 30%A。方法学考察参考女贞子原料药材。进样 10 μL，以干燥品计算各成分含量，结果见表 4-4-20。

表 4-4-20　女贞子及酒女贞子候选标准饮片含量测定结果（mg/g，$n=3$）

品种	批次	5- 羟基糠醛	羟基酪醇	红景天苷	酪醇	特女贞苷	橄榄苦苷
女贞子	1	-	0.121	1.030	0.276	16.313	0.702
	2	-	0.121	1.029	0.278	16.511	0.731
	3	-	0.119	1.025	0.278	16.709	0.703
	$\bar{x}\pm s$	-	0.12±0.00	1.03±0.00	0.28±0.00	16.51±0.40	0.71±0.01
酒女贞子	1	0.209	0.648	4.969	1.026	15.505	0.376
	2	0.212	0.652	5.318	1.035	15.483	0.380
	3	0.201	0.642	5.222	1.014	14.858	0.380
	$\bar{x}\pm s$	0.21±0.00	0.65±0.00	5.17±0.15	1.03±0.01	15.28±0.30	0.38±0.00

在 HPLC 特征图谱研究的基础上，以 5- 羟基糠醛、羟基酪醇、红景天苷、酪醇、特女贞苷、橄榄苦苷 6 种化学成分为对照，建立了女贞子及酒女贞子饮片的 HPLC 含量测定方法。女贞子饮片中可检测到上述 5 种成分，其中以特女贞苷的含量最高，其次为红景天苷和橄榄苦苷；酒女贞子饮片中主要为特女贞苷和红景天苷，其中存在特女贞苷向红景天苷的转化现象。因此，特女贞苷及红景天苷的含量变化可以作为女贞子及酒女贞子的主要鉴别特征。

（三）一般检查

1　材料

FA2204B 型电子天平（上海精密科学仪器有限公司），HH-4 数显恒温水浴锅（金坛市杰瑞尔电器有限公司），CS101-2E 电热鼓风干燥箱（重庆万达仪器有限公司），台式封闭电炉（天津市泰斯特仪器有限公司），马弗炉（龙口市电炉制造厂）。称量瓶、干燥器等玻璃仪器（北京博美玻璃有限公司）、坩埚（唐山开平盛兴化学瓷厂）。

乙醇，盐酸，硝酸银（国药集团化学试剂有限公司）。

2　水分

参照 2015 年版《中国药典》（四部）通则 0832 水分测定法第二法（烘干法），取候选标准饮片 2 g，置于干燥至恒重的扁称量瓶中并铺平，开盖在 105℃下鼓风干燥 5 h，盖好瓶盖快速转移到干燥器中冷却，30 min 后精密称定。再开盖在 105℃下鼓风干燥 1 h，盖好瓶盖快速转移到干燥器中冷却，30 min 后精密称定，直至连续两次称量结果的差异不足 5 mg。根据减失水分的重量，计算水分的含量（%）。结果见表 4-4-21。

3　灰分

参照 2015 年版《中国药典》（四部）通则 2302 灰分测定法，取候选标准饮片 3 g，置于灼烧至恒重的坩埚中，放在马弗炉中 190℃缓慢加热至炭化，再将温度升高至 600℃至样品完全灰化到恒重。根据残留灰渣的重量，计算总灰分的含量（%）。结果见表 4-4-21。

4　浸出物

参照 2015 年版《中国药典》（四部）通则 2201 浸出物测定法（热浸法），取候选标准饮片约 2 g，精密称定，置于 250 mL 的锥形瓶中，精密加水 100 mL，加入沸石后密塞称定，静置 1 h，连接回流冷凝管，并加热至沸腾，保持微沸 1 h，放冷。取下锥形瓶，密塞称定，用水补足失重，摇匀后用干燥的滤器过滤，精密吸取续滤液 25 mL，置于已干燥至恒重的蒸发皿中，在水浴上蒸干。将蒸干溶剂后的蒸发皿于 105℃鼓风干燥 3 h，快速转移到干燥器中冷却，30 min 后精密称定，并以干燥品计算水溶性浸出物的含量（%）。依上述方法以 30%乙醇代替水为溶剂，计算醇溶性浸出物的含量（%）。结果见表 4-4-21。

表 4-4-21　女贞子及酒女贞子候选标准饮片一般检查结果（%）

品种	批次	水分	灰分	水溶性浸出物	醇溶性浸出物
女贞子	1	7.46	4.19	31.49	32.80
	2	7.57	3.93	30.44	31.49
	3	7.57	4.10	30.12	31.14
	平均	7.93±0.67	4.07±0.11	30.68±0.59	31.81±0.71
酒女贞子	1	7.72	3.92	34.51	34.58
	2	7.86	3.91	33.89	34.23
	3	7.42	3.88	33.61	34.02
	平均	7.67±0.18	3.90±0.02	34.00±0.38	34.28±0.23

（四）稳定性考察

为考察女贞子及酒女贞子候选标准饮片的有效期，对其进行了正常室温贮存条件下一年期主要成分含量、水分和浸出物的稳定性考察。一年期稳定性考察各项指标均无显著改变，因此可确定其在常规条件下贮存一年期可正常使用。结果见图 4-4-29。待后续两年期稳定性考察完成后，可进一步评价其有效期是否可延长至两年。

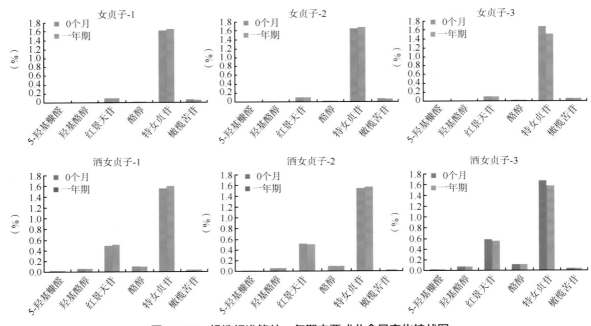

图 4-4-29 候选标准饮片一年期主要成分含量变化柱状图

（五）小结

通过对女贞子及酒女贞子候选标准饮片的属性识别的研究，初步确立了这两种标准饮片的属性识别技术，包含显微鉴别、薄层色谱鉴别、HPLC 特征图谱表征、水分检查、灰分检查、浸出物检查及主要成分的含量测定。建议以标准饮片的外观颜色、TLC 鉴别及 HPLC 特征图谱表征作为女贞子及酒女贞子候选标准饮片的重点鉴别相。根据女贞子酒制前后化学成分的变化情况，建议以羟基酪醇、红景天苷、酪醇、红景天苷、橄榄苦苷 5 个成分作为女贞子饮片质量评价指标，以 5-羟基糠醛、羟基酪醇、红景天苷、酪醇、特女贞苷和橄榄苦苷 6 种化学成分作为酒女贞子饮片专属性质量评价指标。与 2015 年版《中国药典》相比，该标准弥补了女贞子饮片的【性状】【显微鉴别】【薄层鉴别】【水分】【灰分】【浸出物】【含量测定】均同药材，酒女贞子饮片除形状外也均同药材的不足，同时在女贞子及酒女贞子候选标准饮片【显微鉴别】项下增加了羟基酪醇、红景天苷、酪醇和特女贞苷的薄层色谱鉴别对照；【浸出物】项下增加了水溶性浸出物含量测定标准；【含量测定】项下增加了 5-羟基糠醛、羟基酪醇、红景天苷、酪醇和橄榄苦苷含量测定标准。完善了女贞子及酒女贞子饮片的质量标准评价体系。

五、候选标准饮片适用性研究

本研究以今后将候选标准饮片作为一种标准物质投入使用为目的，为排除女贞子及酒女贞子候选标准饮片在采集加工、炮制和属性识别过程中的偶然性与误差，本文以市售的女贞子 7 批及酒女贞子饮片 9 批为研究对象（详细信息见表 4-4-22），对所建立的候选标准饮片的初步标准进行适用性检验，从而验证其作为标准物质的可行性。

表 4-4-22　市售女贞子及酒女贞子饮片信息表

品种	编号	生产厂家	批号
女贞子	S1	河北百草康神药业有限公司	1704011
	S2	广东和翔制药有限公司	XH16B01
	S3	洛阳康鑫中药饮片有限公司	161101
	S4	安徽友信药业有限公司	161201
	S5	安徽协和成药业饮片有限公司	16050801
	S6	北京市双桥燕京中药饮片厂	16080485
	S7	亳州市沪谯药业有限公司	1609280272
酒女贞子	S1	洛阳康鑫中药饮片有限公司	160701
	S2	亳州市沪谯药业有限公司	1604190182
	S3	安徽协和成药业饮片有限公司	16111105
	S4	亳州市豪门中药饮片有限公司	161001
	S5	广东和翔制药有限公司	HX16C01
	S6	河北百草康神药业有限公司	1703011
	S7	北京市双桥燕京中药饮片厂	1610046
	S8	四川新荷花中药饮片股份有限公司	1611028
	S9	上海德华园药制品有限公司	2016113003

1　TLC 鉴别适用性检验

照女贞子及酒女贞子候选标准饮片 TLC 鉴别法进行薄层色谱检识，以候选标准饮片为对照，女贞子 7 批及酒女贞子饮片 9 批分别与对照品相同位置显相同颜色的斑点。结果见图 4-4-30、图 4-4-31。

以女贞子 7 批及酒女贞子饮片 9 批为实验对象，对建立的女贞子及酒女贞子候选标准饮片的薄层鉴别标准进行适用性检验，市售女贞子及酒女贞子饮片与候选标准饮片的薄层色谱特征一致，女贞子及酒女贞子候选标准饮片的薄层色谱鉴别方法可行。

2　HPLC 特征图谱适用性检验

照女贞子及酒女贞子候选标准饮片 HPLC 特征图谱方法对女贞子 7 批及酒女贞子饮片 8 批进行测定。结果见图 4-4-32、图 4-4-33。

以市售女贞子 7 批及酒女贞子饮片 8 批为实验对象，对建立的女贞子及酒女贞子候选标准饮片的 HPLC 特征图谱标准进行适用性检验。市售 7 批女贞子饮片特征图谱差别较大，第

5 批次的厂家样品相似度较低，可能受产地、气候等的影响，使其化学成分发生显著改变。图谱中可见与女贞子候选标准饮片相同的 10 个特征峰，市售 7 批女贞子饮片特征图谱与候选标准饮片特征图谱的相似度分别为 0.870、0.943、0.817、0.964、0.596、0.748、0.859。市售 8 批酒女贞子饮片之间及同酒女贞子候选标准饮片的特征图谱无显著差别，图谱中可见与女贞子候选标准饮片相同的 11 个特征峰，市售 8 批酒女贞子饮片特征图谱与候选标准饮片特征图谱的相似度分别为 0.944、0.963、0.970、0.964、0.919、0.953、0.935、0.908。女贞子和酒女贞子候选标准饮片的特征图谱鉴别方法可行。

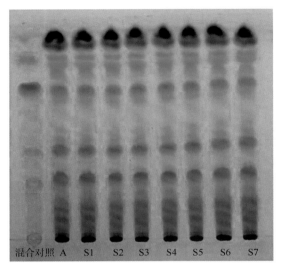

图 4-4-30　女贞子饮片与候选标准饮片 TLC 鉴别

A. 候选标准饮片；S. 企业饮片

混合对照自上而下依次为酪醇、羟基酪醇、红景天苷、
特女贞苷

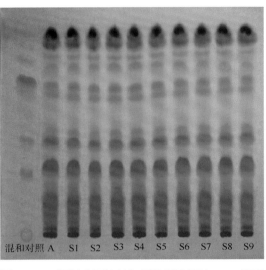

图 4-4-31　酒女贞子饮片与候选标准饮片 TLC 鉴别

A. 候选标准饮片；S. 企业饮片

混合对照自上而下依次为酪醇、羟基酪醇、红景天苷、
特女贞苷

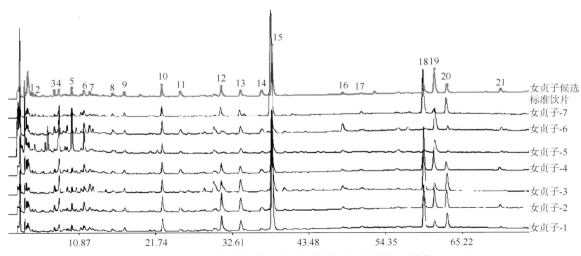

图 4-4-32　女贞子候选标准饮片特征图谱的适用性检验（单位：min）

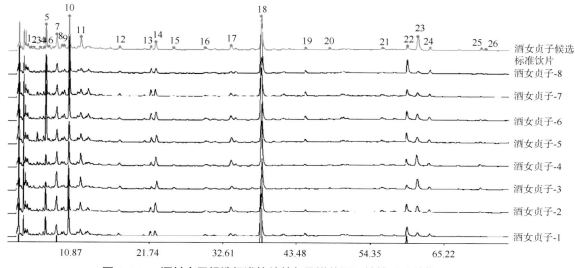

图 4-4-33　酒女贞子候选标准饮片特征图谱的适用性检验（单位：min）

3　小结

女贞子候选标准饮片与市售饮片在 TLC 鉴别和 HPLC 特征图谱表征上有高度一致性，酒女贞子候选标准饮片与市售饮片在 TLC 鉴别上有高度一致性。TLC 鉴别与 HPLC 特征图谱是女贞子及酒女贞子候选标准饮片的重要定性鉴别方法，通过候选标准饮片标准的适用性检验，认为候选标准饮片的属性识别方案具有一定适用性。

六、女贞子及酒女贞子候选标准饮片均匀化、包装及贮存技术规范

（一）女贞子候选标准饮片均匀化、包装及贮存技术规范

1　概述

名称：女贞子。

外观：呈卵形、椭圆形或肾形，表面黑紫色或灰黑色，皱缩不平，基部有果梗痕或具宿萼及短梗（图 4-4-34）。

粒度：长 6 ～ 8.5 mm，直径 3.5 ～ 5.5 mm。

均匀化方法：采用 VHT-300 型搅拌混合机，进行均匀混合。

2　主要设备

吸尘式粉碎机、槽形混合机、包装机。

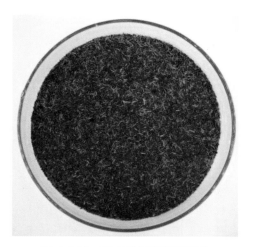

图 4-4-34　女贞子候选标准饮片

3 均匀化操作要求及其关键参数

将女贞子原形饮片置粉碎机中，粉碎 10 min（3500 r/min），过 60 目筛。粉末置槽形混合机中，混合 30 min（24 r/min），至候选标准饮片混合均匀。

4 包装操作要求及其关键参数

标准饮片分为瓶装和真空袋装两种规格，每种规格分别设置 200 g 和 10 g 两种装量。真空袋装材料为尼龙高压聚乙烯复合薄膜（GB-12025、YY-0236），200 g 瓶装材料为 PET 塑料密封罐，10 g 瓶装材料为亚克力透明包装瓶。

5 贮存操作要求及其关键参数

阴凉、通风干燥处贮存。保质期暂定 2 年。

6 女贞子候选标准饮片质量标准

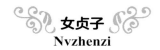

女贞子
Nvzhenzi

【原料药材】 木犀科女贞属植物女贞 *Ligustrum lucidum* Ait. 的干燥成熟果实。

【采集加工】 按照 2015 年版《中国药典》执行：冬季果实成熟时采收，除去枝叶，稍蒸或至沸水中略烫后，干燥或直接干燥。

【炮制】 取女贞子药材，洗净，去除杂质，稍蒸或至沸水中略烫后，干燥。

【均匀化】 将女贞子标准饮片粉碎，过三号筛，搅拌混合均匀后包装。

【性状】 灰棕色或灰黑色粉末，气微，味甘、微苦涩。

【鉴别】

（1）显微鉴别 本品粉末灰棕色或灰黑色。果皮表皮细胞（外果皮）断面观略呈扁圆形，外壁及侧壁呈圆拱形增厚，腔内含黄棕色物。内果皮纤维无色或淡黄色，上下数层纵横交错排列，直径 9 ～ 35 μm。种皮细胞散有类圆形分泌细胞，淡棕色，直径 40 ～ 88 μm，内含黄棕色分泌物及油滴。

（2）薄层鉴别 分别以大极性成分羟基酪醇、红景天苷、酪醇、特女贞苷为对照，对女贞子饮片进行鉴别。

分别称取本品 3 批及女贞子对照药材各 0.5 g，加甲醇 10 mL，超声处理 20 min，滤过，取续滤液作为供试品溶液。再以甲醇配制相应浓度的羟基酪醇、红景天苷、酪醇、特女贞苷对照品溶液，照薄层色谱法，点样于硅胶 G 薄层板上，以氯仿 - 甲醇（4 ∶ 1）为展开剂，碘熏至斑点清晰，3 批女贞子标准饮片及对照药材应与对照品在相应位置上显相同颜色的斑点。

（3）特征图谱 照高效液相色谱法（2015 年版《中国药典》通则 0512）测定。

色谱条件与系统适用性试验　以十八烷基硅烷键合硅胶为填充剂；以乙腈为流动相 B，以 0.1% 磷酸溶液为流动相 D，按照表 4-4-23 中的规定进行梯度洗脱；检测波长为 270 nm。

表 4-4-23　女贞子候选标准饮片特征图谱流动相梯度洗脱表

时间（min）	流动相 B（%）	流动相 D（%）
0～10	5～12	95～88
10～32	12～17	88～83
32～50	17～23	83～77
50～70	23～29	77～71
70～75	29～32	71～68

供试品溶液的制备　取本品 0.5 g，精密称定，精密加入 50% 甲醇溶液 10 mL，称定重量，超声（250 W、40 kHz）提取 30 min，放冷，再称定重量，用 50% 甲醇溶液补足失重，摇匀，滤过，取续滤液，过 0.45 μm 微孔滤膜，即得。

测定法　精密吸取供试品溶液 10 μL，注入液相色谱仪，测定，即得。

女贞子候选标准饮片特征图谱应检测到 10 个特征峰。以 7 号峰（S 峰）为参照峰，依据 2015 年版《中国药典》中对中药特征图谱的相关规定，计算各特征峰与 S 峰的相对保留时间，其相对保留时间应在规定值的 ±5% 之内。规定值为 0.212（峰 1）、0.260（峰 2）、0.305（峰 3）、0.593（峰 4）、0.812（峰 5）、0.885（峰 6）、1.000[峰 7（S）]、1.555（峰 8）、1.598（峰 9）、1.642（峰 10）。结果见图 4-4-35。

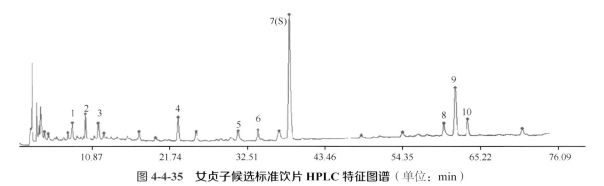

图 4-4-35　女贞子候选标准饮片 HPLC 特征图谱（单位：min）

【检查】

水分　不得过 7.5%（2015 年版《中国药典》通则 0832 第二法）。

总灰分　不得过 4.5%（2015 年版《中国药典》通则 2302）。

【浸出物】　照浸出物测定法（2015 年版《中国药典》通则 2201）项下的热浸法测定，用水作溶剂，不得少于 30.0%；用 30% 乙醇作溶剂，不得少于 31.1%。

【含量测定】　照高效液相色谱法（2015 年版《中国药典》通则 0512）测定。

色谱条件与系统适用性试验　以十八烷基硅烷键合硅胶为填充剂；以乙腈（B）- 水（C）为流动相，按表 4-4-24 中的规定进行梯度洗脱；检测波长为 224 nm。

表 4-4-24 女贞子候选标准饮片含量测定流动相梯度洗脱表

时间（min）	流动相 B（%）	流动相 C（%）
0 ～ 10	5 ～ 15	95 ～ 85
10 ～ 15	15 ～ 20	85 ～ 80
15 ～ 18	20 ～ 22	80 ～ 78
18 ～ 20	22 ～ 23	78 ～ 77
20 ～ 27	23 ～ 24	77 ～ 76
27 ～ 35	24 ～ 30	76 ～ 70

对照品溶液的制备　取羟基酪醇、红景天苷、酪醇、特女贞苷、橄榄苦苷对照品各适量，精密称定，加甲醇制成每毫升含羟基酪醇 0.799 mg、红景天苷 4.191 mg、酪醇 1.003 mg、特女贞苷 36.051 mg、橄榄苦苷 1.556 mg 的溶液，即得。

供试品溶液的制备　取本品（过三号筛）约 0.5 g，精密称定，置具塞锥形瓶中，精密加入 80% 甲醇溶液 10 mL，称定重量，超声（250 W、40 kHz）提取 20 min，取出，放至室温，再称定重量，用 80% 甲醇溶液补足失重，摇匀，滤过，取续滤液，过 0.45 μm 微孔滤膜，即得。

测定法　分别精密吸取对照品溶液与供试品溶液各 10 μL，注入液相色谱仪，测定，即得。

本品按干燥品计算，含羟基酪醇（$C_8H_{10}O_3$）不得少于 0.01%，红景天苷（$C_{14}H_{20}O_7$）不得少于 0.10%，酪醇（$C_8H_{10}O_2$）不得少于 0.03%，特女贞苷（$C_{31}H_{42}O_{17}$）不得少于 1.50%，橄榄苦苷（$C_{25}H_{32}O_{13}$）不得少于 0.07%。

（二）酒女贞子候选标准饮片均匀化、包装及贮存技术规范

1　概述

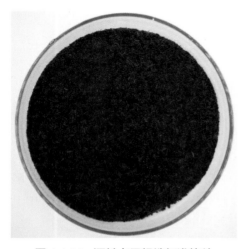

图 4-4-36　酒女贞子候选标准饮片

名称：酒女贞子。

外观：呈卵形、椭圆形或肾形，表面黑紫色或灰黑色，皱缩不平，基部有果梗痕或具宿萼及短梗（图 4-4-36）。

粒度：长 6 ～ 8.5 mm，直径 3.5 ～ 5.5 mm。

均匀化方法：采用 VHT-300 型搅拌混合机，进行均匀混合。

2　主要设备

吸尘式粉碎机、槽形混合机、包装机。

3　均匀化操作要求及其关键参数

将酒女贞子原形饮片置万能粉碎机中，粉碎 10 min（3500 r/min），过 60 目筛。粉末置

万能混合机中，混合 30 min（24 r/min），至候选标准饮片混合均匀。

4　包装操作要求及其关键参数

候选标准饮片分为瓶装和真空袋装两种规格，每种规格分别设置 200 g 和 10 g 两种装量。真空袋装材料为尼龙高压聚乙烯复合薄膜（GB-12025、YY-0236），200 g 瓶装材料为 PET 塑料密封罐，10 g 瓶装材料为亚克力透明包装瓶。

5　贮存操作要求及其关键参数

阴凉、通风干燥处贮存。保质期暂定 3 年。

6　酒女贞子候选标准饮片质量标准

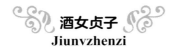

酒女贞子
Jiunvzhenzi

【原料药材】　木犀科女贞属植物女贞 *Ligustrum lucidum* Ait. 的干燥成熟果实。

【采集加工】　按照 2015 年版《中国药典》执行：冬季果实成熟时采收，除去枝叶，稍蒸或至沸水中略烫后，干燥或直接干燥。

【炮制】　取原料药材，洗净去杂，加黄酒拌匀，闷润 3 h 左右，置密封蒸罐内蒸 15 ～ 24 h，至色泽黑褐时取出晾干。

【均匀化】　将酒女贞子饮片粉碎，过三号筛，搅拌混合均匀后包装。

【性状】　形如女贞子，表面黑褐色或灰黑色，常附有白色粉霜。微有酒香气。

【鉴别】

（1）显微鉴别　本品粉末灰棕色或灰黑色。果皮表皮细胞（外果皮）断面观略呈扁圆形，外壁及侧壁呈圆拱形增厚，腔内含黄棕色物。内果皮纤维无色或淡黄色，上下数层纵横交错排列，直径 9 ～ 35 μm。种皮细胞散有类圆形分泌细胞，淡棕色，直径 40 ～ 88 μm，内含黄棕色分泌物及油滴。

（2）薄层鉴别　分别以大极性成分羟基酪醇、红景天苷、酪醇、特女贞苷为对照，对女贞子饮片进行鉴别。

分别称取 3 批酒女贞子候选标准饮片及女贞子对照药材各 0.5 g，加甲醇 10 mL，超声处理 20 min，滤过，取续滤液作为供试品溶液。再以甲醇配制相应浓度的羟基酪醇、红景天苷、酪醇、特女贞苷对照品溶液，照薄层色谱法，点样于硅胶 G 薄层板上，以氯仿 - 甲醇（4：1）为展开剂，碘熏至斑点清晰，3 批酒女贞子候选标准饮片及对照药材应与对照品在相应位置上显相同颜色的斑点。

（3）特征图谱　照高效液相色谱法（2015 年版《中国药典》通则 0512）测定。

色谱条件与系统适用性试验　以十八烷基硅烷键合硅胶为填充剂；以乙腈为流动相 B，以 0.1% 磷酸溶液为流动相 D，按照表 4-4-25 中的规定进行梯度洗脱；检测波长为 270 nm。

表 4-4-25　酒女贞子候选标准饮片特征图谱流动相梯度洗脱表

时间（min）	流动相 B（%）	流动相 D（%）
0～10	5～12	95～88
10～32	12～17	88～83
32～50	17～23	83～77
50～70	23～29	77～71
70～75	29～32	71～68

供试品溶液的制备　取本品 0.5 g，精密称定，精密加入 50% 甲醇溶液 10 mL，称定重量，超声（250 W、40 kHz）提取 30 min，放冷，再称定重量，用 50% 甲醇溶液补足失重，摇匀，滤过，取续滤液，过 0.45 μm 微孔滤膜，即得。

测定法　精密吸取供试品溶液 10 μL，注入液相色谱仪，测定，即得。

酒女贞子候选标准饮片特征图谱应检测到 11 个特征峰。以 8 号峰（S 峰）为参照峰，依据 2015 年版《中国药典》中对中药特征图谱的相关规定，计算各特征峰与 S 峰的相对保留时间，其相对保留时间应在规定值的 ±5% 之内。规定值为 0.170（峰 1）、0.212（峰 2）、0.260（峰 3）、0.305（峰 4）、0.576（峰 5）、0.594（峰 6）、0.966（峰 7）、1.000[峰 8（S）]、1.560（峰 9）、1.602（峰 10）、1.646（峰 11）。结果见图 4-4-37。

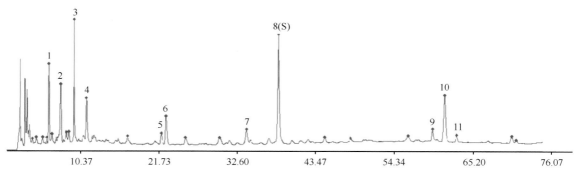

图 4-4-37　酒女贞子候选标准饮片 HPLC 特征图谱（单位：min）

【检查】

水分　不得过 8.0%（2015 年版《中国药典》通则 0832 第二法）。

总灰分　不得过 4.0%（2015 年版《中国药典》通则 2302）。

【浸出物】　照浸出物测定法（2015 年版《中国药典》通则 2201）项下的热浸法测定，用水作溶剂，不得少于 30.0%；用 30% 乙醇作溶剂，不得少于 31.1%。

【含量测定】　照高效液相色谱法（2015 年版《中国药典》通则 0512）测定。

色谱条件与系统适用性试验　以十八烷基硅烷键合硅胶为填充剂；以乙腈（B）- 水（C）为流动相，按表 4-4-26 中的规定进行梯度洗脱；检测波长为 224 nm。

表 4-4-26　酒女贞子候选标准饮片含量测定流动相梯度洗脱表

时间（min）	流动相 B（%）	流动相 C（%）
0 ～ 10	5 ～ 15	95 ～ 85
10 ～ 15	15 ～ 20	85 ～ 80
15 ～ 18	20 ～ 22	80 ～ 78
18 ～ 20	22 ～ 23	78 ～ 77
20 ～ 27	23 ～ 24	77 ～ 76
27 ～ 35	24 ～ 30	76 ～ 70

对照品溶液的制备　取 5- 羟基糠醛、羟基酪醇、红景天苷、酪醇、特女贞苷、橄榄苦苷对照品各适量，精密称定，加甲醇制成每毫升含 5- 羟基糠醛 0.254 mg、羟基酪醇 0.799 mg、红景天苷 4.191 mg、酪醇 1.003 mg、特女贞苷 36.051 mg、橄榄苦苷 1.556 mg 的溶液，即得。

供试品溶液的制备　取本品（过三号筛）约 0.5 g，精密称定，置具塞锥形瓶中，精密加入 80% 甲醇溶液 10 mL，称定重量，超声（250 W、40 kHz）提取 20 min，取出，放至室温，再称定重量，用 80% 甲醇溶液补足失重，摇匀，滤过，取续滤液，过 0.45 μm 微孔滤膜，即得。

测定法　分别精密吸取对照品溶液与供试品溶液各 10 μL，注入液相色谱仪，测定，即得。

本品按干燥品计算，含 5- 羟基糠醛（$C_6H_6O_3$）不得少于 0.02%，羟基酪醇（$C_8H_{10}O_3$）不得少于 0.06%，红景天苷（$C_{14}H_{20}O_7$）不得少于 0.50%，酪醇（$C_8H_{10}O_2$）不得少于 0.10%，特女贞苷（$C_{31}H_{42}O_{17}$）不得少于 1.50%，橄榄苦苷（$C_{25}H_{32}O_{13}$）不得少于 0.04%。

结　语

　　基于第四章关黄柏（炭）、白芍（炒）、侧柏叶（炭）及女贞子（酒）候选标准饮片研究实例介绍，本书对于中药标准饮片的制备过程，包括原材料的选择、制备方法、标定方法、稳定性、分装及包装条件等环节均进行了系统、详尽的阐述，但仍处于基础研究阶段，若作为国家药品法定标准物质，还需根据国家标准物质属性要求，完善标准饮片作为标准物质的必需参数；提交具有国家药品标准物质标定和管理职责的相关部门根据其用途完善作为国家标准物质的特性量值准确性，从而使中药标准饮片真正成为合法的标准物质用于中药质量保障体系的构建之中。

　　首先，根据 GB/T15000.9-2004《标准样品工作导则（9）分析化学中的校准和有证标准样品的使用》及 JJF 1059.1-2012《测量不确定度评定与表示》等相关文件，针对数种标准饮片，按照中药标准饮片质量评价标准规定测定条目，包括外观、性状及理化性质、含量等属性标定、均匀性、稳定性、溯源性等准确度的绝对或权威测量方法定值。列出属性、均匀性及稳定性相关不确定度的可能来源，必须包括那些由原料药材基原培植及药材、饮片加工过程中所产生的不确定度来源。测量或估计与所识别的每一个潜在的不确定度来源相关的不确定度分量的大小。通常可能评估或确定与大量独立来源有关的不确定度的单个分量。还有一点很重要的是要考虑数据是否足以反映所有的不确定度来源，计划其他的实验和研究来保证所有的不确定度来源都得到了充分的考虑。作为总不确定度的一些量化分量，它们可能与单个来源有关，也可能与几个不确定度来源的合成影响有关。这些分量必须以标准偏差的形式表示，并根据有关规则进行合成，以得到合成标准不确定度。应使用适当的包含因子来给出扩展不确定度。参加合作的实验室应具有对标准物质定值的必备条件，并有一定的技术权威性。每个实验室可以采用统一的测量方法，也可以选该实验室确认为最好的方法。合作实验室的数目或独立定值组数应符合统计学的要求（当采用同一种方法时，独立定值组数一般不少于 8 个，当采用多种方法时，一般不少于 6 个）。完成从原料药材、原形饮片、标准饮片到饮片标准物质的必要参数研究，包括属性定值，均匀性，长期、短期稳定性，溯源性等。

　　在我国，标准物质需经过国家计量行政部门的审批、颁布，成为有证标准物质。在完善标准饮片作为标准物质的必需参数后，需根据国家标准物质研制报告的编写要求、内容及格式，编制中药标准饮片研制报告，提交具有国家药品标准物质标定和管理职责的相关部门审批，颁布，将中药标准饮片合法化。

　　中药标准饮片作为药品标准物质的新形式，具有资源丰富、制备方法科学、化学信息丰富、价格低廉、稳定性好、具备指纹 / 特征图谱特性、应用简便等诸多优点，可发挥不可替代的重要作用，值得广泛推行、大力发展。目前其研制和应用还处于起步和摸索阶段，中药饮片原料药材质量的变化也给其研制尤其是换批研制带来了挑战，需要不断完善、发展制备和标定技术，确保其可准确地表征与传递相应中药饮片的质量特征。随着我国中药饮片产业的不断扩大、质控标准的不断完善，相信中药标准饮片将在促进中药规范化、标准化、现代化进程中发挥越来越大的作用。